U0879196

生理学——以团队为基础的学习教程

Physiology TBL Textbook

生理学——以团队为基础的学习教程

Physiology TBL Textbook

主　审　张晓杰

主　编　王　滨　赵红晔

副主编　卢长柱　王月飞

编　者　（按姓氏汉语拼音顺序）

李　雪　卢长柱　孟凡谋　牛淑冬

齐晓娟　王　滨　王　洋　王玉阁

王月飞　文丽波　肖　宇　赵　堃

赵红晔

北京大学医学出版社

SHENGLIXUE YI TUANDUI WEI JICHU DE XUEXI JIAOCHENG

图书在版编目(CIP)数据

生理学——以团队为基础的学习教程/王滨,赵红晔主编.—北京:北京大学医学出版社,2017.5(2024.8 重印)

ISBN 978-7-5659-1598-7

Ⅰ.①生… Ⅱ.①王…②赵… Ⅲ.①人体生理学—医学院校—教学参考资料 Ⅳ.①R33

中国版本图书馆 CIP 数据核字(2017)第 092342 号

生理学——以团队为基础的学习教程

主　　编:王　滨　赵红晔

出版发行:北京大学医学出版社

地　　址:(100191)北京市海淀区学院路 38 号　北京大学医学部院内

电　　话:发行部 010-82802230;图书邮购 010-82802495

网　　址:http://www.pumpress.com.cn

E - mail:booksale@bjmu.edu.cn

印　　刷:北京信彩瑞禾印刷厂

经　　销:新华书店

责任编辑:高　瑾　武翔靓　　**责任校对**:金彤文　　**责任印制**:李　啸

开　　本:787 mm×1092 mm　1/16　　**印张**:13.5　　**字数**:365 千字

版　　次:2017 年 5 月第 1 版　2024 年 8 月第 5 次印刷

书　　号:ISBN 978-7-5659-1598-7

定　　价:42.00 元

前　言

医学模式的转变对医学教育提出新的目标，要求医学生不仅要有扎实的基础知识和过硬的临床技能，还要具备临床执业的胜任力和自主的终身学习能力。培养医学生自主学习能力，发现、分析和解决问题的能力，建立临床意识，培养医学道德，形成临床思维，这是一个漫长而循序渐进的过程，不可一蹴而就。因此，从医学基础课程阶段即开始注重激发学生的学习热情、培养学生探索和解决问题的能力、尽早建立临床思维方法是至关重要的。

为了达到这一目标，医学教育教学改革势在必行。近年来，国内乃至世界的医学教学同仁为探索新的教学模式和方法进行了大量有益尝试。以团队为基础的学习（Team-Based Learning，TBL）是由美国俄克拉荷马大学 Larry K. Michaelsen 教授于 2002 年首次提出的一种有助于促进学习者团队协作精神的新型教学模式。2009 年，时任中山大学医学教务处处长的王庭槐教授率先在我国引进了 TBL 教学模式，此后，王庭槐教授一直致力于 TBL 教学模式在国内的推广。目前，已在中山大学中山医学院、四川大学华西医学中心、华中科技大学同济医学院、首都医科大学等 40 余所医学院校的 210 余门次的课程中实施了 TBL 教学模式，在培养学生良好的批判思维与能力、协作和沟通能力方面取得了较好的成效。

齐齐哈尔医学院自 2011 年开始在信息管理专业试点开展 TBL 教学，于 2013 年在授课的 15 个专业正式实施。在实施 TBL 教学过程中，生理教研室借鉴中山大学的 TBL 教学改革经验，结合教学实际，总结出一套适合地方医学院校开展的生理学 TBL 教学模式。TBL 教学的开展不但激发了学生学习的兴趣、培养了学生自主学习的能力，还培养了学生的批判思维能力、有效沟通和协作的能力。目前，在学院各级领导的肯定和大力支持下，TBL 教学模式已在我院医学基础课程中广泛推广应用，部分临床课程也有所尝试；广大师生对于 TBL 教学给予了充分的认可和好评。为了传承 TBL 教学的理念，我们不揣冒昧，将几年来的 TBL 教学经验和不断修改完善的生理学 TBL 教学案例及测试题结集出版，一方面旨在通过教师教学理念的转变，形成正确且切实可行的 TBL 教学设计，构建 TBL 教学路径，促进 TBL 教学实施；另一方面引导学生独立思考，在解决案例中问题的过程中强化其主动探究意识，具备一定的自主学习能力，为使其成为创新型卓越医生奠定坚实基础。

本书共分为两篇：第一篇为 TBL 教学概述，主要阐述了 TBL 教学的发展历程、基本理论和实施方法，以及教学中应用 TBL 教学模式的思考和建议。第二篇为生理学 TBL 教学实训，主要涵盖了人民卫生出版社出版的《生理学》（第 8 版）教材全部章节的 TBL 教学案例及测试题。

本书既介绍了 TBL 教学的理论基础，又列举了生理学教学中 TBL 教学设计的实例，内容丰富、新颖，信息量大，实用性强。为了适合大学二年级医学生的学习，书中案例均是根据临床真实病例修改加工而成，充分体现了生理学知识与临床应用的密切关系；为了满足学生学习和应试的需要，甄选了部分研究生入学考试和执业医师考试的试题作为测试题，力图使本书成为医学生和从事生理学及相关学科教学工作的教师的有益教材。

TBL 教学模式在国内开展的时间较短，相关参考书尚少，希望本书能够为 TBL 的实践提供一定的参考。由于水平有限，对于 TBL 的理解和认识还存在局限性，编写过程中难免有缺陷和疏漏之处，真诚恳请各位同行不吝赐教，多多提出宝贵意见，以期共同为推进我国医学教育改革、推动 TBL 教学模式的发展贡献绵薄之力。

王　滨

2017 年 1 月

目　录

第一篇　TBL 教学概述

第二篇　生理学 TBL 教学实训

附录

第一篇

TBL 教学概述

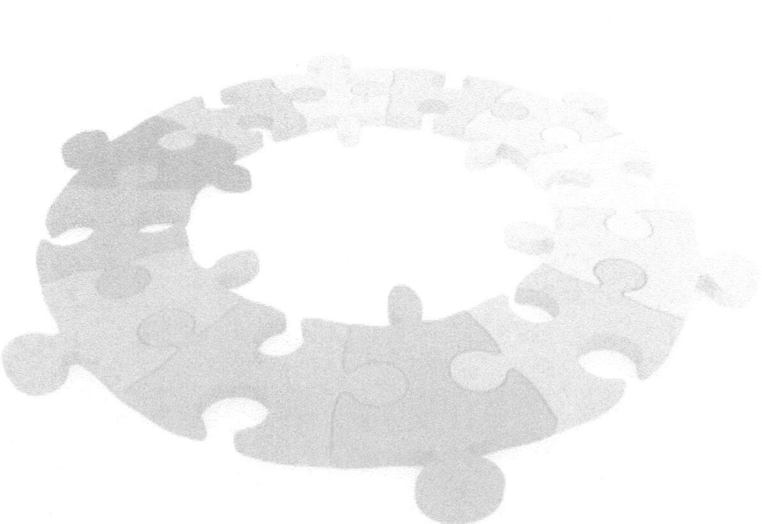

第一章 绪 论

TBL 是 Team-Based Learning 的首字母缩写词，一般翻译为“以团队为基础的学习”。TBL 倡导以团队为基础，学生在教师既定的教学大纲和学习目标的指导下，通过查阅资料，进行有目的的自主学习，注重提高学生分析和解决问题的能力，以将学生培养成终身学习者为目标的新型教学模式。TBL 的实施方式为：以班级为单位授课，提前将学生分为若干小组，由课前预习、个人测试、小组测试及应用练习等环节组成。TBL 的优势在于通过团队协作的方式学习，促进学生自主而高效的学习；同时培养学生批判性思维能力、团队协作能力、语言表达能力、科研思维能力及临床思维能力；并且对于培养学生职业情感、医学人文素质及提高执业能力都有所裨益。

TBL 教学模式作为一种新的教学理念，是对传统教学的一种变革，符合学生全面发展的客观要求，也符合学习型社会对医学人才的需要。

第一节 TBL 的起源与发展

20 世纪 70 年代末，美国俄克拉荷马大学的初级教员 Larry K. Michaelsen 为了应对班级里学生数量的激增，尝试着进行了一种小组式学习方式的教学改革，以激发学生的主动学习意识、保障大班学生的教学质量。这就是 TBL 教学模式的雏形。

20 世纪 80 年代，Michaelsen 的这种教学模式的理论得到了进一步的发展，并在随后的 20 多年的实践中不断地完善。2002 年，Michaelsen 等学者将这种教学模式正式命名为“以团队为基础的学习”（Team-Based Learning，TBL），并在欧美的发达国家得到了广泛的推广应用。目前，美国、加拿大、澳大利亚、韩国、印度等多个国家的医学教学中接受并应用了 TBL 教学模式，其中美国至少有 70 多所医学院校应用了 TBL 教学模式。此外，TBL 教学模式也被应用到商学、法学、生物学等多个学科领域。

目前，在医学教育的各个阶段的教学中都探索了 TBL 教学模式，包括医学基础课程、临床课程、临床见习与实习等，均取得了良好的教学效果，也积累了丰富的教学经验。

2009 年，中山大学中山医学院王庭槐教授率先在我国引进了 TBL 教学模式，并于 2010 年开始在中山大学 8 年制临床专业学生的生理学课程中运用了 TBL 教学。近年来，王庭槐教授一直致力于 TBL 教学模式在国内的推广，先后在 40 余所医学院校，如华中科技大学、安徽医科大学、首都医科大学、广州医科大学等开展 TBL 教学实践的示范教学。目前，国内已有中山大学中山医学院、四川大学华西医学中心、华中科技大学同济医学院、首都医科大学等 40 余所医学院校的 210 余门次的课程实施 TBL 教学模式，并取得了较好的成效。

第二节 TBL 的基本理论

TBL 是一种有助于促进学习者团队协作精神的新型教学模式。在这种教学模式下，学生作为学习的主体，而教师仅作为引导者以保障学习的顺利完成，从而变被动学习为主动学习，树立终身学习的观念。

一、TBL 的理论依据

（一）建构主义学习理论

建构主义学习理论认为，知识不是通过教师讲授而学会的，而是学习者在一定的情境中，即社会文化背景下，借助学习过程中其他人（教师和学习伙伴）的帮助，即学习伙伴间的协作活动与会话等，利用必要的学习资料，通过意义建构的方式而获得的。由此可见，每个学习者的协作学习和沟通在学习中占有重要地位。TBL 教学模式即是在一定的案例情境下，通过团队协作、讨论的方式进行学习，这是符合建构主义学习理论的。

（二）PBL 教学法

PBL（Problem-Based Learning）教学法是 1969 年由美国的神经病学教授 Barrows 提出的基于问题的学习，其在全球范围内十分流行。PBL 是围绕真实的问题来设计教学过程的一种教学模式，以学习者为中心，以问题为学习起点，通过学生自主探索和小组协作的方式去寻求解决问题的方法，从而使学生学会学习、学会协作，培养学生的批判性思维，提高学生的自主学习能力和终身学习能力。

TBL 是介于传统教学与 PBL 之间的一种教学模式，汲取了 PBL 的优势，弥补了传统教学不利于培养学生团队协作、沟通和批判性思维的缺陷。

二、TBL 的内涵

（一）TBL 教学的基本思想

TBL 是以团队为基础的学习，是在 PBL 基础之上创新并兴起的一种有助于学习者团队协作精神、创造性、灵活性和实践性的培养的教学模式。采用学生自学和讨论与教师点拨相结合的方式，体现了基础与临床的结合，注重培养学生运用所学知识分析问题的能力。TBL 教学既保障了教学质量，又培养了学生的综合能力，自 2002 年问世以来，其在提高学生学习效率和综合素质方面的效果已被广泛证实。

（二）TBL 与传统教学模式及 PBL 的比较

TBL 介于传统教学与 PBL 之间，三者之间在诸多方面都存在着差别，详见表 1-1。

表 1-1 TBL、传统教学与 PBL 教学模式的比较

项 目	TBL 教学模式	传统教学模式	PBL 教学模式
教学目标	掌握书本知识 培养综合素质	掌握书本知识	解决问题 培养综合素质
教学内容	整合多学科知识 跨学科程度较高	单一学科内知识	整合多学科知识 跨学科程度高
学习形式	小组讨论为主	理论讲授	小组讨论
学生角色	主动学习者	被动学习者	主动学习者
教师角色	组织者、引导者	辅助者、引导者	主导者
评价方式	终结性评价与形成性评价相结合	形成性评价	终结性评价

三、TBL 的一般特性

TBL 教学模式将一门课程分为若干个单元，并预先确定每个单元的教学目标。在每个单元课堂学习之前，要求学生根据教师提供的资料和学习要点进行预习。在课堂学习时，先进行个人测试以检测预习效果，而后进行小组测试再次检验预习效果；然后是应用性练习，即以团队为单位对案例进行讨论，运用所学知识解决临床实际问题；最后根据学生的参与程度、对知识的掌握情况等方面对学生进行评价。

TBL 教学模式变被动学习为主动学习，从个人学习到团队学习，树立了注重协作与沟通的终身学习观念。

（一）以“情境”为背景的学习

TBL 是以案例“情境”为起点，提高学习者的学习兴趣，促进学习者将学到的知识灵活应用于实际的临床案例之中。

（二）以学习者为中心的自主学习

TBL 教学是以学习者为中心的自主学习。学习者通过给定的学习要点的指引，完成课前预习，并在课堂上通过各种测试来自主性地检验预习效果，最终应用所学知识解决情境中的实际问题。教师的角色则从“台前”退至“幕后”，主要起到组织、引导和适时点拨的作用。

（三）团队协作学习

TBL 的课堂教学中，采用团队协作的方式进行学习。一般地，将学习者 5～8 人作为一个团队，每个教学班级则可看作若干个小团队组合而成的大团队，团队成员间通过讨论和协作共同实现学习目标。

（赵红晔）

第二章　TBL 教学的实施

TBL 教学模式是基于团队的学习，以运用所学知识解决实际问题为目标，重视在学习的过程中的团结协作精神和自主学习能力的培养。因此，在 TBL 教学的实施过程中，既要注重学生和教师角色的转变，又要采取积极有效的措施保障课程目标的顺利实现。

第一节　TBL 教学的流程

TBL 教学模式中，课程的学习过程是学生在教师的引导下，围绕着某一教学单元中所包含的重点理论知识及其应用拓展而展开的主动学习过程。在此过程中使学生获取知识，加深对理论知识的理解，并掌握其临床应用。具体实施流程可分为 3 个基本阶段：

（一）课前准备阶段

教师根据课程教学大纲的要求确定学习要点，并在课前提供给学生要预习的参考资料，包括案例和学习要点（也可制订查阅资料的范围）。学生须在课前通过预习，熟悉并掌握参考资料中给出的重点内容。

（二）预习检验阶段

预习检验包括个人测试和小组测试。个人测试由学生独立完成，旨在考查学生对基本概念的掌握程度，多为单选题。小组测试则由各个小组成员讨论达成一致意见后作答，旨在考查学生对基本理论的掌握程度，多为有一定难度的分析应用型单选题。

根据预习效果检验的情况，教师可以有针对性地进行讲授和解答。

（三）知识应用阶段

根据课前下发的案例，教师提出开放性问题，由此进入应用性练习阶段。各组学生展开讨论，并记录讨论过程及结果；然后，每个小组选派代表阐述本组的讨论结果，各小组之间可以争鸣、辩论和补充；在思辨和交流的过程中，不但使学生学会了理论知识的应用，还培养了学生的批判性思维和语言表达能力。

第二节　TBL 教学中的学生和教师

随着 TBL 教学模式中教学目标和教学过程的变化，教师与学生的角色发生了根本性的变化，教师不再是权威和课堂的主导，学生也不再是信息的被动接受者。“教”与“学”都变成了一种新的理念与实践。

一、TBL 教学模式中的学生

（一）TBL 中学生的角色

在 TBL 教学中，学生的学习是自主的，学生的角色是团队合作者。课堂外，学生可在独自或团队协作完成预习的基础之上，熟悉并掌握教师给出的学习要点；课堂上，可继续进行组内讨论，也可进行组间讨论。在 TBL 教学中，学生通过与组内或组间成员的辩论和交流，领会团队协作精神；通过独自预习和个人测验提高自主学习能力。因此，在 TBL 教学模式中学生不但学会了相应的理论知识，而且培养了团队协作能力、语言表达能力、批判性思维能力、临床思维和科研思维能力和终身学习的能力，进而对职业情感为导向的人文素质教育、以执业能力为导向的专业素质培养及以社会适应为导向的身心素质养成均有一定的促进作用（见表 2-1）。

表 2-1　在 TBL 与传统教学模式中学生角色的对比

TBL	传统教学
信息的主动构建者	信息的被动接受者
独立或协作寻求问题的答案	教师提供问题的答案
检索、测试、讨论，整合信息	听教师讲授知识
主动分析和归纳信息	被动接受信息
独立学习与团队协作相结合	集体促进
拓展知识	局限于课本
评价方式多元化：教师评价学生、学生互评、学生自评等	评价方式单一：教师评价学生

（二）TBL 教学中学生应具备的能力

1. 自主学习能力　学生自主学习能力的提高是实现终身学习目标的前提和基础。在 TBL 教学中，教师提供案例和学习要点，学生要通过独自或协作先行预习，熟悉甚至掌握教师布置的内容，并在课堂能够灵活应用自学内容解决实际问题。因此，学生要具备获取信息和资料的能力、利用信息和资料解决实际问题的能力以及在学习过程中自我检验、自我评价的能力。

2. 批判性思维能力　所谓批判性思维，是一种有目的的自我判断和不断进行归纳、推理的过程。批判性思维要求学生不可盲目地接受信息，而是用审视的态度对待事实、信息及经验，通过评价和批判发现问题。批判性思维能力包括：①批判性分析文本的能力；②提出批判性问题的能力；③评估和建构论证的能力；④分析谬误的能力。

在 TBL 教学中，小组测试过程中的讨论及应用性练习的辩论过程其实就是批判性思维形成的过程。在小组讨论中，团队内成员围绕着同一个问题展开讨论，探索答案和真相，用自己的知识储备调整和确定自己的观点。在应用性练习中，大胆发言，阐述自己的观点，并利用所掌握的知识补充和质疑其他同学的观点，逐步发展批判性思维能力。

3. 团队协作能力　TBL 是以团队为基础的学习，因此，TBL 教学要求学生具有团结协作的能力。在小组交流讨论的过程中，要强调小组每个成员的责任感和参与度，积极促进讨论的顺利展开。此外，小组各成员还应具有团队意识，注重团队合作、共同学习。

4. 知识整合能力　知识整合能力就是把零散的知识点通过某种方式彼此联系，从而实现知识系统的资源共享和协同工作，是一种转化重组知识的能力。

TBL 教学中的案例情境可能涉及多个学科门类的知识，可能还涉及某些社会、道德和伦理问题，因此，学生要通过查阅文献和资料，应用和综合所学得的知识分析解决问题，与此同时也提升了学生的知识整合能力。

二、TBL教学模式中的教师

(一) TBL教学中教师的角色

以团队为基础的TBL教学模式是对传统教学模式的一种变革，在整个TBL教学过程中，教师被赋予了新的角色定位。教师要肩负起课程的设计者、学生学习的引导者与合作者以及学习效果的评价者等职责，并与学生共同构建知识，培养学生的自主学习能力，提高学生的综合素质。

1. 教学的组织和管理者 作为教学的组织和管理者，教师对TBL中的教学资料、教学过程以及教学评价均应精心组织和管理，具体体现在：①确定教学单元，设计案例测试讨论题目；②组织和调动学生积极参与小组讨论；③启发并引导学生积极发言，控制课堂讨论节奏；④培养学生分析和思辨能力；⑤对整个教学过程和学生表现做出评价。

2. 学习的引导和促进者 在TBL教学过程中，教师并不是直接将知识传授给学生，而是在某一案例情境下引导学生通过独自预习、自主测试和讨论，建构知识并培养学生的综合素质。首先，在课前准备阶段，教师要适时给予学生指导，指明学习目标，用案例激发学生的学习兴趣。其次，在小组讨论过程中，教师要深入到各个小组，善于聆听和发问，及时抓住机会培养学生的批判性思维。最后，在应用性练习阶段，教师要多鼓励学生参与讨论，并适度引导，将思考和想象的空间留给学生，以期完成既定学习目标。

3. 学生学习的评价者 教学评价是TBL教学过程中非常重要的一个环节，教学评价提供的反馈信息不但可以优化教学环节、提高教学质量，还可以促进教师与学生个人素质的不断提高。因此，在TBL教学过程中，教师既要引导和促进学生学习，还要注意记录学生的个人表现、发言情况以及小组的学习讨论情况等，并以口头和书面的评价方式及时反馈给学生，以便有效解决学生在学习中存在的问题。

(二) TBL教师应具备的能力

与传统教学模式相比，TBL不仅局限于本学科教学内容，还涉及多门学科内容的整合，问题和答案具有开放性，有时甚至超出了教师的专业范畴。因此，TBL不仅要求教师要具备丰富的知识储备和强大的思维能力，还要求教师具有灵活的应变能力和有效的掌控和调节课堂进程的能力。

1. 熟悉TBL的教学目标和流程 在开展TBL教学之前，针对教学单元，引导教师要进行集体备课。由撰写案例的教师详细介绍案例的情境和主要学习要点，并指明学生应具备的知识储备，使各引导教师熟悉本教学单元的教学目标。只有这样引导教师才能具备课程引导能力，才能在小组讨论及应用性练习辩论中适时引导学生，启发学生，使学生的讨论不偏离教学目标。此外，在TBL教学中，引导教师还必须熟悉TBL的教学流程和方法，只有这样才能使TBL教学顺利开展并完成。

2. 具备引导和组织能力 在TBL教学模式中，引导教师是课程活动的策划者、引导者和组织者。引导教师应能够驾驭和引导整个教学过程：①组织好各小组的交流和讨论；②观察各组学生的表现；③鼓励每个学生都能积极参与讨论；④营造宽松和谐的讨论氛围，促进学生开展自主学习；⑤做好学生的组织和协调工作，及时解决TBL中出现的各种问题。

3. 熟悉评价的原则和方法 教学评价是对教学过程及结果的评估，是保证和提高教学质量的重要手段；也是对学生学习过程和结果的反馈，是促进学生能力和素质提高的保障，这就要求引导教师要非常熟悉评价的具体原则和方式。因此，评价也是TBL教学中的重要环节。与传统教学模式不同，TBL 教学中教师对学生的评价不仅局限于终结性评价，还包括学生参与讨论情况、协作精神及语言表达能力等多方面评价。

第三节　TBL 教学的实施步骤

TBL 教学实施步骤具体如图 2-1。

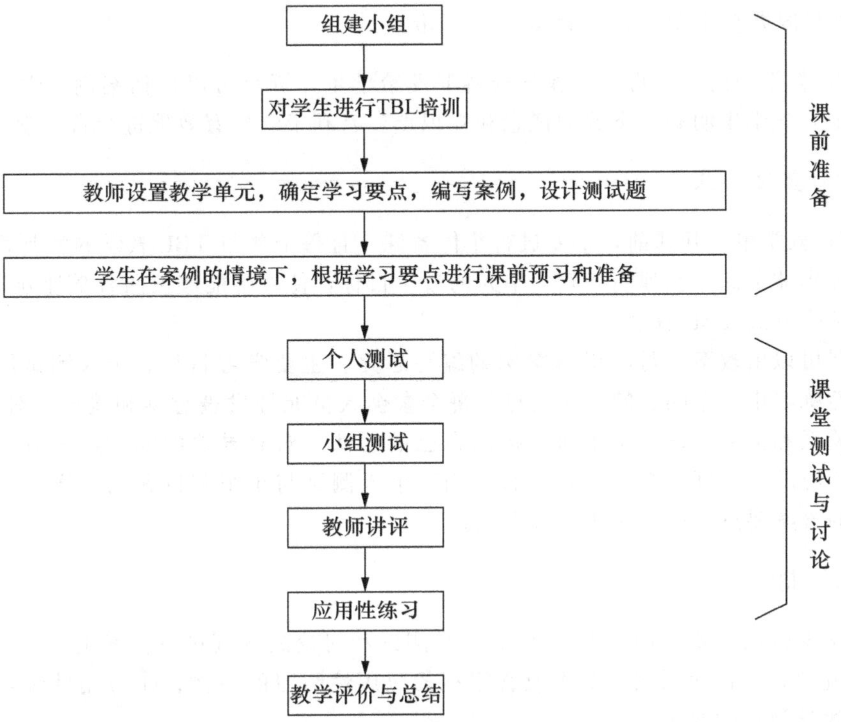

图 2-1　TBL 教学流程示意图

一、课前准备

（一）教学设计

教师要根据实际教学情况设计教学计划，将课程划分为几个大的教学单元，按照教学大纲确定学习要点；而后便可围绕着学习要点编写案例，设计试题（包括个人测试、小组测试和应用性练习）。

（二）组建小组

每个学习小组由 5～8 人组成，由若干这样的小组可以组成更大的团队。课堂上，每个教室配 1 位引导教师和 1 位协调人。

教师应指导和参与小组的组建，并遵循一定的原则：①根据能力多样性的原则构建小组，即一个小组成员的能力应有强弱差异，以保证在学习过程中能够相互促进和带动；②小组的规模要适中（人数不宜过多）；③确保小组成员保持稳定，以利于学生在小组运行的过程中成长。

（三）学生培训

在 TBL 教学开始之初，一定要对学生进行 TBL 教学培训，通过培训，实现工作目标：①让学生了解 TBL 教学的优势；②熟悉 TBL 教学的流程和特点；③使学生明确自己在 TBL 教学中的职责，充分做好个人的学前准备（课前预习和查阅资料）、参与组内和组间讨论的准备；④给学生提供必要的医学文献检索资源（教科书、数据库和网站）。

（四）学生根据教学要点进行课前阅读和准备

每次 TBL 教学的前一周将有关教学资料下发给学生，资料可以包括案例、学习要点和文献等，注意一定要让学生明确要掌握的概念和知识点，有利于学生有效地进行自主学习。

（五）教师集体备课

每个 TBL 教学单元开课前，都要进行集体备课，且每个参与 TBL 教学的教师都必须参加集体备课。通过集体备课，教师明确教学单元的教学目标，使教师能够按照教学计划，有组织、有准备地引导学生开展 TBL 教学。

集体备课可以由教案编写者讲解案例的编写思路、主要学习目标、个人测试题和小组测试题以及应用性练习中各个问题的考察要点。每个参会人员充分发表意见和建议，对案例的描述、情节、逻辑关系和文字叙述仔细推敲，提出自己的看法，对有异议的问题经充分讨论后再下结论；应用性练习题与案例的内在联系是否得当，个人测试与小组测试题的答案是否正确以及应用性练习题的答案要点，最终达成一致意见。

（六）课件制作

TBL 教学课件的主要作用是引导 TBL 课堂测试和讨论的顺利进行。其主要内容应包括：①TBL 教学的流程；②各项测试的要求及答案；③应用性练习的案例；④应用性练习讨论题及答案；⑤TBL 教学评价的要求。

二、课堂测试与讨论

（一）个人测试

个人测试一般在课堂最初的 45 分钟完成。

1. 测试试卷准备　个人测试的目的在于检验学生课前预习的效果，主要的考察内容为本学科的理论知识点，题型为 A 型选择题。题量适中，确保能在 10 分钟内完成，建议 20～30 题，难度不易过大。

2. 测试方法　每个学生一份测试卷，要求学生在规定时间内闭卷完成测试。

3. 试卷的评分　由各组组长收齐本组试卷后，组间互换试卷，然后根据教师提供的答案进行阅卷，每个学生作为阅卷人，并在“阅卷人”处签上自己的名字。

4. 测试情况的整理　阅卷完毕后，各组组长将试卷收齐上交至协调教师，由协调教师负责整理试卷，将错误较多的题目标记，并提交给引导教师。

（二）小组测试

在个人测试后，立即进行小组测试，约在 45 分钟内完成。

1. 试卷的准备　小组测试目的在于提升学生灵活运用知识的能力，题型为 A 型选择题，题量适中，在30分钟内完成，建议5～10题，要有一定难度，需经小组讨论方能确定答案。

2. 刮涂卡的设计和准备 小组测试的答案采用刮涂卡的方式，进行自我检验：当答案正确时，刮开涂层可见符号提示；当答案错误时，刮开涂层则无符号提示，每组小组测试的刮涂卡要提前印制和制作。

3. 试卷的评分 由各组组长根据具体测试评分要求进行阅卷，并在“阅卷人”处签上自己的名字。

(三) 教师的讲评

根据个人测试和小组测试的结果，教师可以有所侧重地进行讲评，学生也可以提出疑问，由教师加以解释，帮助学生加深对知识的理解和掌握。

(四) 应用性练习

应用性练习的目的在于拓展知识和培养学生的综合素质，约在60分钟内完成。

1. 题目的设计 应用性练习的题目可以是临床工作中可能面对的问题，也可以是根据编写好的案例设计的题目。难度应较大，需学生通过展开小组内讨论及小组间的辩论才能获得最佳答案。

2. 应遵循的原则 应用性练习应遵循4S原则：①有意义的问题（significant problem）：要选择有意义的问题；②相同的问题（same problem）：每个小组均围绕相同的问题展开讨论；③明确的选择（specific choice）：每个小组都要做出明确的选择或答案；④同时报告（simultaneous report）：所有的小组要同时做出选择（有时也可由一个小组先行阐述自己的观点，再由其他小组判定支持还是反对这个小组的观点，由此来展开讨论）。

三、教学评价及总结

最后进行教学评价及总结，约在30分钟内完成。

由记录员填写《TBL教学成绩册》，包括TBL课堂讨论记录、TBL教学评价表、学生TBL成绩报告单和反馈问卷；并进行学生自评及学生互评。

注：以上各教学环节的时间安排可根据具体授课情况进行调节。

（赵红晔）

第三章　TBL 的评价

每个 TBL 教学单元中都要进行 TBL 教学评价，科学有效的 TBL 评价体系是 TBL 的重要组成部分，也是 TBL 教学模式实践的难点。目前，我院实行的 TBL 评价系统包括：对学生的评价，对教师的评价及对 TBL 教学的评价。

一、对学生的评价

与传统教学模式不同，TBL 教学中教师对学生的评价采用终结性评价与形成性评价相结合的评价策略。

（一）终结性评价

每个 TBL 教学单元中都包括课前预习、课堂测试和应用性练习等教学环节，其中课堂测试即是对学生课前预习效果的终结性评价。通过个人测试，以简单选择题的形式考察了学生对基本概念和理论知识点的掌握程度，考察结果由组间学生互判试卷的方式评定，计入个人成绩；通过小组测试，以分析型选择题的形式考察了学生对理论知识的灵活应用能力，考察结果由刮涂卡的形式自我评定，计入小组内每个成员的成绩。

（二）形成性评价

教学评价直接影响到学生学习的积极性和学习方法，因此，要在课前培训时公布评价方法，有利于督促学生完成学习过程的自我约束和管理，促进学习目标的实现。在 TBL 教学模式中，对学生的形成性评价包括教师对学生的评价、学生自评、学生互评和学习记录等，这些评价方法强调实时反馈，以其达到完善 TBL 教学过程的目的，同时也是学生 TBL 成绩的一部分。具体评价内容见表 3-1～表 3-3。

表 3-1　TBL 教学评价表（学生自评与互评）

被评价班级：　　　　　　　　　　组别：　　　　　　　　　　评价日期：

姓　名	准备情况	参与、交流	思辨能力	团队精神

备注：

（1）组长负责组织本组同学进行学生评价；

（2）评价表学生每人一张；

（3）根据实际情况，对本组的学生（包括本人在内）如实填写评价表；

（4）每项评分时，最优者给满分 10 分，然后逐个递减 1 分；

※※（5）每项评分中，各学生的分数不得出现完全相同的情况

表 3-2 TBL 教学评价表（教师对学生）

被评价班级： 组别： 评价日期：

组 别	参与、交流	思辨能力	团队精神	总 分

备注：

由指导教师负责填写；每项满分 10 分，总计 30 分

表 3-3 TBL 教学评价表（汇总）

被评价班级： 组别： 评价日期：

姓 名	学 生 评 价				教师评价	成 绩
	准备情况	参与、交流	思辨能力	团队精神		
小组评价	组长： 指导教师：					

备注：

1. TBL 教学评价成绩满分为 50 分，分值分配：学生评价总分 20 分，教师评价 30 分；
2. 学生评价由组长负责填写，教师评价由指导教师负责填写。
3. 学生评价具体评分规则如下：
   （1）组长负责将本组同学的“TBL 教学评价表（学生用）”汇总；
   （2）组长负责计算各项学生评价的平均分，并计算总分：总分＝各项学生评价平均分之和×50％；
   （3）组长负责将各项分数填写在表格的相应位置

二、对教师的评价

尽管在 TBL 教学中，学生是学习的主体，但引导教师在教学中仍然发挥着重要的作用。在 TBL 教学中，对教师进行教学评价，能促进教学相长。每个 TBL 教学单元后，学生都要填写对小组指导教师的反馈意见表，见表 3-4。

表 3-4 TBL 考核评估表（学生对教师）

被评价教师姓名： 该教师承担的授课内容（案例）： 评价日期：

内 容	非常不同意	没意见	同意	非常同意
教师很清楚每个教学单元的学习要点。	□	□	□	□
教师会适当引导同学进行逻辑思考和推理。	□	□	□	□
教师会平衡各位同学参与讨论的机会。	□	□	□	□
教师鼓励各种思考性的意见。	□	□	□	□
教师增进了小组同学之间积极的人际关系。	□	□	□	□
我从教师那里得到了有用的反馈。	□	□	□	□
教师对课题堂时间的把握十分恰当。	□	□	□	□
教师对所负责的 TBL 教学工作明显充满热情。	□	□	□	□
教师促进了多学科知识的整合。	□	□	□	□
	效率不佳	有 效	很有效	非常出色
对教师的总体评价				

对指导教师的详细点评（包括意见、建议等。请直言不讳）

1. 指导教师的主要优点有哪些？主要缺点有哪些？

2. 下次的 TBL 小组讨论时，您认为指导教师在哪些方面需要改进？

三、对 TBL 教学模式的评价

对 TBL 教学模式主要采用问卷调查（见表 3-5）的形式进行评价，主要目的在于了解学生对 TBL 教学模式的认同和建议，同时也可以通过问卷了解学生对 TBL 在培养自学能力、语言表达能力、分析解决问题能力和写作能力等方面的作用。此外，教研室还可以以学期为周期，通过师生座谈会的形式，面对面地了解学生对 TBL 流程、案例讨论的看法和建议，以及学生通过 TBL 教学有哪些成效等。

表 3-5 对 TBL 教学模式反馈问卷

评价日期：

调查内容	完全认同	基本认同	基本不认同	完全不认同
TBL 教学法能提高学习的积极性和主动性				
TBL 教学法能够提高出勤率				
TBL 教学法能够活跃课堂气氛，增加学习的趣味性				
TBL 教学法能使上课精力更集中				
TBL 教学法有助于更好地理解教学内容				
TBL 教学法能够培养学生发现问题、解决问题的能力				
TBL 教学法能够促进临床思维能力的培养				
TBL 教学法可以提高语言表达和沟通能力				
TBL 教学法促进利用课外学习资源				
TBL 教学法能提高自主学习能力				
TBL 教学法有助于全面、系统的解决学习中的问题				
TBL 教学法有助于促进团队意识和协作精神				

1. 您在 TBL 课程学习中还存在什么问题？您认为应该采取什么方法能更好地提高学习效率和改善效果？

2. 小组其他同学在学习上还存在什么问题？您认为应该采取什么方法予以改进？您对 TBL 课程有什么期望？

3. 影响您学习效率和效果的问题，在 TBL 学习过程中得到解决了吗？您还期望在哪些方面得到帮助？

备注：根据实际情况如实填写，每项调查内容不得复选。

望各位同学积极配合，多提宝贵意见，谢谢合作

（赵红晔）

第四章　TBL 案例的编写要求（以生理学为例）

TBL 是以团队为基础的学习，是在给定案例的情境下，带着学习目标有计划地按照一定流程顺序完成一定学习任务的学习过程。在学习过程中，不仅掌握了基础知识，还提升了分析解决问题的能力、思辨的能力、语言表达能力及团队协作的能力等。案例在 TBL 教学中为学生提供某一学习情境，提高了学生的学习兴趣，同时也引领了教学实践的顺利展开。

生理学作为连接基础医学与临床医学的重要主干基础课程，为后续基础课程以及临床医学课程的学习奠定了坚实的基础。在生理学教学中开展 TBL 教学，我们希望学生通过一个个教学单元的 TBL 学习，能够在人体基本组织、器官、系统的基础之上，了解其生理功能，分析疾病的发生机制，提出可能的解决方案。因此，我们在编写 TBL 案例时，要将生理学基础知识与相关学科及临床应用密切结合起来。借助于案例中患者的症状和体征及实验室检查结果等临床医学专业知识，激发学生对医学知识学习和探索的兴趣，利用案例和学习要点将基础知识和临床知识融会贯通，培养学生良好的临床思维习惯。

一、案例的来源

临床实际案例具有真实、可信度高的优点，但往往过于复杂，且多伴有其他病征，临床表现多较复杂；而生理学课程是在临床医学二年级上学期开课，学生掌握的医学知识内容还不丰富，很难胜任线索不单一的复杂案例的分析。虚构的案例可以根据教学目标模拟情境，能够满足学生对基础知识的综合应用，但常常带有脱离临床实际的不真实感，从而又影响了学生对医学问题的理解。因此，TBL 案例是对这两种案例的“扬长避短”，应是在真实临床案例的基础之上加工和整理而成。

理想的 TBL 案例具备以下特点：①有一定的社会文化背景和生活情境，如：与疾病发生相关的天气变化、生活习惯和社会原因等，以引起学生的学习兴趣；②线索清楚，便于学生发现异常情况；③结构完整，既有疾病的起因、发生、发展和诊治，又有转归；④要有悬念，但事件与任务清晰；⑤注意渗透给学生医学人文关怀的理念。

二、案例的构架

TBL 要按照疾病发生发展规律记述一个完整的“故事”。通常情况下，案例的第一段以描述患者的基本信息和设置悬念为主，以此激发学生的学习兴趣及发散性思维，提出假设；第二段给出疾病的发生、发展过程以及既往史、家族史和药物治疗经过等，帮助学生修正原有假设；第三段给出相关的检查结果回报，引导学生确定原有假设，并激发学生思考案例中患者发生异常情况的可能原因；第四段一般会列出明确的诊断及初步治疗原则和方案，帮助学生建立疾病诊治的初步流程。最后，还可以提出人文、社会和政策等方面的内容，增强学生对患者的人文关怀意识。

三、TBL 案例的语言特点

撰写 TBL 案例可以像写剧本一样，具有真实感和趣味性，增加学生的学习兴趣，引发学生对案例的探索，这就要求 TBL 案例的撰写既要有一定的剧情设计，又要具有逻辑性。

在基础学习阶段，学生不具备丰富的医学专业知识，对于许多专业术语比较陌生，而 TBL 案例所承载的信息便是让学生早期接触临床的重要信息来源。因此，在案例中出现的医学专业术语、体格检查的描述以及辅助检查结果等，要力求准确、科学，符合医学逻辑。

（王　滨　赵红晔）

第五章　生理学教学中应用 TBL 教学模式的思考和建议

TBL（Team-Based Learing，TBL）是以团队为基础的教学方式，是在 20 世纪 90 年代由美国 Oklahoma 大学的 Larry Michaelsen 教授提出的，在美国、韩国、新加坡等国家中被广泛应用。生理学是一门重要的医学基础课，是连接医学基础课程与临床课程的纽带。生理学具有理论性强，内容抽象，难学、难记等特点。在传统的教学模式下，以教师为主体进行讲授，教学方式单一、刻板，很难调动学生学习的积极性；学生处于被动学习状态，不利于分析问题、解决问题能力的提高。而 TBL 教学模式则是以学生为主体、强调团队协作，提倡学生自主学习，着重提高学生理论联系实际，应用知识解决问题的能力。TBL 在国内外医学院校的主要课程和医学专业教育的应用来看，效果还是比较显著的。本篇就 TBL 应用过程中需要注意和可能遇到的问题，提出相应的意见和建议，以期能使 TBL 在生理学教学中的应用中更灵活，更具有适应性，在教学改革中发挥更加积极的作用。

1　TBL 教学模式在生理学中应用需要注意的问题

TBL 作为较新兴的教学模式，没有固定的形式，在不同院校和学科各具特色。现结合我院在生理学教学中应用 TBL 教学模式的心得，将 TBL 教学模式在生理学中应用需要注意的问题概括如下：

1.1 课程设计要有专业特色

课程设计的合理是保证 TBL 教学效果的前提。生理学是医学基础课，几乎所有的医学生都要学习生理学。我院在生理学教学中应用的 TBL 教学模式是：课前一周下发 TBL 教学用案例和学习要点，课上开展个人测试、小组测试和应用性练习，最后进行教师点评和教学评价。具体的课程设计一定要注意结合学生的专业和学科特点来进行，包括教学内容的确定、案例的编写、习题的选取等。只有课程设计有专业特色，才能提高学生的学习兴趣。

1.2 案例编写要真实可靠

针对教学内容，我们要结合学生的专业来编写 TBL 教学应用的案例，这样有助于学生了解将来的职业特点。案例的编写不能主观化和理想化，我们应该到相应的临床科室去收集素材，包括发病经过、临床表现、实验室检查和影像学检查等，要真实地还原病例、贴近临床。只有真实可靠的案例，才能使学生早期接触临床，对将来的职业更有使命感。

1.3 习题选择要注重应用

TBL 教学中涉及的习题包括：个人测试题（单选题）、小组测试题（单选题）和应用性练习题（开放性思考题）。个人测试题和小组测试题的选择不但要注重理论知识点的考察，还要注重理论知识的灵活应用，最好是能够与临床实践结合在一起的习题，有助于提高学生解决实际问题的能力。应用性练习题的选择要有一定的难度，可以涉及一些后续课程的知识，有助于提高学生的自主学习能力；也可以是涉及医学伦理学的内容，有助于学生批判性思维和职业道德的培养。

1.4 教学评价要客观多元

在生理学教学中应用 TBL 教学模式的目的主要是培养学生的综合素质，故而对教学评价提出了更高的要求。TBL 教学模式涉及多个教学环节，故教学评价也应该是多元化的，应包括：体现个人自主学习能力的个人测试成绩、体现团队协作精神的小组测试成绩和应用性练习讨论成绩、体现团队活动中个人参与程度的学生自评和互评成绩以及教师对团队整体表现的教师评价成绩，共五部分。多元化的教学评价不但能够更客观地评价每个学生在TBL教学中的表现，而且提高了学生在TBL教学中的参与度和积极性。

2 TBL教学模式在生理学中应用可能遇到的问题和建议

TBL教学模式在国内医学院校的生理学教学中的应用并不多，对于学生还是新生事物，还处于探索阶段，因此就我院的现状，TBL在生理学应用中可能遇到的问题和建议总结如下：

2.1 学生要改变学习理念，完成角色转换

学生要打破以往对教师过度依赖的传统学习模式，充分发挥学习的能动性。未来的医生需要对知识活学活用，分析问题和解决问题的能力是其基本的素质，而恰好这正是高校学生的不足之处，因此学生应该打破旧的学习理念，不要再被动地去学习。但不少学生并不知道如何去主动学习，TBL给学生提供了主动学习的方法和思路。学生刚开始可能不太适应，因此教师往往建议学生更深刻地理解TBL模式的方法和理念，逐步适应新的教学模式，转变观念，由被动学习向主动学习转变，由学会向会学转变。

2.2 教师要转变教学观念，提高自身素质

TBL教学模式对教师提出了更高的要求。过去，教师作为讲授者，只需要将生理学知识讲授清楚即可。而新的教学模式不仅要求教师要根据教学大纲要求，确定适合的教学内容和学习要点，还要求教师设计出的案例既要理论与临床相联系，要涵盖学生需要掌握的相关内容，且案例中的问题根据学生知识掌握的程度要深浅适中。教师历来习惯于讲授知识，而TBL则是由问题引出所学知识，教师由讲授者转变为引导者，这就要求教师要有丰厚的知识储备和良好的应变能力。因此，建议教师多花费时间和精力去准备教学资料，并多学习临床交叉学科相关的知识，增加知识的储备，条件允许的话多去临床进修，以便对学生提出的各种观点和问题及时地进行总结及点评。

2.3 学生要积极参与讨论，促进团队协作

在传统的教学模式下，学生大多是在听老师讲课，不善于表达，而TBL则要求学生多参与讨论，团体配合协作。学生将来要进入社会，参加工作，要学会表达自己，与别人沟通。TBL给学生提供了平台，建议学生多查阅文献和图书，将自己小组内的分工做好，与其他同学密切协作；不要怕说错，要勇敢参与讨论，积极发言。良好的表达与沟通能力将为日后进入社会，更好地适应工作奠定下坚实的基础。

2.4 学校要提供学习资源，做好追踪随访

TBL教学模式对学习资源的要求较高，如果学校的图书资料和网络资源及多媒体设备等方面不能方便地为学生所利用，将会影响教学的实施和效果。建议学校在资源和设备等方面给予更多的便利和支持，以使教学更好地推广，还能让学生学会充分利用各种资源和途径，借助各类文献数据库和视频等方式，在大学阶段即可掌握一定的检索技能，实现与临床和科研相接轨。此外，需要做较长时间的追踪和随访，在学生进入临床实习，甚至参加工作，观察是否能改善学生在临床中所遇到的问题，建议学校建立追踪随访档案，观察TBL教学模式能否较好地解决基础和临床教学的脱节问题，这对于培养能够更好、更快适应将来临床工作的合格医学生具有积极意义。

2.5 教师要建立评价体系，增进学习热情

由于TBL还是在探索阶段，因此起始阶段只能在局部小范围内实行，考核方式也比较少，不够完善。TBL模式强调学生自主学习、相互沟通协作等能力的培养，因此评价体系的建立和完善具有重要意义。因为TBL模式与传统的教学模式侧重点不同，因此在评价上也应该有所不同。传统教学模式考核以问卷为主，而TBL更加强调集体参与性，所以除了常规的问卷调查之

外，学生对自己的评价、小组内同学之间的评价和教师对学生在教学模式实施过程中的表现情况等方面应给与更多的关注和重视，适当的增加这些方面测评的分数比例，刺激同学参加 TBL 教学的热情和兴趣，这样能更好地提高学生学习的参与性和积极性，更加有益于 TBL 教学模式的开展和推广。

3 展望

TBL 教学模式在实施过程中，难免会遇到一些新的问题，有待今后不断地探索和完善。但 TBL 教学法在促进学生学习的积极性，提高人际沟通能力，以及运用所学知识和其他的手段解决问题的能力方面具有优越性，应该在今后教学中逐步推广应用。依据医学教育改革的方向和医学生的培养目标，在生理学教学中应用 TBL 教学模式，能更好地促进基础与临床之间的联系，为医学教学改革提供新的思路和方向。

（王 滨 赵红晔）

第二篇

生理学 TBL 教学实训

第一章 绪 论

本章思维导图：

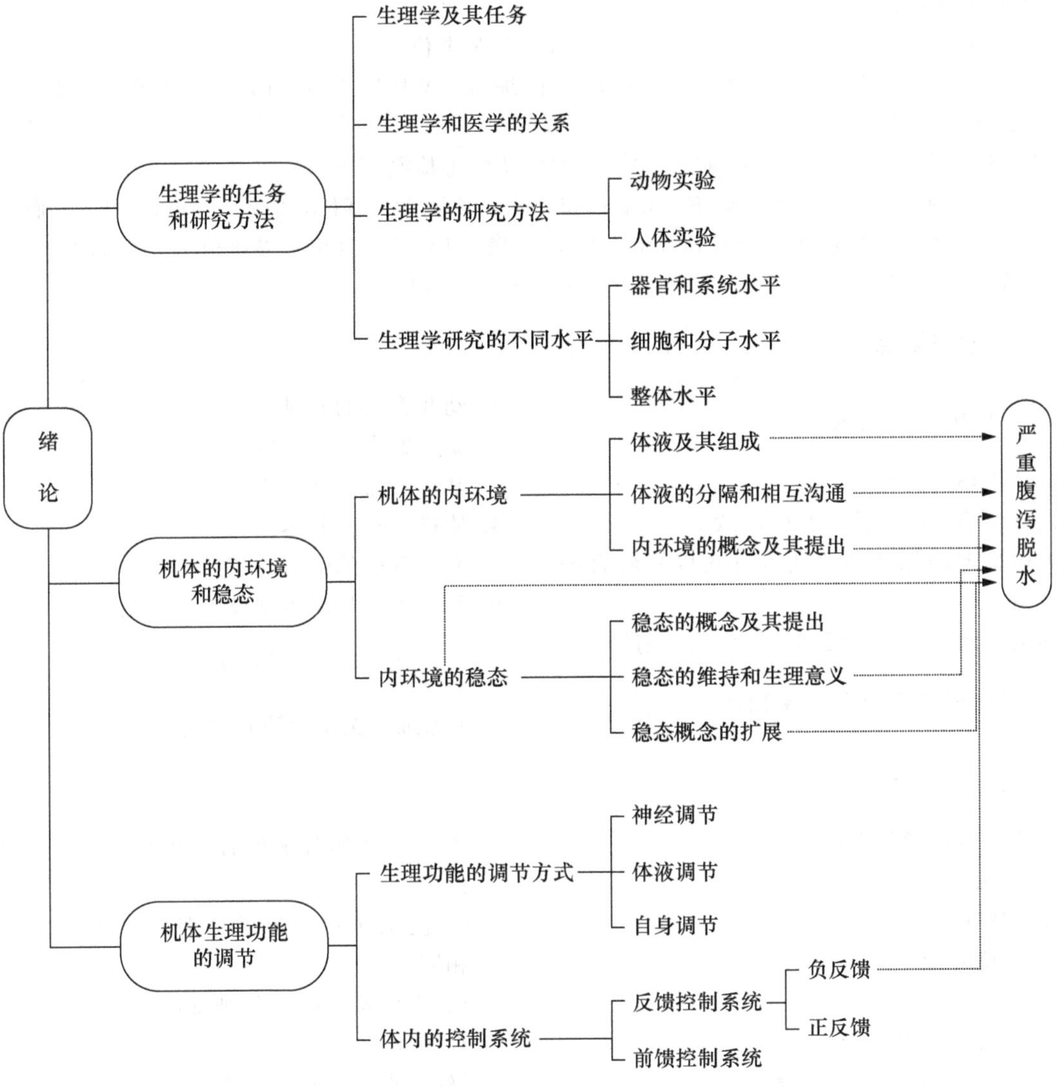

案例一：宝宝“拉肚子”了

乐乐，女孩，1 岁。因“发热，腹泻 2 天”于 2015 年 7 月 26 日入院。

乐乐出生后一直母乳喂养，营养情况良好，发育正常，按时注射各类疫苗，未出现异常反应。这是乐乐第一次生病，又哭又闹，急坏了全家人。

现病史：患儿 2 天前开始出现发热，体温 38 ℃。腹泻，水样便 7～8 次，无黏液及脓血，无腥臭味。呕吐3次，非喷射性，呕吐物为胃内容物。发病以来进食差，尿量减少。自行服用“金双歧”和“蒙脱石散”治疗，症状未见好转，遂前来就诊。

既往史：无其他疾病病史。

体格检查：体温（T）38.9 ℃，脉搏（P）128次/分，血压（BP）90/60 mmHg，呼吸频率（R）25次/分。体重减轻，精神萎靡，皮肤弹性差，双眼凹陷，睑结膜略苍白，巩膜无黄染，哭无眼泪，心跳快而弱，双肺未见异常。腹平软，无压痛，肠鸣音活跃。

实验室检查：

1. 血常规：红细胞（RBC）4.0×10^{12}/L（正常参考值$3.8\times10^{12}\sim5.1\times10^{12}$/L），血红蛋白（Hb）125 g/L（正常参考值120～140 g/L），白细胞（WBC）7.0×10^{9}/L（正常参考值$5.0\times10^{9}\sim12.0\times10^{9}$/L）；

2. 便常规：RBC（－），WBC（－），大便轮状病毒检测（＋）；

3. 电解质、血气分析：血K^+ 3.1 mmol/L（正常参考值3.4～4.7 mmol/L），血Na^+ 132 mmol/L（正常参考值135～145 mmol/L），血浆pH值7.3（正常参考值7.35～7.45），血浆二氧化碳分压（PCO_2）9.32 kPa（正常参考值3.5～5.5 kPa）。

一、学习要点

（一）生理学知识

1. 机体内环境的概念
2. 内环境稳态的维持及其生理意义
3. 人体生理功能活动的调节方式以及各自的特点
4. 体内控制系统（正反馈、负反馈、前馈）

（二）相关学科及临床知识

1. 幼儿腹泻的常见病因
2. 脱水的类型和原因
3. 基本生命体征及正常值范围
4. 体格检查的基本项目
5. 血气分析的临床应用
6. 幼儿腹泻临床表现及治疗原则

（三）医生品质培养

临床思维、医患沟通技巧

二、个人测试

1. 机体的内环境是指：
   A. 体液
   B. 细胞内液
   C. 细胞外液
   D. 血液
   [知识点] 内环境概念
2. 内环境中最活跃的部分是：
   A. 组织液
   B. 血浆
   C. 淋巴
   D. 脑脊液
   [知识点] 内环境成分
3. 内环境的稳态：
   A. 是指细胞内液中各种理化因素保持相对恒定
   B. 是指细胞外液的各种理化性质保持相对恒定
   C. 使细胞内、外液中各种成分基本保持相同
   D. 不依赖于体内各种细胞、器官的正常生理活动
   [知识点] 内环境稳态
4. 人体生理功能调节的最主要方式是：
   A. 反馈调节
   B. 体液调节
   C. 自身调节
   D. 神经调节
   [知识点] 人体生理功能调节方式
5. 神经调节的基本方式是：
   A. 反应

B. 反射
C. 负反馈
D. 正反馈
[知识点] 神经调节的基本方式

6. 神经调节的特点是：
A. 作用广泛
B. 反射效应相对迟缓
C. 调节幅度大
D. 反应迅速、精确、短暂
[知识点] 神经调节的特点

7. 属于正反馈调节的是：
A. 血压下降经调节血压回升过程
B. 血糖升高时胰岛素分泌增加
C. 血压上升经调节后的下降过程
D. 排尿反射过程
[知识点] 正反馈

8. 当动脉血压在一定范围内变动时，肾血流量保持不变，这一调节属于：
A. 神经调节
B. 激素远距调节
C. 神经分泌调节
D. 自身调节
[知识点] 人体生理功能调节方式

9. 下列生理活动中，存在负反馈控制的是：
A. 动作电位的产生
B. 血糖浓度的调节
C. 排便反射的过程
D. 血液凝固过程
[知识点] 负反馈

10. 人体功能保持相对稳定所依靠的调控系统是：
A. 非自主控制系统
B. 负反馈控制系统
C. 正反馈控制系统
D. 前馈控制系统
[知识点] 体内控制系统

11. 食物进入口腔之前就能引起唾液的分泌，该调节是：
A. 非自动控制
B. 负反馈控制
C. 正反馈控制
D. 前馈控制
[知识点] 体内控制系统

12. 体液调节的特点是：
A. 调节幅度小
B. 反射效应相对缓慢、持久而弥散
C. 作用范围小
D. 反应迅速、精确、短暂
[知识点] 体液调节

13. 机体处于寒冷环境时甲状腺激素分泌增多属于：
A. 神经调节
B. 自身调节
C. 局部调节
D. 神经-体液调节
[知识点] 人体生理功能调节方式

14. 正常人体内环境的理化特性经常保持何种状态：
A. 固定不变
B. 动态平衡
C. 随机多变
D. 绝对平衡
[知识点] 内环境

15. 使某一生理活动过程发挥最大效应的调节是：
A. 反应
B. 正反馈调节
C. 负反馈调节
D. 前馈
[知识点] 正反馈

16. 属于自身调节特点的是：
A. 调节幅度和范围小
B. 调节比较迅速、精确
C. 作用范围广泛
D. 调节比较持久而弥散
[知识点] 自身调节

17. 排便反射属于：
A. 反应
B. 正反馈调节
C. 负反馈调节
D. 前馈
[知识点] 正反馈

三、小组测试

四、应用性练习

1. 如果你是接诊医生，根据查体与实验室检查结果，你如何向家属交代患儿病情？
2. 结合患儿的具体表现，说明腹泻及呕吐对机体内环境理化性质的影响。
3. 脱水的分类是什么？患儿有无脱水表现？如果有脱水表现，则属于哪一类？
4. 该患儿血压下降，生理情况下机体可以通过哪些调节方式使血压回升？
5. 针对该患儿的病情，应采取哪些治疗措施？
6. 结合该病例论述内环境稳态的维持及其重要意义。

附：知识应用

1. 曹操率领部队去讨伐张绣。天气热得出奇，骄阳似火，为鼓舞士气，曹操说：“前面有大片梅林，结了很多果实，甘酸，可以解渴。”士兵们一听，仿佛已经吃到嘴里，精神大振，步伐不由得加快了许多。

问题：请用生理学机制解释“望梅止渴”这一典故。

2. 王某，女性，52 岁。3 年前开始无明显诱因出现双侧颈前区肿大，伴怕热、多汗、心悸、乏力，多食易饥，大便次数增加，脾气烦躁，接诊医生初步考虑为“甲状腺功能亢进”。该患者表现说明甲状腺激素病理情况下对心血管、消化道、神经系统等均具有影响。

问题：甲状腺激素发挥生理作用的途径是什么？并说明该调节方式的作用特点。

3. 生理情况下，当血压上升时，动脉管壁扩张，颈动脉窦和主动脉弓内压力感受器因牵张刺激而兴奋，传入冲动增加。冲动分别沿窦神经、舌咽神经、主动脉神经、迷走神经上传进入延髓的心血管中枢。这些冲动一方面使延髓的心交感紧张和缩血管紧张受抑制，另一方面使心迷走紧张加强。总的效应是心率减慢、心收缩力减弱、心排血量减少、外周阻力降低、动脉血压下降，此过程称为降压反射。

问题：（1）结合降压反射过程说明反射弧的基本结构。

（2）降压反射属于何种反馈调节过程？其生理意义是什么？

（文丽波）

第二章 细胞的基本功能

本章思维导图：

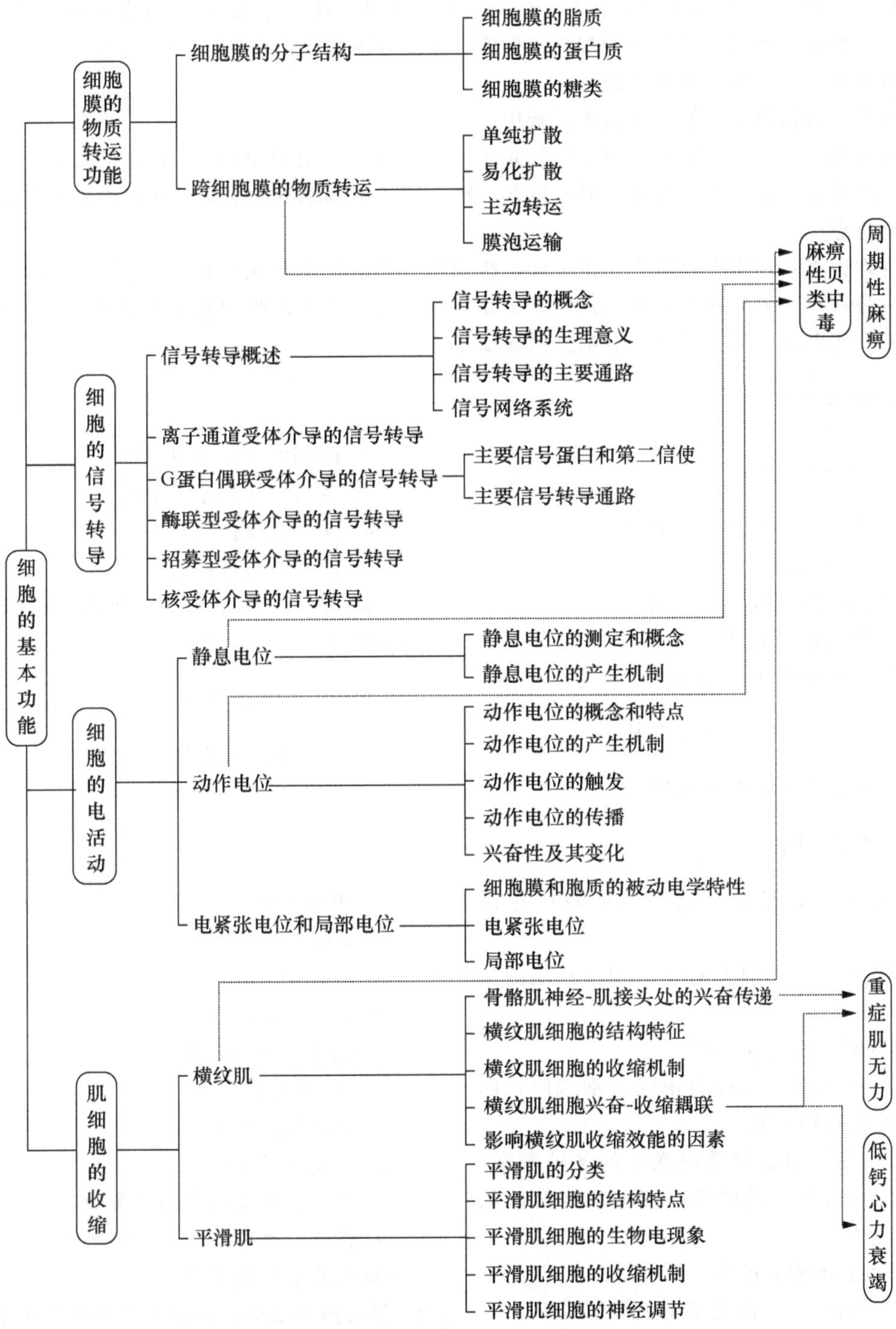

案例一：生日派对惹的祸

小丽，女，24岁，因“恶心、呕吐，并出现面部、颈部及手指发麻2 h”急诊入院。

美女主播小丽在生日派对上豪饮数杯白酒并食入红烧牛肉、烤牡蛎、烤扇贝等食物后，出现口唇麻木并进展至站立不稳。

现病史：2 h前于派对中感觉恶心、口唇发麻，呕吐2次未予重视。1 h前口唇发麻未缓解，进展至整个面部、颈部，直到手指都开始发麻，遂急诊入院求治。入院后，患者原来发麻的区域已经变得麻木，且出现了站立不稳。

既往史：否认海鲜过敏史及药物过敏史。

体格检查：T 36.5 ℃，P 78次/分，BP 110/70 mmHg，R 18次/分。神志清醒，全身皮肤未见皮疹。浅反射几乎消失，深反射明显减弱。医生用指甲刮擦其小手指掌面，患者毫无知觉。

辅助检查：

电生理检查：用指甲刮擦小手指掌面，将细胞内微电极连接在尺神经的感觉神经末梢上时，其静息电位在−70 mV左右，但未检测到动作电位。当反复多次强力地刮擦患者小手指掌面时，可以引发动作电位，时程正常，但幅度明显变小。

一、学习要点

（一）生理学知识

1. 跨细胞膜的物质转运方式
2. 生物电现象
3. 静息电位及其形成机制
4. 动作电位及其特点
5. 动作电位的形成机制

（二）相关学科及临床知识

1. 恶心、呕吐的常见原因
2. 面部麻木的常见原因
3. 手指发麻的常见原因
4. 神经系统体格检查
5. 常见电生理检查
6. 麻痹性贝毒的中毒机制、临床表现和急救措施

（三）医生品质培养

临床思维、循证医学

二、个人测试

1. 下列关于细胞膜的结构和功能叙述正确的是：
   A. 细胞膜是一个具有特殊结构和功能的全通透性膜
   B. 细胞膜仅由脂质构成
   C. 水溶性物质一般能自由通过细胞膜，而脂溶性物质则不能
   D. 细胞膜是细胞接受细胞外的各种刺激、传递生物信息，进而影响细胞功能活动的必由途径
   [知识点] 细胞膜的分子结构
2. CO_2 和 NH_3 在体内跨细胞膜转运属于：
   A. 单纯扩散
   B. 易化扩散
   C. 出胞或入胞
   D. 原发性主动转运
   [知识点] 单纯扩散
3. 易化扩散的特点是：
   A. 逆浓度差转运
   B. 直接消耗能量
   C. 需要膜上蛋白质的“帮助”
   D. 直接穿透脂质双分子层顺浓度差转运
   [知识点] 易化扩散
4. 葡萄糖从细胞外液进入红细胞内属于：

A. 单纯扩散
B. 入胞
C. 原发性主动转运
D. 经载体易化扩散
[知识点] 经载体易化扩散

5. 当细胞膜去极化和复极化时，相关物质的跨膜转运方式是：
A. 经载体易化扩散
B. 原发性主动转运
C. 继发性主动转运
D. 经通道易化扩散
[知识点] 经通道易化扩散

6. 在引起和维持细胞内外 Na^+、K^+ 不对等分布中起重要作用的膜蛋白是：
A. 载体
B. 离子泵
C. 膜受体
D. 通道
[知识点] 原发性主动转运

7. 当钠泵活动加强时，细胞可出现的变化是：
A. 细胞内低钾高钠
B. 静息电位负值增加
C. 动作电位频率增快
D. 细胞体积增大甚至破裂
[知识点] 原发性主动转运

8. 在一般生理情况下，钠泵每分解 1 分子 ATP 可使：
A. 1 个 Na^+ 移出膜外
B. 3 个 K^+ 移入膜内
C. 3 个 Na^+ 移出膜外，同时 2 个 K^+ 移入膜内
D. 2 个 Na^+ 移出膜外，同时 3 个 K^+ 移入膜内
[知识点] 原发性主动转运

9. 葡萄糖进入肠黏膜上皮细胞是属于：
A. 继发性主动转运
B. 经通道易化扩散
C. 原发性主动转运
D. 入胞作用
[知识点] 继发性主动转运

10. 神经末梢释放神经递质的方式是：
A. 单纯扩散
B. 经通道易化扩散
C. 经载体易化扩散
D. 出胞
[知识点] 膜泡运输

11. 神经-肌肉接头的终板膜上，实现跨膜信号转导的方式是：
A. 受体-G 蛋白-AC 途径
B. 受体-G 蛋白-LC 途径
C. 离子通道型受体途径
D. 酪氨酸酶受体途径
[知识点] 离子通道型受体介导的信号转导

12. 需要依靠细胞内 cAMP 来完成跨膜信号转导的膜受体是：
A. G 蛋白偶联受体
B. 离子通道型受体
C. 酪氨酸激酶受体
D. 鸟苷酸环化酶受体
[知识点] G 蛋白偶联受体介导的信号转导

13. 关于细胞静息电位的论述，正确的是：
A. 细胞膜处于极化状态
B. 静息电位主要是由 Na^+ 内流形成的
C. 静息状态下，细胞膜对 Na^+ 通透性增高
D. 细胞在静息状态时处于外负内正的状态
[知识点] 静息电位

14. 静息电位是指细胞在静息状态下的：
A. 膜表面电位
B. 膜内电位
C. 膜内、外存在的电位差
D. 膜兴奋部位与未兴奋部位之间的电位差
[知识点] 静息电位的测定和概念

15. 安静时，膜电位处于内负外正的状态，称为：
A. 极化
B. 去极化
C. 超极化
D. 复极化
[知识点] 静息电位的测定和概念

16. 神经纤维动作电位去极相中，膜电位值超过 0 mV 的部分称为：
A. 极化
B. 复极化
C. 超极化
D. 超射
[知识点] 静息电位的测定和概念
17. 细胞静息电位为 −90 mV，当其受到刺激后变为 −100 mV 时的膜电位变化称为：
A. 极化
B. 复极化
C. 超极化
D. 反极化
[知识点] 静息电位的测定和概念
18. 与 Nernst 公式计算所得相比，实际测得的神经细胞静息电位值：
A. 等于 K^+ 平衡电位
B. 等于 Na^+ 平衡电位
C. 接近于 Na^+ 平衡电位
D. 接近于 K^+ 平衡电位
[知识点] 静息电位的产生机制；细胞膜两侧离子的浓度差与平衡电位
19. 静息状态，当达到 K^+ 平衡电位时：
A. 细胞膜两侧 K^+ 浓度梯度为零
B. 细胞膜两侧 K^+ 的净流量为零
C. 细胞膜两侧电位梯度为零
D. 细胞膜外 K^+ 浓度大于膜内
[知识点] 静息电位的产生机制；细胞膜两侧离子的浓度差与平衡电位
20. 大多数细胞产生和维持静息电位的主要原因是：
A. 细胞内 K^+ 浓度比细胞外高和安静时膜主要对 K^+ 有通透性
B. 细胞外 Na^+ 浓度比细胞内高和安静时膜主要对 Na^+ 有通透性
C. 细胞外 K^+ 浓度比细胞内高和安静时膜主要对 K^+ 有通透性
D. 细胞内 K^+ 浓度比细胞外高和安静时膜主要对 Na^+ 有通透性
[知识点] 静息电位的产生机制；安静时细胞膜对离子的相对通透性
21. 人工增加单根神经纤维细胞外液 K^+ 浓度，静息电位的绝对值将：
A. 不变
B. 增大
C. 减小
D. 先增大后减小
[知识点] 静息电位的影响因素
22. 可兴奋细胞接受刺激发生反应的共有表现是产生：
A. 没有反应
B. 收缩
C. 分泌
D. 动作电位
[知识点] 动作电位
23. 对于动作电位的描述，正确的是：
A. 与静息电位无关
B. 刺激强度达到阈值时，再增加刺激强度能使动作电位幅度增大
C. 传导距离较长时，动作电位幅度的大小不发生改变
D. 刺激加快动作电位可以融合
[知识点] 动作电位的特点
24. 神经细胞的静息电位为 −70 mV，Na^+ 平衡电位为 +60 mV，那么 Na^+ 的电-化学驱动力为：
A. −10 mV
B. −130 mV
C. +10 mV
D. +130 mV
[知识点] 动作电位的产生机制；电-化学驱动力及其变化
25. 在神经细胞动作电位去极化时，通透性最大的离子是：
A. K^+
B. Na^+
C. Ca^{2+}
D. Mg^{2+}
[知识点] 动作电位的产生机制；动作电位期间细胞膜通透性的变化
26. 在神经细胞动作电位的复极化时，通透性最大的离子是：
A. K^+
B. Na^+

C. Ca^{2+}

D. Cl^-

[知识点] 动作电位的产生机制；动作电位期间细胞膜通透性的变化

27. 动作电位的超射值接近于：

A. Na^+平衡电位

B. Cl^-平衡电位

C. Na^+平衡电位与钾离子平衡电位的代数和

D. Na^+平衡电位与钾离子平衡电位的绝对值之差

[知识点] 动作电位的产生机制

28. 神经细胞在兴奋过程中，Na^+内流和K^+外流的量取决于：

A. 各自的平衡电位

B. 细胞的阈电位

C. 钠泵活动程度

D. 所给刺激强度

[知识点] 动作电位的产生机制

29. 神经细胞动作电位的幅度接近于：

A. K^+平衡电位

B. Na^+平衡电位

C. 静息电位绝对值与局部电位之和

D. 静息电位绝对值与Na^+平衡电位之和

[知识点] 动作电位的产生机制

30. 某动物神经纤维动作电位的时间是2.0 ms，则理论上每秒内所能产生的动作电位数量不可能超过：

A. 150次

B. 200次

C. 500次

D. 无数次

[知识点] 动作电位的产生机制

31. 神经细胞膜上的钠-钾泵活动受抑制时，可导致的变化是：

A. 静息电位绝对值减小，动作电位幅度增大

B. 静息电位绝对值增大，动作电位幅度减小

C. 静息电位绝对值和动作电位幅度均减小

D. 静息电位绝对值和动作电位幅度均增大

[知识点] 静息电位和动作电位的产生机制

32. 人工增加细胞浸浴液中Na^+的浓度，则单根神经纤维动作电位的幅度将：

A. 先增大后减小

B. 不变

C. 减小

D. 增大

[知识点] 动作电位的产生机制

33. 下列情况下，可明显延长神经细胞动作电位时程的是：

A. 部分阻断钠通道

B. 升高细胞膜阈电位

C. 减小刺激的强度

D. 部分阻断钾通道

[知识点] 动作电位的产生机制

34. 影响神经纤维动作电位幅度的主要因素是：

A. 刺激强度

B. 刺激时间

C. 阈电位水平

D. 细胞内、外的Na^+浓度

[知识点] 动作电位的产生机制

35. 特异性阻断神经纤维钠通道的是：

A. 美洲箭毒

B. 肉毒杆菌毒素

C. 河豚毒素

D. 阿托品

[知识点] 动作电位的产生机制

三、小组测试

四、应用性练习

1. 小丽出现全身麻木，刮擦小手指掌面不能引发尺神经动作电位说明了什么？
2. 根据小丽的神经症状和检查结果，考虑其可能诊断是什么？

3. 为什么反复强力刮擦小丽的小手指掌面时引发的动作电位幅度较小？
4. 如不及时予以救治，小丽会出现什么严重后果？
5. 如果你是医生，应该如何对小丽进行治疗？预后如何？
6. 由于治疗及时得当，小丽很快痊愈。为防止其再次发病，作为医生应该给小丽哪些建议？

案例二：健步如飞多美好

小张，男，30 岁，因“反复性双下肢无力、疼痛 16 年，加重 1 天”来院求治。

小张是个地道的农民，生活在偏僻山区的小村庄里。由于大山里交通不便利，小张很小就辍学在家里务农，靠着几亩薄田维持生计，倒也怡然自得。多年以来的耕作使小张的双腿落下了疼痛无力的病根，一般休息几天便会自行缓解。由于家庭困难，一直也没有就医治疗。

现病史：16 年前患者劳累后双下肢疼痛、无力、休息数天可自行缓解。1 天前劳累后突然下肢瘫软，不能活动，伴头晕、心慌，无抽搐，经休息后约 1 个小时得以恢复，其后有肌肉无力的表现。患者自发病以来，每年双下肢无力、疼痛均会发作大约 5 次，多于受凉或劳动后发生，每次持续 1～2 天，可自行缓解。因感觉此次发作严重，遂来院就诊。

既往史：否认其他疾病病史。

家族史：否认家族中有类似病史及其他遗传病史。

体格检查：T 36.8 ℃，P 56 次/分，BP 100/70 mmHg，R 18 次/分。神志清楚，语言流利，应答自如、准确。心脏、双肺及腹部检查无异常。四肢肌容积正常，上下肢肌力 4 级，双下肢腓肠肌有压痛，浅、深感觉正常，双下肢腱反射减弱，病理征（—）。将双脚放入冷水中检查可出现双下肢肌肉轻度僵硬。

辅助检查：

1. 血生化：血肌酸激酶（CK）256 U/L（正常参考值 0～190 U/L），血乳酸脱氢酶（LDH）180.2 U/L（正常参考值 150～450 U/L），血 K^+ 6.73 mmol/L（正常参考值 3.5～5.5 mmol/L）。
2. ECG：① 窦性心动过缓，HR 57 次/分；② T 波对称高尖，提示高血 K^+。
3. 肌电图：未见特征性改变。

治疗方案

给予高糖饮食、补钙和利尿治疗后，病情迅速缓解。

一、学习要点

（一）生理学知识

1. 动作电位的触发
2. 动作电位的传播
3. 兴奋性及其变化
4. 局部电位的特点

（二）相关学科及临床知识

1. 下肢无力、瘫软的常见原因
2. 心动过缓的常见原因
3. 生命体征及正常范围
4. 心肌酶检查
5. 心电图的临床应用
6. 肌电图的临床应用
7. 周期性瘫痪的病因、临床表现、诊断和治疗

（三）医生品质培养

临床思维、循证医学、预防医学

二、个人测试

1. 刺激量通常包括的参数是：
   A. 刺激强度、持续的时间及刺激强度对时间的变化率
   B. 刺激频率
   C. 刺激强度与频率的乘积
   D. 刺激强度与持续时间的乘积
   [知识点] 动作电位的触发；阈刺激
2. 阈强度指的是：
   A. 刺激时间不限，能引起组织兴奋的最适刺激强度
   B. 保持刺激时间和强度-时间变化率不变，能引起动作电位的最小刺激强度
   C. 用最小刺激强度，刚刚引起组织兴奋的最短作用时间
   D. 保持一定的刺激强度不变，能引起组织兴奋的最适作用时间
   [知识点] 动作电位的触发；阈刺激
3. 下列阈刺激的描述，正确的是：
   A. 刺激强度小于阈值时，出现低幅度动作电位
   B. 刺激强度达到阈值后，再增加刺激强度能使动作电位幅度增大
   C. 所谓有效刺激，指的就是能使细胞产生动作电位的阈刺激或阈上刺激
   D. 大于或小于阈强度的刺激分别称为阈下刺激或阈上刺激
   [知识点] 动作电位的触发；阈刺激
4. 衡量组织兴奋性高低的指标通常是：
   A. 刺激持续时间
   B. 动作电位幅度
   C. 动作电位频率
   D. 阈刺激或阈强度
   [知识点] 动作电位的触发；阈刺激
5. 外加刺激引起细胞兴奋的必要条件是：
   A. 刺激达到一定的强度
   B. 刺激达到一定的持续时间
   C. 膜去极化达到阈电位
   D. 局部兴奋必须发生总和效应
   [知识点] 动作电位的触发；阈电位
6. 关于有髓神经纤维跳跃式传播的叙述，正确的是：
   A. 以相邻郎飞结形成局部电流进行传播
   B. 衰减传播
   C. 传播速度比无髓神经纤维慢
   D. 传播机制是通过电紧张电位扩布实现的
   [知识点] 动作电位的传播
7. 组织兴奋后处于绝对不应期时，其兴奋性为：
   A. 零
   B. 无限大
   C. 接近正常
   D. 大于正常
   [知识点] 兴奋性及其变化
8. 神经纤维上前后两次兴奋，后一次兴奋最早可出现于前一次兴奋后的：
   A. 绝对不应期
   B. 相对不应期
   C. 超常期
   D. 低常期
   [知识点] 兴奋性及其变化
9. 细胞的兴奋性正在恢复，阈上刺激才可能产生新的兴奋，这一时期称：
   A. 绝对不应期
   B. 相对不应期
   C. 超常期
   D. 低常期
   [知识点] 兴奋性及其变化；相对不应期 Na^+ 通道的功能状态
10. 在神经纤维一次兴奋后的相对不应期时：
    A. Na^+ 通道都处于激活状态
    B. Na^+ 通道都恢复至静息状态
    C. 部分 Na^+ 通道已复活
    D. 较强的阈上刺激也不能引起动作电位
    [知识点] 兴奋性及其变化
11. 细胞的兴奋性高于正常水平，阈下刺激就可发生新的兴奋，这一时期称：
    A. 低常期
    B. 相对不应期
    C. 超常期
    D. 绝对不应期

［知识点］兴奋性及其变化

12. 与低常期相对应的动作电位时相是：

A. 锋电位升支

B. 锋电位降支

C. 正后电位

D. 负后电位

［知识点］兴奋性及其变化

13. 神经细胞兴奋性周期性变化是：

A. 相对不应期-绝对不应期-局部反应期-低常期

B. 绝对不应期-相对不应期-低常期-超常期

C. 绝对不应期-低常期-相对不应期-超常期

D. 绝对不应期-相对不应期-超常期-低常期

［知识点］兴奋性及其变化

14. 神经纤维中相邻两个锋电位的时间间隔至少应大于其：

A. 绝对不应期

B. 低常期

C. 超常期

D. 相对不应期

［知识点］兴奋性及其变化

15. 单根神经纤维受到刺激而兴奋，兴奋性处于相对不应期和超常期时，相当于动作电位的：

A. 阈电位

B. 去极相

C. 超射时期

D. 负后电位

［知识点］兴奋性及其变化

16. 电紧张性扩布的特点是：

A. 跳跃传导

B. 不随刺激增大而增大

C. 随扩布距离的增加而迅速减弱

D. 不随扩布距离的增加而衰减

［知识点］局部电位

17. 具有局部电位特征的有：

A. 终板电位

B. 神经纤维动作电位

C. 骨骼肌细胞膜动作电位

D. 锋电位

［知识点］局部电位

18. 局部电位的时间性总和是指：

A. 同一部位连续的阈上刺激引起的复极化反应的叠加

B. 同一部位连续的阈下刺激引起的去极化反应的叠加

C. 同一时间不同部位连续的阈上刺激引起的去极化反应的叠加

D. 同一时间不同部位连续的阈下刺激引起的去极化反应的叠加

［知识点］局部电位

19. 局部电位的空间性总和是指：

A. 同一时间不同部位连续的阈下刺激引起的去极化反应的叠加

B. 同一部位连续的阈下刺激引起的去极化反应的叠加

C. 同一时间不同部位连续的阈上刺激引起的去极化反应的叠加

D. 同一部位连续的阈上刺激引起的去极化反应的叠加

［知识点］局部电位

三、小组测试

四、应用性练习

1. 简述细胞外 K^+ 对静息电位和动作电位形成的重要意义。
2. 试述高血 K^+ 对神经元的兴奋性的影响。
3. 为什么小张会出现周期发作性下肢无力、瘫痪？而休息后又为什么会自行缓解呢？
4. 为什么给予小张高糖饮食、补钙和利尿治疗后，病情会迅速缓解呢？

案例三：借他点“洪荒之力”吧！

小王，男，22 岁，因“全身乏力、易疲劳半年，症状加重 1 周”入院。

小王是就读于理工大学信息专业的一名大学生。小王不仅学习勤奋刻苦，还是一名体育健将，篮球、跳高、百米跨栏都是他的强项。临近毕业的一年，小王开始为了找工作而奔波于各个招聘会现场。大约半年前，小王又一次参加完一场招聘会后，拖着疲惫的身体回到宿舍。由于坐了一夜的火车，小王感觉很是疲劳，一头倒在床上睡了一整天。此后，小王感觉全身乏力且易疲劳，时好时坏。小王以为是这段时间太忙、太累导致的，并未注意。

现病史：半年前患者开始感觉全身乏力且易疲劳，未予重视。近 2 个月来，小王出现梳头困难，并伴有眼睑下垂，晨轻暮重，上楼时数次跌倒，在适当休息后，这些症状可得到缓解，未予以特殊治疗。近 1 周以来，症状明显加重，并伴有咀嚼无力，胸闷，有憋气感，四肢乏力，无构音障碍，无饮水呛咳，于医院就诊。自发病以来，小王精神尚可，饮食、睡眠良好，大、小便正常，体重无明显变化。

既往史：平素体健，否认家族性遗传病史，否认食物及药物过敏史。

体格检查：T 36.3 ℃，P 80 次/分，BP 120/80 mmHg，R 22 次/分。患者神志清醒，呼吸困难，其余体检无特殊变化。双侧上眼睑下垂，眼球活动障碍，瞳孔大小正常，无复视。鼻唇沟变浅，鼓腮漏气，颈部肌肉无力，抬头困难。四肢各肌群均有肌力下降，尤以近端为主。

辅助检查：

1. 血清抗 AChR 抗体（＋）。
2. 新斯的明试验（＋）。
3. 肌电图：右副神经低频刺激波幅呈递减现象。
4. CT：胸腺区可见条索影，提示胸腺瘤。

初步诊断：重症肌无力

治疗方案：

1. 少食寒凉食物和冷饮。
2. 注意休息，避免劳累、受惊和情绪波动等情况。
3. 溴吡斯的明（胆碱酯酶抑制剂）口服，改善临床症状。
4. 联合应用糖皮质激素（免疫抑制剂）。
5. 定期监测肝、肾功能及血、尿常规。
6. 择期行胸腺摘除术。

一、学习要点

（一）生理学知识

1. 骨骼肌神经-肌接头的结构特征
2. 骨骼肌神经-肌接头处的兴奋传递过程和特点
3. 影响骨骼肌神经-肌接头处的兴奋传递的因素
4. 横纹肌细胞的结构特征
5. 横纹肌细胞的收缩机制-肌丝滑行理论
6. 横纹肌细胞的兴奋-收缩耦联的过程

（二）相关学科及临床知识

1. 乏力、易疲劳的常见原因
2. 眼睑下垂
3. 胸闷的常见原因
4. 呼吸困难
5. 新斯的明及新斯的明试验
6. 胸腺及胸腺瘤

7. 重症肌无力的病因、临床表现、诊断和治疗

8. 胆碱酯酶抑制剂的药理作用及应用

9. 糖皮质激素的药理作用及应用

（三）医生品质培养

临床思维、循证医学

二、个人测试

1. 神经冲动到达肌接头前膜时，引起开放的通道是：

A. Na^+通道

B. Ca^{2+}通道

C. K^+通道

D. Cl^-通道

［知识点］骨骼肌神经-肌接头处的兴奋传递过程

2. 骨骼肌神经-肌接头处的兴奋传递物质是：

A. 去甲肾上腺素

B. 肾上腺素

C. 乙酰胆碱

D. 谷氨酸

［知识点］骨骼肌神经-肌接头处的兴奋传递过程

3. 在骨骼肌神经-肌接头完成信息传递后，能消除接头处神经递质的酶是：

A. Na^+-K^+-ATP 酶

B. 乙酰胆碱酯酶

C. 腺苷酸环化酶

D. 磷酸二酯酶

［知识点］骨骼肌神经-肌接头处的兴奋传递过程

4. 微终板电位产生的原因是：

A. 运动神经末梢释放一个递质分子引起的终板膜电活动

B. 肌接头后膜上单个受体离子通道开放

C. 单囊泡递质自发释放引起终板膜多个离子通道开放

D. 神经末梢单个动作电位引起终板膜多个离子通道开放

［知识点］骨骼肌神经-肌接头处的兴奋传递过程

5. 下列关于骨骼肌终板电位描述正确的是：

A. 其大小与 ACh 释放量无关

B. 主要是由于 Mg^{2+}内流而产生

C. 存在时间和空间总和

D. 不可向远处扩布

［知识点］骨骼肌神经-肌接头处的兴奋传递过程

6. 兴奋通过神经-肌接头时，乙酰胆碱与受体结合使终板膜：

A. 仅对 Ca^{2+}通透性增加，发生去极化

B. 对 Na^+、K^+通透性增加，尤其 Na^+通透性增加，发生去极化

C. 仅对 K^+通透性增加，发生超极化

D. 对 Na^+、K^+通透性增加，发生超极化

［知识点］骨骼肌神经-肌接头处的兴奋传递过程

7. 兴奋在神经-肌接头传递的特点：

A. 双向传递

B. 没有时间延搁

C. 不受环境因素影响

D. 易受环境因素影响

［知识点］骨骼肌神经-肌接头处的兴奋传递过程

8. 下列选项中可使骨骼肌松弛的途径有：

A. 促使 Ca^{2+}进入运动神经末梢

B. 促进运动神经末梢释放递质

C. 阻断终板膜上一价非选择性阳离子通道

D. 抑制胆碱酯酶活性

［知识点］影响骨骼肌神经-肌接头处兴奋传递的因素

9. 肌收缩和舒张的基本功能单位是：

A. 粗肌丝

B. 肌原纤维

C. 肌小节

D. 肌纤维

［知识点］横纹肌细胞的结构特征

10. 肌细胞中的三联管结构指的是：

A. 每个横管及其两侧的肌小节

B. 两个纵管及一个横管

C. 每个横管及其两侧的终池
D. 横管、纵管和肌浆网
[知识点] 横纹肌细胞的结构特征

11. 骨骼肌中横管的作用是：
A. Mg^{2+} 进出肌纤维的通道
B. 将兴奋传向肌细胞深部
C. Ca^{2+} 进出肌纤维的通道
D. Ca^{2+} 的贮存库
[知识点] 横纹肌细胞的结构特征

12. 与粗肌丝横桥头部结合，引起肌小节缩短的蛋白质是：
A. 肌球蛋白
B. 肌动蛋白
C. 原肌球蛋白
D. 肌钙蛋白
[知识点] 横纹肌细胞的收缩机制

13. 按照肌丝滑行理论，肌肉缩短时：
A. 暗带的长度不变，H 带减小或消失
B. 暗带的长度不变，H 带增大
C. 明带的长度不变，H 带不变
D. 明带和暗带长度均减小
[知识点] 横纹肌细胞的收缩机制

14. 具有 ATP 酶活性，属于分子“马达”的肌丝成分是：
A. 肌球蛋白
B. 肌动蛋白
C. 肌钙蛋白
D. 原肌球蛋白
[知识点] 横纹肌细胞的收缩机制

15. 骨骼肌兴奋-收缩耦联的耦联因子是：
A. Na^{+}
B. IP_3
C. Ca^{2+}
D. Mg^{2+}
[知识点] 横纹肌细胞的兴奋-收缩耦联

16. 下列属于骨骼肌兴奋-收缩耦联的过程是：
A. 横管释放 Ca^{2+} 到肌细胞内液
B. 终池释放 Ca^{2+} 到肌细胞内
C. 终池中的 Ca^{2+} 逆浓度差进入细胞质内与肌钙蛋白结合可触发肌丝滑行
D. 钙泵活动将 Ca^{2+} 泵到细胞外，降低肌浆中 Ca^{2+} 浓度
[知识点] 横纹肌细胞的兴奋-收缩耦联

17. 骨骼肌收缩时释放到细胞质中的 Ca^{2+} 被何处的钙泵转运：
A. 肌膜
B. 横管
C. 线粒体膜
D. 肌质网膜
[知识点] 横纹肌细胞的兴奋-收缩耦联

三、小组测试

四、应用性练习

1. 简述重症肌无力的常见病因，并运用所学生理学知识解释小王出现肌无力的原因。
2. 为什么肌无力的症状会出现“晨轻暮重”?
3. 简述应用溴吡斯的明改善肌无力症状的机制。
4. 在应用胆碱酯酶抑制剂及免疫抑制剂治疗过程中，为何要定期监测肝、肾功能及血、尿常规?

案例四：手足抽搐引发的悲剧

小刘，女，28 岁，因“反复手足抽搐 6 年，胸闷、气促伴端坐呼吸 1 天”入院。

刚刚初为人母的小刘是一名幼儿园老师，每天都和一群小朋友打交道，既单纯又快乐，但是小刘有个手足抽搐的老毛病，一直困扰着她。

现病史： 6 年前小刘无明显诱因而出现手足抽搐，发作时拇指与其余 4 指并拢，持续约几分

钟，此后反复发作，每次持续时间数分钟至数小时不等。发作与季节变化无关，无意识障碍和大小便失禁，予以葡萄糖酸钙静脉注射后能缓解。1 年前于生产后，小刘出现产后大出血，随后，小刘手足抽搐发作次数增多。此后小刘还出现毛发脱落、便秘、脾气暴躁、肌肉疼痛和纳差的表现，偶有胸闷、气促，被当地医院诊断为“低钙血症”，常静脉给予葡萄糖酸钙以缓解症状。1 天前，小刘又出现了胸闷、气促的表现，不能平卧，咳粉红色泡沫痰，来院诊治。

既往史：无肝、肾病史，无甲状腺手术史或放射治疗史，无胰腺类病史。

家族史：家族中无类似疾病患者。

体格检查：T 36.3 ℃，P 90 次/分，BP 80/60 mmHg，R 25 次/分。急性病容，半坐卧位呼吸急促，口唇发绀，毛发干燥、枯黄。甲状腺不大，未扪及结节，无颈静脉怒张，肝颈回流征（－），双下肢凹陷性水肿，Trousseau 征（＋），Chvostek 征（＋），余未见异常。

辅助检查：

1. 全血生化：血钙（Ca^{2+}）1.07 mmol/L（正常参考值 2.2～2.7 mmol/L），血磷（P）2.5 mmol/L（正常参考值 0.97～1.61 mmol/L），K^+ 3.6 mmol/L（正常参考值 3.5～5.5 mmol/L），Na^+ 144 mmol/L（正常参考值 135～145 mmol/L），Cl^- 108 mmol/L（正常参考值 96～108 mmol/L），尿素氮（BUN）19.97 mmol/L（正常参考值 1.8～7.1 mmol/L），肌酐（Cr）10.5 mg/L（正常参考值 44～133 mmol/L），白蛋白（ALB）31 g/L（正常参考值 35～55 g/L），谷丙转氨酶（GPT）17 U/L（正常参考值 0～40 U/L），谷草转氨酶（AST）37 U/L（正常参考值 0～40 U/L）。

2. 心肌酶：乳酸脱氢酶（LDH）1248 U/L（正常参考值 150～450 U/L），肌酸磷酸激酶（CK）651 U/L（正常参考值 0～190 U/L），碱性磷酸酶（ALP）272 U/L（正常参考值 40～160 U/L）。

3. 尿钙 3.5 mmol/24 h（正常参考值 2.7～7.5 mmol/24 h），尿磷 80 mg/24 h（正常参考值 0.5～1.3 g/24 h）。

4. ECG：① 窦性心律，偶发多源性室性期前收缩，短阵尖端扭转型室速；② Ⅱ、Ⅲ、aVF、$V_{4\sim6}$ ST 低平或倒置；③ QT 间期 0.46 s。

治疗方案：

呋塞米（速尿）20 mg 和 10％葡萄糖酸钙 10 ml 静脉推注后，胸闷、气促症状稍有缓解，给予维生素 D_3 30 万单位肌内注射一次。此后乳酸钙 6 g/d，维生素 D_3 10 万单位/天。间断性推注 10 ml 10％葡萄糖酸钙，仍时有手足抽搐且平卧困难。

入院第 3 天查血钙为 1.05 mmol/L，血磷为 2.47 mmol/L；给予 10％葡萄糖溶液 500 ml，加葡萄糖酸钙 50 ml 缓慢静脉滴注，大约输入 40 ml 时，小刘出现全身抽搐，神志不清，心跳呼吸停止，大动脉搏动消失，ECG：室颤波。经抢救无效而死亡。

一、学习要点

（一）生理学知识

1. 骨骼肌收缩的形式
2. 心肌兴奋-收缩耦联的特点
3. 影响横纹肌收缩效能的因素

（二）相关学科及临床知识

1. 手足抽搐的常见原因
2. 胸闷、气促的常见原因
3. 左心功能不全的主要临床表现
4. 水肿的病因和临床表现
5. 维持血钙、血磷水平维持相对稳定的因素
6. 血清尿素氮升高的临床意义
7. 低钙血症的病因、临床表现、鉴别诊断、治疗和预防
8. 心室颤动的病因、临床表现、诊断和治疗

（三）医生品质培养

临床思维、循证医学、预防医学

二、个人测试

1. 肌肉收缩时长度不变，张力增大，这种收缩形式称为：
   A. 等长收缩
   B. 单收缩
   C. 等张收缩
   D. 不完全强直收缩
   [知识点] 横纹肌收缩的形式
2. 肌肉收缩时张力不变，长度缩短，这种收缩形式称：
   A. 完全强直收缩
   B. 等张收缩
   C. 单收缩
   D. 等长收缩
   [知识点] 横纹肌收缩的形式
3. 肌肉的初长度取决于：
   A. 前负荷
   B. 后负荷
   C. 前负荷与后负荷之和
   D. 前负荷与后负荷之差
   [知识点] 影响横纹肌收缩效能的因素
4. 在一定范围内增加骨骼肌收缩的前负荷，则骨骼肌收缩力学的改变是：
   A. 收缩速度加快
   B. 缩短长度增加
   C. 主动张力增大
   D. 缩短起始时间提前
   [知识点] 影响骨骼肌收缩效能的因素
5. 在前负荷不变的条件下，后负荷如何使肌肉收缩的速度达最大值：
   A. 为零
   B. 先小后大
   C. 过大后小
   D. 无限大
   [知识点] 影响肌肉收缩效能的因素
6. 在一定范围内增加骨骼肌收缩的后负荷，则骨骼肌收缩力学的改变是：
   A. 收缩速度加快
   B. 缩短长度增加
   C. 主动张力增大
   D. 缩短起始时间提前
   [知识点] 影响骨骼肌收缩效能的因素
7. 给肌肉一次单刺激，引起其产生一次迅速而短暂的收缩称为：
   A. 等长收缩
   B. 等张收缩
   C. 单收缩
   D. 不完全强直收缩
   [知识点] 横纹肌收缩的总和
8. 增加刺激频率，使每一个后面的刺激落在前一个收缩过程中的舒张期，则可形成：
   A. 等长收缩
   B. 等张收缩
   C. 单收缩
   D. 不完全强直收缩
   [知识点] 横纹肌收缩的总和
9. 能使骨骼肌发生完全强直收缩的刺激条件是：
   A. 足够强度的单个阈刺激
   B. 足够持续时间的单个阈刺激
   C. 间隔小于收缩期的一串阈刺激
   D. 间隔大于收缩期的一串阈刺激
   [知识点] 横纹肌收缩的总和
10. 在强直收缩中，肌肉的动作电位：
    A. 不发生叠加
    B. 幅值变小
    C. 幅值变大
    D. 发生叠加
    [知识点] 横纹肌收缩的总和
11. 在生理情况下，体内骨骼肌的收缩形式几乎都属于：
    A. 单收缩
    B. 完全强直收缩
    C. 等长收缩
    D. 等张收缩
    [知识点] 横纹肌收缩的总和
12. 下列对于心肌和骨骼肌描述，正确的是：

A. 只有心肌由肌小节组成
B. 只有骨骼肌有粗、细两种肌丝
C. 只有骨骼肌的收缩机制可用滑行理论解释
D. 骨骼肌有强直收缩，而心肌没有强直收缩
[知识点] 心肌和骨骼肌收缩机制

三、小组测试

四、应用性练习

1. 简述引起手足抽搐的原因。
2. 结合小刘的临床表现和检查结果，试述造成低血钙的常见原因。
3. 试述钙离子对心肌兴奋和收缩的影响。
4. 试分析小刘的死亡原因是什么？
5. 为了防止小刘悲剧的再次发生，作为医生应该注意哪些方面？

附：知识应用

1. 患者，男性，18岁，近来常感运动后肌肉无力，尤其是在进食大量淀粉类食物后加重。门诊检查血钾为2.0 mmol/L（正常值为3.5～5.5 mmol/L），经补钾治疗后症状缓解。临床诊断为低钾性麻痹。为什么低血钾症会引起极度肌肉无力？

2. 有机磷农药中毒后，为什么会出现肌肉纤维颤动或抽搐？

（王月飞　王玉阁）

第三章　血液

本章思维导图：

- 血液
  - 血液生理概述
    - 血液的组成
      - 血浆
      - 血细胞
    - 血液的理化特性
      - 血液的比重
      - 血液的黏度
      - 血浆渗透压
      - 血浆的酸碱度
    - 血液的免疫学特性
      - 固有免疫
      - 获得性免疫
  - 血细胞生理
    - 血细胞生成的部位和一般过程
    - 红细胞生理 → 缺铁性贫血
      - 红细胞的数量和形态
      - 红细胞的生理特征和功能
      - 红细胞生成的调节
      - 红细胞的破坏
    - 白细胞生理 → 急性早幼粒细胞白血病
      - 白细胞的分类与数量
      - 白细胞的生理特性和功能
      - 白细胞生成的调节
      - 白细胞的破坏
    - 血小板生理 → 特发性血小板减少性紫癜
      - 血小板的数量和功能
      - 血小板的生理特性
      - 血小板的生成和调节
      - 血小板的破坏
  - 生理性止血
    - 生理性止血的基本过程
      - 血管收缩
      - 血小板血栓的形成
      - 血液凝固
    - 血液凝固
      - 凝血因子 → 血友病
      - 凝血的过程 → 血友病
      - 体内生理性凝血机制 → 血友病
      - 血液凝固的负性调控
    - 纤维蛋白的溶解
      - 纤溶酶原的激活
      - 纤维蛋白与纤维蛋白原的降解
      - 纤溶抑制物
  - 血型和输血原则
    - 血型与红细胞凝集
    - 红细胞血型 → 新生儿溶血
      - ABO血型
      - Rh血型系统
    - 血量和输血原则
      - 血量
      - 输血原则

案例一：看看小欣，你还敢挑食吗？

小欣，男，16岁，因“头晕、乏力半年，加重半月”来院求治。

小欣是个高大帅气、活泼好动的大男孩。小欣出身于农民家庭，但父母十分重视对其的教育和培养，就读于重点中学，平时寄宿在学校里。小欣没有辜负父母的期望，勤奋好学，成绩一直名列前茅。

现病史：大约半年前，小欣无明显诱因开始出现头晕、乏力的症状，成绩也明显下滑。同学们发现小欣的面色不如以前红润了，课间也不再活跃在篮球场上了。特别是近半个月以来，小欣感觉头晕、乏力更加严重了，并且在爬楼梯时出现了呼吸短促、心悸，遂联系父母来院求治。小欣病后食欲正常，平时不爱吃肉，睡眠好，体重无明显变化。

既往史：平素体健，无胃肠疾病及其他出血性疾病病史，无药物过敏史。

体格检查：T 36.6℃，P 100次/分，BP 115/70 mmHg，R 20次/分。神志清醒，皮肤苍白，口唇、甲床和结膜苍白最为明显，巩膜无黄染，头发干枯，精神不振，全身皮肤、黏膜无淤血、瘀斑，浅表淋巴结无肿大，无压痛，胸骨无压痛，双肺呼吸音清，心界不大，心音正常，肝脾未触及，双下肢无水肿。

辅助检查：

1. 血常规：红细胞（RBC）2.98×10^{12}/L，血红蛋白（Hb）72 g/L，WBC 4.5×10^{12}/L（分类：中性粒细胞70%，淋巴细胞27%，单核细胞3%），血小板（PLT）359×10^{9}/L，平均红细胞体积（MCV）73.2 fl（正常参考值80～100 fl），平均红细胞血红蛋白量（MCH）22.4 pg（正常参考值26～34 pg），平均红细胞血红蛋白浓度（MCHC）290 g/L（正常参考值320～360 g/L），网织红细胞2.0%。

2. 尿便检查：大便潜血（+）；尿蛋白（-）；显微镜检查（-）。

3. 血清铁三项：血清铁8 μmol/L（正常参考值11～30 μmol/L），血清铁蛋白6 μg/L（正常参考值15～200 μg/L），总铁结合力85 μmol/L（正常参考值50～77 μmol/L）。

4. 其他：ECG、胸片和腹部B超均正常。

初步诊断：

1. 缺铁性贫血
2. 消化道溃疡？

一、学习要点

（一）生理学知识

1. 红细胞的数量和功能
2. 红细胞的生理特性
3. 红细胞的生成部位、原料及成熟因子
4. 红细胞生成的主要调节因素

（二）相关学科及临床知识

1. 头晕、乏力的常见原因及特点
2. 血常规的检测项目及正常值
3. 临床上常见的贫血类型
4. 缺铁性贫血的常见病因
5. 缺铁性贫血的临床表现、诊断标准及治疗原则
6. 缺铁性贫血的预防及保健

（三）医生品质培养

临床思维、循证医学、预防医学

二、个人测试

1. 成人红细胞在发育过程中的主要变化是：
A. 红细胞体积逐渐变小
B. 红细胞体积逐渐变大
C. 红细胞核变大
D. 血红蛋白量逐渐减少直至消失
[知识点] 红细胞生成的一般过程

2. 血细胞比容在正常男性约为：
A. 7%～8%
B. 20%～30%
C. 70%～80%
D. 40%～50%
[知识点] 血细胞比容

3. 血细胞比容是指红细胞：
A. 与白细胞容积之比
B. 与血管容积之比
C. 与血浆容积之比
D. 在血液中所占的容积百分比
[知识点] 血细胞比容

4. 全血的黏度主要取决于：
A. 血浆蛋白含量
B. 白细胞数量
C. 血小板数量
D. 血细胞比容
[知识点] 血液的黏度

5. 下列叙述正确的是：
A. 血浆蛋白是由白蛋白和球蛋白构成的
B. 血液的颜色是由红细胞中血红蛋白决定的
C. 红细胞中的血红蛋白与 O_2 结合时，血液是紫色；血红蛋白与 CO_2 结合时，血液呈鲜红色
D. 血液的比重在 1.050～1.060 之间，红细胞数越少，血液比重越大
[知识点] 血液的理化特性

6. 下列关于红细胞的说法正确的是：
A. 是血液中数量最少的血细胞
B. 正常成年女性的红细胞数高于男性
C. 主要功能是吞噬、杀菌，参与免疫反应
D. 血液中红细胞数或血红蛋白含量低于正常，称为贫血
[知识点] 红细胞生理

7. 红细胞在流经狭小毛细血管和血窦时不易被挤破，最主要的原因是：
A. 红细胞膜的弹性较好
B. 红细胞呈双凹圆碟形
C. 红细胞内的黏度较高
D. 此处的血流速度缓慢
[知识点] 红细胞可塑变形性

8. 风湿热时，红细胞沉降率加快的原因是：
A. 红细胞表面积体积比增大
B. 血浆白蛋白、卵磷脂含量增高
C. 血浆纤维蛋白原、球蛋白含量增高
D. 红细胞本身发生病变
[知识点] 红细胞悬浮稳定性

9. 红细胞悬浮稳定性大小与红细胞发生哪些现象有关：
A. 凝集的快慢
B. 叠连的快慢
C. 止血的快慢
D. 溶血的多少
[知识点] 红细胞悬浮稳定性

10. 某患者红细胞沉降率增快，若将该患者的红细胞置于正常人血浆中，其红细胞沉降的速度将：
A. 增快
B. 减慢
C. 正常
D. 先增快后减慢
[知识点] 红细胞悬浮稳定性

11. 下列情况下，能使红细胞渗透脆性增高的是：
A. 血浆晶体渗透压升高
B. 红细胞表面积/体积比值降低
C. 红细胞膜内磷脂/胆固醇比升高
D. 血浆胶体渗透压增高
[知识点] 红细胞渗透脆性

12. 下列属于等张溶液的是：
A. 0.85%NaCl
B. 0.85%葡萄糖
C. 1.9%尿素

D. 5%NaCl

[知识点] 等张溶液

13. 红细胞表面积与体积的比值下降可引起红细胞：

A. 变形性增大

B. 渗透脆性增大

C. 悬浮稳定性增大

D. 红细胞沉降率降低

[知识点] 红细胞的生理特征

14. 合成血红蛋白的基本原料是：

A. 叶酸

B. 维生素 B_{12}

C. 蛋白质和内因子

D. 铁和蛋白质

[知识点] 红细胞生成所需物质

15. 小细胞低色素性贫血的原因：

A. 缺乏 Fe^{2+}

B. 缺乏叶酸

C. 缺乏内因子

D. 缺乏外因子

[知识点] 红细胞生成所需物质；小细胞低色素性贫血

16. 发生巨幼红细胞贫血的原因是：

A. 缺铁

B. 蛋白质摄入不足

C. 缺乏维生素 B_{12} 和叶酸

D. 促红细胞生成素（EPO）生成不足

[知识点] 红细胞生成所需物质；巨幼红细胞性贫血

17. 再生障碍性贫血是由于：

A. 缺乏 Fe^{2+}

B. 缺乏叶酸

C. 内因子缺乏

D. 骨髓破坏

[知识点] 红细胞生成所需物质；再生障碍性贫血

18. 调节红细胞生成的特异性体液因子是：

A. 粒细胞-巨噬细胞集落刺激因子（GM-CSF）

B. GH

C. IGF

D. EPO

[知识点] 红细胞生成的调节

19. 促红细胞生成素（EPO）的产生部位主要是：

A. 肝

B. 肾

C. 脾

D. 骨髓

[知识点] 红细胞生成的调节；促红细胞生成素

20. 下列选项中，能有效刺激促红细胞生成素生成增加的是：

A. 缺 O_2

B. CO_2 滞留

C. 雌激素

D. 肾脏疾病

[知识点] 红细胞生成的调节；促红细胞生成素

21. 血管外破坏红细胞的主要场所是：

A. 肝

B. 脾

C. 肾

D. 淋巴结

[知识点] 红细胞的破坏

三、小组测试

四、应用性练习

1. 小欣出现头晕、乏力、皮肤苍白、气促和心悸的可能原因是什么？
2. 根据小欣的哪些临床表现，医生作出“消化性溃疡”的初步诊断？
3. 要明确诊断还需进行哪些化验或检查？
4. 缺铁性贫血与再生障碍性贫血、巨幼细胞性贫血的病因有何不同？
5. 简述缺铁性贫血的可能病因及易患人群。

6. 请你为缺铁性贫血患者制订合理的治疗方案。

案例二：咽痛无小事

小吴，女性，36 岁。因“咽痛半个月，发热伴出血倾向 1 周”来院就诊。

小吴从小学习美术，前些年研究生毕业后，和几个同学合伙创办了一家美术培训机构。经过几年的艰苦奋斗，培训学校有了稳定的生源，生意兴隆。小吴也和相处多年的男朋友喜结连理，两个人正计划着生个小宝宝，组成幸福的三口之家。

现病史： 半个月前，小吴无明显诱因出现咽痛，服用咽炎片后有所好转；1 周前又加重，发热、咳嗽，体温 39 ℃，痰中带血丝，刷牙时牙龈出血，遂来院就诊。小吴自发病以来，进食少，睡眠差，体重无明显变化，无血尿和便血。

既往史： 无肝肾疾病和结核病史。

体格检查： T 38.8 ℃，P 96 次/分，BP 120/80 mmHg，R 20 次/分。前胸和下肢皮肤有散在出血点和瘀斑，浅表淋巴结不大，巩膜无黄染，咽充血（+），扁桃体Ⅰ°大，无分泌物，甲状腺不大，胸骨有轻压痛，心界不大，心律齐，无杂音，右下肺可闻及少量湿啰音，腹平软，肝脾未触及。

实验室检查：

1. 血常规：RBC 3.68×10^{12}/L，Hb 90 g/L；WBC 2.8×10^{9}/L（原始粒 12%，早幼粒 28%，中幼 8%，分叶 8%，淋巴 40%，单核 4%）；PLT 30×10^{9}/L。

2. 骨髓象：骨髓增生明显——极度活跃，早幼粒 91%，红系 1.5%，全片见一个巨核细胞，过氧化酶染色强阳性。

3. 凝血检查：凝血酶原时间（PT）19.9 s（对照 15.3 s）；纤维蛋白原 1.5 g/L（正常参考值 2.2～3.8 g/L）；纤维蛋白（原）降解产物（FDP）180 μg/ml（对照 5 μg/ml）；3P 试验（+）。

4. 尿便检查：大便隐血（-）；尿蛋白微量，RBC 多数。

初步诊断：

1. 急性早幼粒细胞白血病
2. 弥散性血管内凝血（DIC）
3. 右肺感染

治疗方案：

1. 选择适当的化疗方案。
2. DIC 治疗：小剂量肝素和补充凝血因子及血小板。
3. 支持对症治疗：包括纠正贫血、控制出血、抗生素控制感染。
4. 有条件者完全缓解后进行造血干细胞移植。

一、学习要点

（一）生理学知识

1. 白细胞的数量和分类
2. 白细胞的功能
3. 白细胞的生成和调节

（二）相关学科及临床知识

1. 出血倾向的常见原因及表现
2. 白血病的常见病因
3. 白血病的类型
4. 白血病的早期症状
5. 白血病的主要临床表现、诊断标准及治疗原则
6. 骨髓检查

7. 造血干细胞的概念和应用
8. 白血病的日常注意事项
9. 皮肤出血点和瘀斑的常见原因
10. 凝血四项
11. 3P 试验
12. 弥散性血管内凝血（DIC）的病因和发生机制
13. DIC 的分类和分期
14. DIC 的主要临床表现
15. DIC 的防治原则

（三）医生品质培养

临床思维、循证医学、预防医学

二、个人测试

1. 血浆中分子量最小的蛋白质是：
   A. 纤维蛋白原
   B. α_1 球蛋白
   C. γ 球蛋白
   D. 白蛋白
   [知识点] 血浆的组成
2. 关于血浆蛋白生理功能的叙述，下列哪项是正确的：
   A. 不能运输物质
   B. 不起到缓冲 pH 的作用
   C. 形成胶体渗透压，维持细胞内外水平衡
   D. 参与生理止血过程
   [知识点] 血浆蛋白的功能
3. 对维持细胞内外水平衡有重要作用的是：
   A. 血浆晶体渗透压
   B. 血浆胶体渗透压
   C. 血小板
   D. 红细胞
   [知识点] 血浆渗透压
4. 形成血浆胶体渗透压的主要物质是：
   A. NaCl
   B. 白蛋白
   C. 球蛋白
   D. 纤维蛋白
   [知识点] 血浆渗透压
5. 血浆晶体渗透压的形成主要决定于血浆中的：
   A. 氨基酸、尿素及蛋白质
   B. 各种负离子
   C. Na^+ 和 Cl^-
   D. 各种正离子
   [知识点] 血浆渗透压
6. 正常人的血浆 pH 值为：
   A. 6.55～6.85
   B. 7.05～7.15
   C. 7.35～7.45
   D. 7.65～7.75
   [知识点] 血浆的酸碱度
7. 维持血浆酸碱平衡最主要的缓冲对是：
   A. Na_2HPO_4/NaH_2PO_4
   B. $NaHCO_3/H_2CO_3$
   C. K_2HPO_4/K_2PO_4
   D. $KHCO_3/H_2CO_3$
   [知识点] 血浆的酸碱度
8. 自我复制能力最强的细胞是：
   A. 造血干细胞
   B. 定向祖细胞
   C. 前体细胞
   D. 淋巴细胞
   [知识点] 血细胞生成的一般过程
9. 白细胞分类中，数量最多的是：
   A. 中性粒细胞
   B. 嗜酸性粒细胞
   C. 嗜碱性粒细胞
   D. 单核细胞
   [知识点] 白细胞的分类
10. 我国健康成年人安静时，白细胞总数是：
   A. （4～10）$\times 10^9$/L
   B. （10～30）$\times 10^9$/L
   C. （40～100）$\times 10^9$/L
   D. （100～300）$\times 10^9$/L
   [知识点] 白细胞的数量
11. 下列对于白细胞的描述正确的是：
   A. 新生儿白细胞计数较成人高
   B. 一天 24 小时内白细胞数量基本一致
   C. 在剧烈活动和安静时白细胞数量基本

一致
D. 女性在妊娠期白细胞数量降低
[知识点] 白细胞的数量

12. 日常白细胞计数仅反映了下列哪部分中的白细胞数：
A. 循环池
B. 分裂池
C. 边缘池
D. 成熟池
[知识点] 白细胞的数量

13. 在急性化脓性炎症过程中发挥主要作用的白细胞是：
A. 淋巴细胞
B. 巨噬细胞
C. 单核细胞
D. 中性粒细胞
[知识点] 中性粒细胞

14. 下面有关中性粒细胞的叙述中，正确的是：
A. 是血液中数目最少的白细胞
B. 没有吞噬作用
C. 对细菌产物的趋化作用敏感
D. 可产生大量免疫球蛋白
[知识点] 中性粒细胞

15. 有识别和杀伤肿瘤细胞作用的细胞是：
A. 中性粒细胞
B. 嗜酸性粒细胞
C. 嗜碱性粒细胞
D. 单核-巨噬细胞
[知识点] 单核细胞

16. 参与蠕虫免疫反应的细胞是：
A. 中性粒细胞
B. 嗜酸性粒细胞
C. 嗜碱性粒细胞
D. 单核-巨噬细胞
[知识点] 嗜酸性粒细胞

17. 释放过敏性慢反应物质的细胞是：
A. 中性粒细胞
B. 嗜酸性粒细胞
C. 嗜碱性粒细胞
D. T淋巴细胞
[知识点] 嗜碱性粒细胞

18. 实现体液免疫的血细胞主要是：
A. 中性粒细胞
B. T淋巴细胞
C. 嗜酸性粒细胞
D. B淋巴细胞
[知识点] 淋巴细胞

19. 执行细胞免疫功能的细胞是：
A. 中性粒细胞
B. 嗜酸性粒细胞
C. 嗜碱性粒细胞
D. T淋巴细胞
[知识点] 淋巴细胞

20. 对各类白细胞功能的叙述，正确的是：
A. 嗜酸性粒细胞主要参与炎症反应
B. 嗜碱性粒细胞能释放组胺，与过敏反应有关
C. 中性粒细胞主要通过免疫反应损伤蠕虫
D. T淋巴细胞能释放组胺
[知识点] 白细胞的功能

21. 关于几种白细胞的叙述，正确的是：
A. 中性粒细胞的核呈圆形
B. 单核细胞从骨髓进入血液就已经是成熟的细胞
C. 成熟嗜碱性粒细胞存在于组织中
D. 嗜酸性粒细胞数目有明显的昼夜周期性波动
[知识点] 各类白细胞的特点

三、小组测试

四、应用性练习

1. 简述白细胞的生理功能。
2. 白血病的常见病因有哪些？
3. 简述急性白血病的骨髓象特点。

4. 试述急性白血病化学治疗的策略？
5. 为了选择对小吴的肺部感染具有针对性的抗生素，医生还需要进一步做哪些检查？
6. 简述造血干细胞移植的适应证和禁忌证。
7. 造血干细胞移植前，应该做哪些准备工作？造血干细胞移植后，应该注意些什么？
8. 哪些因素会影响弥散性血管内凝血（DIC）的发生和发展？
9. 小吴老师的哪些临床表现和检查结果提示 DIC 的发生？

案例三：感冒有时挺可怕

王某，女性，35 岁。因“间断发热 10 余天，四肢紫癜 2 天”入院。

王女士是个经营皮鞋生意的个体户。为了扩大经营范围，年初在一家大型购物中心又租赁了 100 余平方米的卖场，装修后，很快就开业了，生意还挺红火。

现病史：王女士于 2 周前曾患感冒，自行服用感冒胶囊，自觉好转；曾在驾车途中感头晕，黑矇，无恶心、呕吐，约数秒钟自行缓解。12 天前出现发热，体温最高 39 ℃，无畏寒、寒战、大汗淋漓，伴全身大关节疼痛，社区医院予抗感冒治疗，体温控制不理想。2 天前发现四肢散在紫癜，遂来院就诊。王女士自发病以来睡眠欠佳，食欲尚可，大小便正常，无血尿、黑便、大便带血等。

既往史：无肝炎、关节炎等病史。

体格检查：T 38.6 ℃，P 90 次/分，BP 100/65 mmHg，R 18 次/分。急性面容，发育正常，自主体位，精神萎靡，神志清楚，查体合作；唇色淡红，颈前皮肤有散在瘀点，四肢有散在瘀点、紫癜；全身皮肤无黄染及皮疹；浅表淋巴结无肿大；左球结膜下出血，双侧瞳孔等大等圆，对光反射存在，唇色淡红，牙龈渗血，颊黏膜见血疱；胸骨无压痛，心界无扩大，心律齐，未闻杂音；双肺叩诊清音，呼吸音清晰，未闻及干湿啰音；腹平软，无压痛，肝脾肋下未触及；双下肢无水肿，关节无畸形。眼底检查未见出血。

辅助检查：

1. 血常规：RBC 3.71×10^{12}/L，Hb 89 g/L，WBC 12.5×10^{9}/L（中性粒细胞 67%，淋巴细胞 33%），PLT 23×10^{9}/L。

2. 尿常规：深黄，清，红细胞（—），胆红素（BIL）（—），尿胆原（URO）（—），蛋白（PRO）（—）。

3. 大便隐血：（—）。

4. 血小板相关免疫球蛋白（GPAIgG）98 ng/10^{7} 血小板（正常值：0～78.8 ng/10^{7} 血小板）。

5. 免疫学检查：RF（—），ASO（—），ESR 30 mm/h，血清抗核抗体、抗 ds-DNA 抗体、抗 ENA 抗体均（—），ENA 多肽 7 项均（—）。

6. 血清铁三项：血清铁 7.1 μmol/L（正常参考值 11～30 μmol/L），血清铁蛋白 10 μg/L（正常参考值 15～200 μg/L），总铁结合力 82 μmol/L（正常参考值 50～77 μmol/L）。

7. 骨髓检查：骨髓有核细胞增生明显活跃，红系、粒系增生活跃，巨核系增生明显活跃伴成熟障碍，血小板罕见。

8. B 超：肝、胆、胰、脾未见异常。

初步诊断：

1. 特发性血小板减少性紫癜（ITP）
2. 缺铁性贫血（IDA）

治疗方案：

1. 一般处理：应绝对卧床休息，防止外伤，避免用降低血小板数量及抑制血小板功能的药物。

2. 紧急治疗：输注血小板；静脉输注丙种球蛋白。

3. 长期治疗：首选肾上腺糖皮质激素，正规治疗3～6个月。

4. 纠正贫血：口服铁剂。在Hb恢复正常后，需继续服药4～6个月，甚至1年。

一、学习要点

（一）生理学知识

1. 血小板的数量和功能
2. 血小板的生理特性
3. 血小板的生成和调节

（二）相关学科及临床知识

1. 头晕、黑矇的常见原因
2. 发热的类型和特征
3. 关节疼痛的常见原因
4. 瘀点、紫癜与瘀斑的区别
5. 黑便的常见原因
6. 临床常用的免疫学检查项目及其意义
7. 特发性血小板减少性紫癜的病因、临床表现、诊断要点及治疗原则
8. 特发性血小板减少性紫癜的鉴别诊断

（三）医生品质培养

临床思维、循证医学、预防医学

二、个人测试

1. 我国健康成年人血小板总数是：

A. （100～300）$\times 10^9$/L

B. （10～30）$\times 10^9$/L

C. （1000～3000）$\times 10^9$/L

D. （1～3）$\times 10^9$/L

［知识点］血小板的数量

2. 血小板直径为：

A. 7 μm

B. 0.5 μm

C. 2～3 μm

D. 20 nm

［知识点］血小板的直径

3. 生成血小板的是：

A. 造血干细胞

B. 吞噬细胞

C. 红细胞

D. 巨核细胞

［知识点］血小板的生成

4. 下列对血小板的描述正确的是：

A. 其破裂后的产物可促进凝血

B. 有一个小核

C. 受刺激后变成球形

D. 既不参与生理性止血也不参与血液凝固

［知识点］血小板的功能

5. 下列对于血小板的描述正确的是：

A. 血小板呈球形

B. 正常成人血小板数量为（4.0～5.5）$\times 10^{12}$/L

C. 血小板和血小板之间不能相互黏着

D. 血小板具有黏附、释放、聚集、收缩和吸附的功能

［知识点］血小板的数量和功能

6. 血管损伤后止血栓能正确定位于损伤部位，有赖于血小板的下列哪个特性：

A. 黏附

B. 聚集

C. 收缩

D. 吸附

［知识点］血小板的生理特性

7. 参与血小板黏附最主要的血小板膜蛋白是：

A. GPⅠb

B. GPⅡa

C. GPⅢa

D. GPⅣ

［知识点］血小板的生理特性

8. 阿司匹林通过减少TXA_2合成而抗血小板

聚集的作用环节是：
A. 抑制环加氧酶
B. 抑制血栓烷 A_2 合成醇
C. 抑制前列腺素合成酶
D. 抑制磷脂酶 A_2
[知识点] 血小板的生理特性

9. 血小板聚集的第一时相由下列哪一种因素所引起：
A. 血小板释放内源性腺苷二磷酸（ADP）
B. 血小板释放内源性腺苷三磷酸（ATP）
C. 血小板释放 5-羟色胺
D. 受损伤组织释放 ADP
[知识点] 血小板的生理特性

10. 血小板内的颗粒有：
A. 嗜酸性颗粒
B. 致密体
C. 嗜碱性颗粒
D. β-颗粒
[知识点] 血小板的生理特性

11. 血小板的 α-颗粒可释放：
A. 5-HT
B. β-血小板球蛋白、血小板因子 4（PF4）
C. ADP
D. ATP
[知识点] 血小板的生理特性

12. 血小板的致密体可释放：
A. 5-HT
B. β-血小板球蛋白、PF4
C. von Willebrand 因子（vWF）
D. 凝血因子 V
[知识点] 血小板的生理特性

13. 血凝块的回缩是由于：
A. 血凝块中纤维蛋白收缩
B. 红细胞叠连而收缩
C. 红细胞变形运动
D. 血小板收缩蛋白收缩
[知识点] 血小板的生理特性

14. 血小板的功能包括：
A. 凝血和止血
B. 杀灭蠕虫
C. 运输氧气
D. 杀灭细菌
[知识点] 血小板的功能

15. 对于血小板止血功能的叙述，正确的是：
A. 血小板在血管内皮破损处黏附和聚集，形成止血栓
B. 前列环素有促进血小板聚集的作用
C. TXA_2 有抑制血小板聚集的作用
D. 血小板上不吸附凝血因子
[知识点] 血小板的功能

16. 血小板在生理性止血中形成：
A. 牢固止血栓
B. 松软止血栓
C. 先松软止血栓后牢固止血栓
D. 先牢固止血栓后松软止血栓
[知识点] 血小板的功能

17. 血小板减少性紫癜主要是由于血小板：
A. 更易黏附血管内膜
B. 加速血凝块溶解
C. 促进血凝块回缩
D. 不能修复和保持血管内皮细胞的完整性
[知识点] 血小板的功能

18. 某患者未受明显创伤，其皮肤却经常出现大片青紫色瘀斑，可能是：
A. 红细胞减少
B. 中性粒细胞减少
C. 淋巴细胞减少
D. 血小板减少
[知识点] 血小板的功能

19. 血小板减少且肝功能障碍时：
A. 出血时间延长
B. 出血时间缩短
C. 凝血时间延长
D. 出血时间和凝血时间都延长
[知识点] 血小板的功能

20. 血小板的数量少于 $50\times10^9/L$ 时：
A. 出血时间和凝血时间都延长
B. 出血时间和凝血时间都正常
C. 出血时间缩短但凝血时间延长
D. 出血时间和凝血时间都缩短
[知识点] 血小板的功能

三、小组测试

四、应用性练习

1. 简述血小板的生理功能。
2. 王女士的哪些临床表现和症状支持特发性血小板减少性紫癜的诊断？
3. 特发性血小板减少性紫癜时，有哪些实验室检查指标会有特征性的改变？
4. 特发性血小板减少性紫癜还应需与哪些疾病相鉴别？
5. 为什么王女士在 Hb 恢复正常后，还需继续服用铁剂 4～6 个月，甚至 1 年？

案例四：为什么受伤的总是桐桐

桐桐，男，4 岁，因“膝盖跌破后，流血不止 2 小时”急诊入院。

桐桐开始学爬、学走路的时候，胳膊和腿上常出现瘀伤，一般 2、3 天便自行消退了。再长大一些后，桐桐的手腕、踝关节等大关节偶尔会有些肿痛，但不影响行走。自从上了幼儿园，桐桐几乎每天都受伤，弄得浑身都是瘀斑，妈妈为了他整天忧心忡忡的。

现病史： 1 天前，桐桐摔倒后，膝盖流血不止。将其伤口清创处理，并对伤口予以肾上腺素治疗和纱布压迫止血，效果并不理想。桐桐无呕血、便血。

既往史： 常有鼻衄。

家族史： 桐桐的舅舅有类似问题，并被诊断为血友病。

体格检查： 体重 18 kg，T 36.7 ℃，P 128 次/分，R 22 次/分。患者精神欠佳，无皮肤出血点，上肢可见 3 个 1.0 cm×1.0 cm 大小瘀斑，面色、口唇苍白，膝盖处可见 1 处 3.0 cm×4.0 cm 大的伤口，有渗血，颈软，其他未见异常。

实验室检查：

1. 血常规：RBC 3.27×10^{12}/L，Hb 110 g/L，WBC 6.7×10^{9}/L（中性粒细胞 64%，淋巴细胞 36%），PLT 230×10^{9}/L。
2. 出血时间（BT）：5 min（Duke 法，正常参考值：2～6 min）。
3. 活化部分凝血活酶时间（APTT）：68.8 s［正常参考值 31.5～43.5 s（男）；32～43 s（女）］。
4. 血浆凝血因子Ⅷ促凝活性（FⅧ：C）：12%（正常参考值 103%±25.7%）。

初步诊断：

1. 血友病 A
2. 失血性贫血

治疗方案：

1. 止血，防感染治疗。
2. 人血浆凝血因子Ⅷ200 U 静脉滴注。

很快桐桐伤口痊愈出院。随诊发现，桐桐仍有皮肤瘀斑或鼻衄。

一、学习要点

（一）生理学知识

1. 生理性止血的概念和过程
2. 凝血因子的概念和特点
3. 血液凝固的概念和过程
4. 内、外源性凝血途径的区别
5. 主要的生理性抗凝物质
6. 纤维蛋白溶解的概念和过程

（二）相关学科及临床知识

1. 瘀斑的常见原因
2. 呕血及其常见原因
3. 鼻衄
4. 既往史和家族史
5. 血友病的分类、临床表现、诊断及治疗原则
6. 出血时间和凝血时间的临床意义
7. 血友病的遗传特点

（三）医生品质培养

临床思维、循证医学、预防医学

二、个人测试

1. 下列凝血因子中，需要维生素 K 参与其合成的是：
   A. FⅢ、FⅦ、FⅩ、FⅪ
   B. FⅠ、FⅢ、FⅧ、FⅫ
   C. FⅡ、FⅦ、FⅨ、FⅩ
   D. FⅤ、FⅧ、FⅨ、FⅪ
   [知识点] 凝血因子
2. 不存在于血液中的凝血因子是：
   A. FⅡ
   B. FⅢ
   C. FⅦ
   D. FⅫ
   [知识点] 凝血因子
3. 不属于蛋白质的凝血因子是：
   A. FⅥ
   B. FⅡ
   C. FⅢ
   D. FⅣ
   [知识点] 凝血因子
4. 血友病 A 患者缺乏的凝血因子是：
   A. FⅤ
   B. FⅦ
   C. FⅧ
   D. FⅩ
   [知识点] 凝血因子；血友病 A
5. 血友病 B 患者缺乏的凝血因子是：
   A. FⅤ
   B. FⅦ
   C. FⅧ
   D. FⅨ
   [知识点] 凝血因子；血友病 B
6. 可增强Ⅹa 活性的是：
   A. FⅤ
   B. FⅦ
   C. FⅧ
   D. FⅩ
   [知识点] 凝血因子
7. 肝硬化患者易发生凝血功能障碍和出血现象，其主要原因是：
   A. 凝血因子合成减少
   B. 血小板生成减少
   C. 维生素 K 缺乏
   D. 抗凝血酶灭活延缓
   [知识点] 凝血因子
8. 在某凝血功能障碍患者血浆中加入足量组织因子和 Ca^{2+} 后血浆凝固时间明显较正常人延长，该患者可能缺乏下列哪种凝血因子：
   A. FⅣ
   B. FⅫ
   C. FⅧ
   D. FⅤ
   [知识点] 凝血因子
9. 血液凝固的发生是由于：
   A. 纤维蛋白原变为纤维蛋白
   B. 纤维蛋白溶解
   C. 纤维蛋白的激活
   D. 血小板聚集与红细胞叠连
   [知识点] 血液凝固
10. 血液凝固的主要步骤是：
    A. 凝血酶原形成-凝血酶形成
    B. 凝血酶原形成-凝血酶形成-纤维蛋白形成
    C. 凝血酶原酶复合物形成-凝血酶形成-纤维蛋白形成
    D. 凝血酶原酶复合物形成-凝血酶原形成

-纤维蛋白原形成

[知识点] 凝血的过程

11. 内源性凝血的启动凝血因子是：

A. FⅠ

B. FⅢ

C. FⅦ

D. FⅫ

[知识点] 凝血酶原酶复合物的形成；内源性凝血

12. 外源性凝血的启动凝血因子是：

A. FⅠ

B. FⅢ

C. FⅦ

D. FⅫ

[知识点] 凝血酶原酶复合物的形成；外源性凝血

13. 内源性和外源性凝血的主要区别是：

A. 前者只需体内凝血因子，后者需人为施加凝血因子

B. 前者发生在血管内，后者在血管外

C. 前者发生在体内，后者在体外

D. 前者只需血浆凝血因子，后者还需组织因子

[知识点] 凝血酶原酶复合物的形成

14. 凝血酶原酶复合物的组成是：

A. FⅨa-FⅧa-Ca^{2+}-磷脂（PL）

B. FⅩa-FⅤa-Ca^{2+}-PL

C. FⅡa-FⅩa-Ca^{2+}-PL

D. FⅢa-FⅦa-Ca^{2+}-PL

[知识点] 凝血酶原酶复合物的形成

15. 凝血酶的主要作用之一是：

A. 激活 FⅩⅡ

B. 分解 FⅠ

C. 生成 FⅩa

D. 激活 FⅦ

[知识点] 凝血酶原的激活

16. 抗凝血酶抗凝的作用机制是：

A. 除去血浆中的 Ca^{2+}，实现体外抗凝

B. 封闭某些凝血因子的活性中心

C. 抑制血小板的作用

D. 抑制 FⅩ激活

[知识点] 生理性抗凝物质；丝氨酸蛋白酶抑制物

17. 能增强抗凝血酶抗凝作用的物质是：

A. 肝素

B. 蛋白质

C. 凝血酶调制素

D. 组织因子途径抑制物

[知识点] 生理性抗凝物质；肝素

18. 肝素抗凝的主要机制是：

A. 抑制凝血酶原的激活

B. 抑制 FⅩ的激活

C. 促进纤维蛋白吸附凝血酶

D. 增强抗凝血酶活性

[知识点] 生理性抗凝物质；肝素

19. 与纤溶酶原的激活有关的是：

A. FⅤ

B. FⅦ

C. FⅧ

D. FⅫ

[知识点] 纤溶酶原的激活

20. 纤溶酶可水解下列哪个凝血因子：

A. FⅤ

B. FⅢ

C. FⅡa

D. FⅠ和 FⅠa

[知识点] 纤维蛋白与纤维蛋白原的降解

21. 实验中常用枸橼酸钠抗凝血，其机制是：

A. 抑制凝血酶的活性

B. 加强抗凝血酶Ⅲ的作用

C. 防止血小板激活

D. 螯合血浆中的 Ca^{2+}

[知识点] 枸橼酸钠抗凝血的机制

22. 血清与血浆的区别在于：

A. 血清中没有纤维蛋白原

B. 血清中没有纤维蛋白

C. 血清中有凝血酶原

D. 血清中有 FXⅢ

[知识点] 血清与血浆的区别

三、小组测试

四、应用性练习

1. 为什么桐桐出血时间正常，而凝血时间延长？
2. 简述人体的内源性和外源性凝血途径。
3. 既往史和遗传史对于疾病诊断有何意义？
4. 针对病史，推测桐桐凝血功能紊乱可能的遗传方式是什么？
5. 如果患者出血时间延长的话，应考虑什么诊断？
6. 桐桐 1 岁半的妹妹成为血友病携带者的概率有多大？

案例五：得之不易的“宝贝”

昕昕，男，出生 4 天，因“皮肤黄染 3 天，加重 1 天伴反应差”入院。

张女士与丈夫结婚多年，夫妻恩爱，幸福美满。唯一的缺憾是张女士多次在怀孕初期就出现流产，所以一直没有孩子。经过多年的求医问药，张女士终于如愿以偿，于 4 天前在当地医院顺产下一个大胖小子，取名“昕昕”，一家人都沉浸在小生命出生带来的幸福中。

现病史： 2 天前（即患儿出生后的第 2 天），患儿出现皮肤发黄，以头面部为主。无发热，无皮疹，无咳嗽，无吐泻。大便黄软，小便清亮。血清胆红素 208 μmol/L，当地医院给予“茵栀黄”口服，并行蓝光治疗。1 天前，患儿皮肤黄染迅速加重，波及到躯干及四肢，并开始出现拒乳、嗜睡的表现。患儿自病情加重以来，尿液由清亮转变为酱油色。当地医院给予人血清白蛋白静脉滴注后，不见好转，转入我院。

体格检查： 体重 3.2 kg，T 39.2 ℃，P 108 次/分，R 22 次/分。患儿精神萎靡，嗜睡，唤之不醒。全身皮肤黄染，呈金黄色，未见皮疹及出血点，浅表淋巴结肿大，巩膜黄染。脐带未脱落，肝脾大，觅食反射和拥抱反射消失，肌张力增高。

出生史： G_2P_1，孕 38w，足月顺产，出生时体重 3.6 kg，Apgar 评分 9～10 分。

喂养史： 母乳喂养。

家族史： 无家族性的遗传性疾病史及传染病史。

预防接种史： 接种过乙型肝炎疫苗。

实验室检查：

1. 血型鉴定：母亲，O 型（RhD 阴性）血；患儿，A 型（RhD 阳性）血。
2. 血常规：RBC 2.1×10^{12}/L，Hb 70 g/L，网织红细胞 0.6%，WBC 8.7×10^{9}/L，PLT 130×10^{9}/L。
3. 血涂片：可见异形红细胞。
4. 其他：血清总胆红素 467 μmol/L（正常参考值 1.7～17.1 μmol/L）；尿胆原（+），尿胆红素（－）；直接 coombs 试验（+），间接 coombs 试验（+）。

初步诊断：

1. 新生儿溶血
2. 胆红素脑病（核黄疸前期）

一、学习要点

（一）生理学知识

1. 血型的概念
2. ABO 血型的分型、遗传及血型鉴定
3. Rh 血型系统的抗原和分型
4. Rh 血型的特点和临床意义
5. 交叉配血试验
6. 输血原则

（二）相关学科及临床知识

1. 黄疸的常见原因
2. 生理性黄疸与病理性黄疸的鉴别
3. 新生儿黄疸的治疗原则
4. 新生儿溶血的病因、临床表现、诊断和治疗原则
5. Coombs 试验
6. 胆红素脑病的发病因素、临床表现和治疗原则

（三）医生品质培养

临床思维、循证医学、预防医学

二、个人测试

1. 决定红细胞血型的物质是：
   A. 红细胞中受体
   B. 红细胞表面特异凝集素
   C. 红细胞表面特异凝集原
   D. 血浆中特异凝集原
   [知识点] 血型
2. O 型血红细胞膜上含有的凝集原是：
   A. A 凝集原
   B. B 凝集原
   C. D 抗原
   D. 无 A 凝集原和 B 凝集原
   [知识点] ABO 血型系统的分型
3. AB 血型红细胞膜上和血清中分别含：
   A. A 凝集原和抗 A、抗 B 凝集素
   B. B 凝集原和抗 B 凝集素
   C. A 凝集原和抗 B 凝集素
   D. A、B 凝集原，不含抗 A 抗 B 凝集素
   [知识点] ABO 血型系统的分型
4. 一般血型抗原都是红细胞膜上的：
   A. 糖原
   B. 蛋白质
   C. 磷脂
   D. 糖蛋白
   [知识点] ABO 血型系统的抗原
5. 可与 B 型标准血清发生凝集反应的血型有：
   A. B 型
   B. A 型
   C. O 型
   D. Rh 阳性
   [知识点] ABO 血型的抗原
6. ABO 血型系统的主要抗体属于下列哪一类：
   A. IgA
   B. IgM
   C. IgE
   D. IgG
   [知识点] ABO 血型系统的抗体
7. 下列对 ABO 血型系统的抗体描述，正确的是：
   A. 都是天然抗体
   B. 都是 IgM 型
   C. 不都能通过胎盘
   D. 是凝集原
   [知识点] ABO 血型系统的抗体
8. 一位 A 型血的男子有一男一女两个孩子，其中女孩的血清与其父的红细胞不发生凝集，而男孩的血清与其父的红细胞发生凝集，男孩的血型可能是：
   A. A 型或 B 型
   B. A 型或 AB 型
   C. A 型或 O 型
   D. B 型或 O 型
   [知识点] ABO 血型系统
9. 献血者为 A 型血，经交叉配血试验。主侧

不凝集而次侧凝集，受血者的血型应为：
A. B型
B. AB型
C. A型
D. O型
[知识点] ABO血型系统的抗原和抗体；输血原则

10. 某人的血细胞与B型血的血清凝集，而其血清与B型血的血细胞不凝集，此人血型为：
A. A型
B. B型
C. O型
D. AB型
[知识点] ABO血型系统的抗原和抗体

11. 父母一方为A型，另一方为B型，其子女可能的血型为：
A. 只有AB型
B. 只有A型或B型
C. 只有A型、B型或AB型
D. A型、B型、AB型或O型都有可能
[知识点] ABO血型的遗传

12. 如果某人是B型血，那么：
A. 他的基因可以是AB
B. 他的父亲和母亲都可能是O型血
C. 他的父亲可能是AB型血
D. 他的孩子不是B型血就是O型血
[知识点] ABO血型的遗传

13. 决定ABO血型抗原的基因控制细胞合成特异的：
A. A、B及H凝集原
B. 蛋白水解酶
C. 磷脂酶
D. 转氨酶
[知识点] ABO血型的遗传

14. Rh阳性是指红细胞膜上含有：
A. G抗原
B. A抗原
C. D抗原
D. F抗原
[知识点] Rh血型系统抗原与分型

15. Rh血型的主要抗体属于下列哪一类：
A. IgA
B. IgD
C. IgG
D. IgE
[知识点] Rh血型系统抗体

16. Rh阴性的母亲生下Rh阳性子女，孩子有可能患：
A. 巨幼红细胞性贫血
B. 血友病
C. 新生儿溶血性贫血
D. 红细胞增多症
[知识点] Rh血型系统抗原和抗体

17. 对于Rh血型系统的描述，正确的是：
A. 凝集原存在于白细胞上
B. 在人类不与ABO血型系统同时存在
C. 血清中有天然凝集素
D. 我国绝大多数人为Rh阳性
[知识点] Rh血型系统

18. 从未接受过输血的Rh阴性妇女，在接受Rh阳性血液后，可能发生：
A. 没有任何影响
B. 由于血型不合，出现红细胞凝集，严重时可导致死亡
C. 以后妊娠时，胎儿可能有溶血的危险
D. 该妇女体内将产生抗Rh抗体，今后再接受输血时容易找到血源
[知识点] Rh血型系统

19. 输血前进行交叉配血的主要原因是：
A. 没有检查血型用的标准试管
B. 避免肝炎传播
C. 检验一下血型
D. 检验血型鉴定及避免其他不相容的血型抗原或血型抗体
[知识点] 输血原则

20. 输血时主要考虑供血者的：
A. 红细胞不被受血者的血清所凝集
B. 血清不使受血者的红细胞发生凝集
C. 血清不使受血者的血浆发生凝固
D. 红细胞不被受血者的红细胞凝集
[知识点] 输血原则

21. 下列关于血型和输血的叙述，正确的是：
A. 已知某人血清中含抗B凝集素可判断

该人必然是 A 型

B. 不论同型输血或异型输血，在输血前均应作交叉配血实验

C. Rh 阳性血型者，其血清中含有抗 Rh 凝集素

D. O 型血红细胞无 A、B 凝集原，在任何情况下均可输血给他人

[知识点] 输血原则

22. 血量是人体内血液的总量，正常成年人血量按每千克体重计数为：

A. 70～80 ml

B. 80～90 ml

C. 50～60 ml

D. 40～50 ml

[知识点] 血量

23. 危及生命的大量失血是指失血量占总量的：

A. 5%

B. 10%

C. 15%

D. 30%

[知识点] 血量

三、小组测试

四、应用性练习

1. 患儿的尿液呈酱油色提示什么？
2. 新生儿溶血的常见病因是什么？
3. 根据案例和生理学知识，综合分析患儿发生新生儿溶血的原因是什么。
4. 为什么张女士第一胎就出现溶血性疾病？
5. 常见的降低血清胆红素水平的方法有哪些？

附：知识应用

1. 患者，男性，52 岁，患萎缩性胃炎 4 年，经检查发现存在巨幼红细胞性贫血。该患者所患两种疾病之间有否关联？其机制如何？

2. 为什么高原地区居民的红细胞数量要高于平原地区居民？

3. 患者，男性，25 岁，体重 60 kg，因急性失血 800～1000 ml 被送到医院救治。请问：该患者是否需要输血？如果需要，如何设计输血方案？

（文丽波）

第四章　血液循环

本章思维导图：

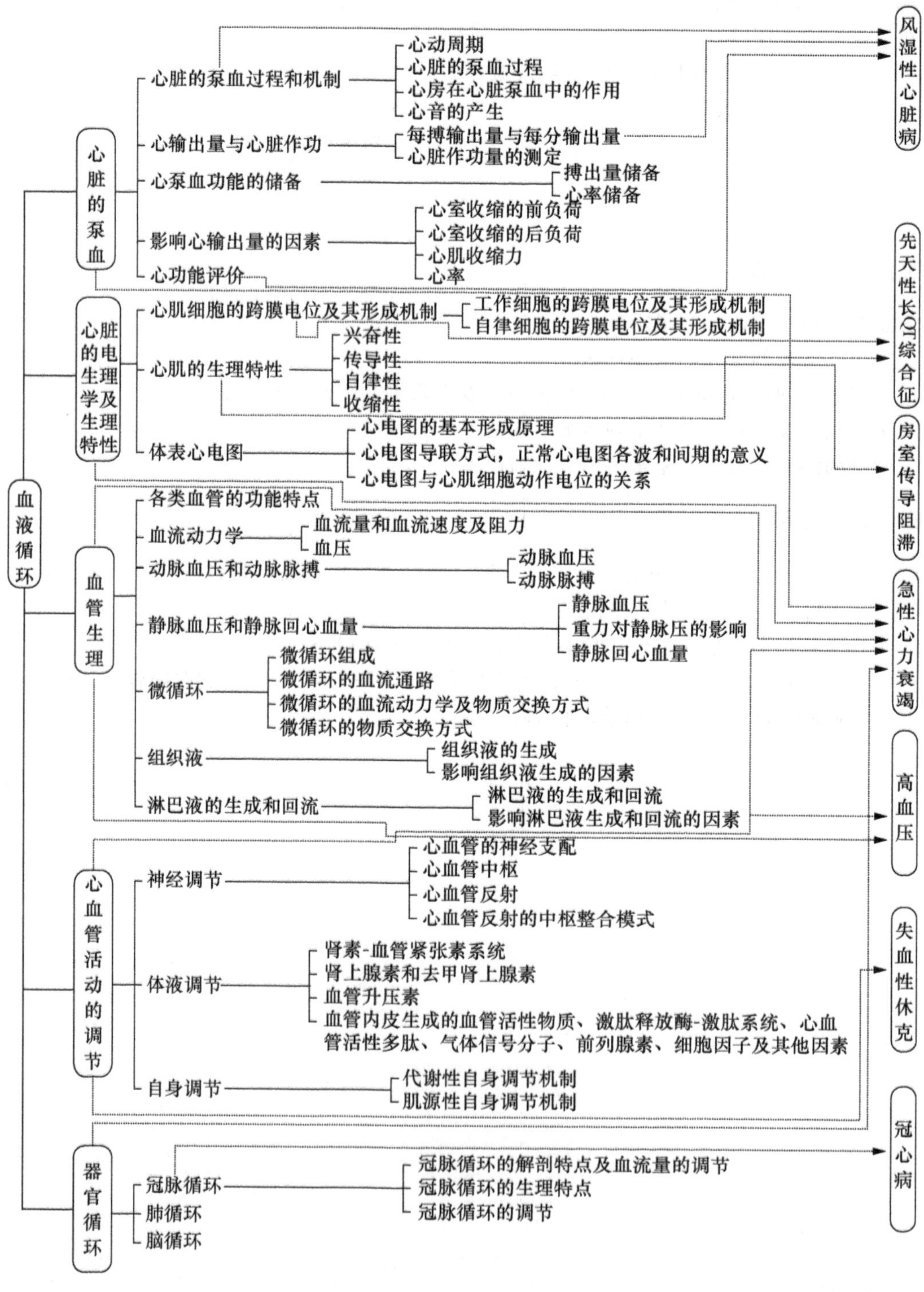

案例一：心有余而力不足

葛某，男性，56岁，因"阵发性胸闷、心慌3个月，加重5天"急诊入院。

葛老汉是个地地道道的农民，为人老实，踏实肯干。家里两个儿子都在省城里上大学。为了多挣些钱供儿子上大学，几年前葛老汉从东北老家来到了北京，在一个建筑工地干起了力工活。

现病史：3个月前，患者从事重体力劳动后，出现胸闷、心慌，休息后好转，无头晕、恶心、呕吐，未引起重视，此后上述症状反复发作。5天前，患者感冒后胸闷憋气，伴咳嗽、咳痰，夜间不能平卧，有憋醒史，无心前区疼痛，无头晕头痛，无恶心呕吐，休息后不缓解，遂来院就诊。

既往史：有风湿热和高血压病史10余年，无糖尿病、结核病史；每天喝2两白酒，每天吸烟一包；无药物及其他过敏史。

体格检查：T 36.2℃，P 72次/分，HR 98次/分，BP 160/90 mmHg，R 18次/分。神志清醒，心界扩大，心律不齐，心尖部听诊心率98次/分，触诊桡动脉测得脉搏72次/分，心尖部有响亮的舒张期隆隆样杂音，第一心音亢进及开放拍击音。双侧肺底部有啰音，肝脾未触及，无双下肢水肿。

辅助检查：

1. ECG：心房颤动，$V_{1\sim3}$导联R波递增不良。
2. X线片：左心房、左心室均扩大。
3. 超声心动图：二尖瓣重度反流。

一、学习要点

（一）生理学知识

1. 心动周期
2. 心脏的泵血过程
3. 正常心音与杂音
4. 每搏输出量与射血分数
5. 每搏输出量与心指数
6. 心力储备
7. 影响心输出量的因素

（二）相关学科及临床知识

1. 心脏的解剖结构：腔室和瓣膜
2. 心悸、胸闷的常见原因
3. 咳嗽、咳痰的常见原因
4. 卧位的分类
5. 心脏杂音的产生原因及临床意义
6. 心率与脉搏的关系
7. 超声心动图的临床应用
8. 风湿性心脏病的发病因素、临床表现、治疗原则和预防

（三）医生品质培养

临床思维、循证医学、预防医学

二、个人测试

1. 心动周期是指：

A. 心脏机械活动周期
B. 心脏生物电活动周期
C. 心音活动周期
D. 心率变化周期
[**知识点**] 心动周期

2. 下面关于心动周期，正确的是：

A. 持续时间和心率有关
B. 收缩期大于舒张期
C. 心房和心室同步收缩
D. 指心脏电变化的周期
[**知识点**] 心动周期

3. 一个心动周期中，心室内容积最大的时期是：
   A. 心房收缩期末
   B. 减慢充盈期末
   C. 减慢射血期末
   D. 快速充盈期末
   [知识点] 心脏泵血过程
4. 在心动周期中，心室内压力下降最快的阶段是：
   A. 减慢射血期
   B. 等容舒张期
   C. 减慢充盈期
   D. 快速充盈期
   [知识点] 心脏泵血过程
5. 心动周期中，哪一期左心室压力最高：
   A. 心房收缩期末
   B. 减慢射血期末
   C. 快速射血期末
   D. 等容收缩期末
   [知识点] 心脏泵血过程
6. 心动周期中，主动脉压最低是在：
   A. 快速充盈期末
   B. 等容舒张期末
   C. 快速射血期末
   D. 等容收缩期末
   [知识点] 心脏泵血过程
7. 在心动周期中，心室充盈主要依靠：
   A. 胸腔大静脉收缩
   B. 心房收缩期射血
   C. 心室舒张引起的“抽吸”作用
   D. 胸膜腔负压抽吸
   [知识点] 心脏泵血过程
8. 在心动周期中，主动脉瓣关闭始于：
   A. 减慢射血期初
   B. 快速充盈期初
   C. 等容舒张期初
   D. 快速射血期初
   [知识点] 心脏泵血过程
9. 在一个心动周期中二尖瓣开放始于：
   A. 等容舒张期末
   B. 等容收缩期末
   C. 心室射血期初
   D. 等容舒张期初
   [知识点] 心脏泵血过程
10. 心室等容收缩期瓣膜的状态是：
   A. 房室瓣关闭，动脉瓣开放
   B. 房室瓣关闭，动脉瓣关闭
   C. 房室瓣开放，动脉瓣开放
   D. 房室瓣开放，动脉瓣关闭
   [知识点] 心脏泵血过程
11. 等容收缩期：
   A. 房内压＞室内压＜动脉压
   B. 房内压＜室内压＜动脉压
   C. 房内压＜室内压＞动脉压
   D. 房内压＞室内压＞动脉压
   [知识点] 心脏泵血过程
12. 心动周期中，从动脉瓣关闭到下一次动脉瓣开放的时间相当于：
   A. 心室射血期
   B. 心室舒张期＋等容收缩期
   C. 心室舒张期
   D. 等容收缩期
   [知识点] 心脏泵血过程
13. 第一心音标志着：
   A. 心室收缩开始
   B. 心室舒张开始
   C. 心房舒张开始
   D. 心房收缩开始
   [知识点] 心音
14. 第二心音的产生主要是由于：
   A. 房室瓣开放
   B. 房室瓣关闭
   C. 动脉瓣开放
   D. 动脉瓣关闭
   [知识点] 心音
15. 射血分数等于：
   A. （每搏输出量/每分输出量）×80%
   B. （每搏输出量/回心血量）×100%
   C. （每搏输出量/心室收缩末期容积）×100%
   D. （每搏输出量/心室舒张末期容积）×100%
   [知识点] 射血分数
16. A患者左心室舒张末期容积为140 ml，收

缩末期容积为 56 ml，B 患者左心室舒张末期容积为 160 ml，收缩末期容积为 64 ml，两患者的射血分数：
A. 相等
B. A 患者低于 B 患者
C. B 患者低于 A 患者
D. 无法判断
[知识点] 射血分数

17. 可引起射血分数增大的因素是：
A. 动脉血压升高
B. 心率减慢
C. 心室舒张末期容积增大
D. 心肌收缩能力增强
[知识点] 射血分数

18. 心室功能减退患者代偿期射血分数下降的原因是：
A. 每搏输出量减少
B. 心室腔异常扩大
C. 心肌细胞增生肥大
D. 每分输出量减少
[知识点] 射血分数

19. 心输出量是指：
A. 每搏输出量
B. 左、右心室输出的血液量相减
C. 一侧心室每分钟射出的血液量
D. 心房进入心室的血量
[知识点] 心输出量

20. 心指数等于：
A. 心率×每搏输出量/体表面积
B. 每搏输出量×体表面积
C. 每搏输出量/体表面积
D. 心输出量×体表面积
[知识点] 心指数

21. 用于分析比较不同身材个体心功能的常用指标是：
A. 射血分数
B. 心指数
C. 每搏输出量
D. 心脏作功量
[知识点] 心脏泵血功能的比较；心指数

22. A、B 两患者均为青年男性，其中 A 患者身高 1.5 m、体重 55 kg，体表面积 1.5 m^2，安静时每分输出量 4.5 L；B 患者身高 1.6 m，体重 78 kg，体表面积 1.8 m^2、安静时每分输出量 5.4 L。两患者的心指数：
A. A 患者优于 B 患者
B. B 患者优于 A 患者
C. 相同
D. 均高于正常
[知识点] 心指数

23. 高血压患者较正常人明显增高的心泵功能指标是：
A. 心输出量
B. 射血分数
C. 心指数
D. 心脏作功量
[知识点] 心脏作功量

24. 关于心力储备，以下哪项说法是正确的：
A. 也称为泵功能储备
B. 收缩期储备小于舒张期储备
C. 仅仅只取决于心率储备
D. 静息时心输出量一样的心脏的心力储备也一样
[知识点] 心泵血功能的储备

25. 生理情况下，能代表心室肌前负荷的指标是：
A. 心室等容舒张期容积或压力
B. 心室舒张末期容积或压力
C. 心室收缩末期容积或压力
D. 心室等容收缩期容积或压力
[知识点] 心室收缩的前负荷

26. 心室肌前负荷在一定范围内增加时，将出现：
A. 心室收缩时最大张力下降
B. 心室开始收缩时的速度减慢
C. 心室舒张末期室内压下降
D. 心室收缩时最大张力增加
[知识点] 心肌异长自身调节

27. 异长自身调节是指心脏的每搏输出量取决于：
A. 心指数
B. 心率储备
C. 心力储备

D. 心室舒张末期容积

[知识点] 心肌异长自身调节

28. 异长自身调节是由于下列哪项发生了变化：

A. 粗细肌丝重叠程度

B. 肌钙蛋白对 Ca^{2+} 亲和力

C. 横桥 ATP 酶活性

D. 胞质游离 Ca^{2+} 浓度

[知识点] 心肌异长自身调节

29. Starling 机制在生理状态下的主要功能在于调节：

A. 每搏功

B. 心输出量

C. 搏出量和回心血量的平衡

D. 心指数

[知识点] 心肌异长自身调节

30. 心室功能曲线反映下列哪种关系：

A. 心室充盈压和心率

B. 心率和每搏功

C. 每搏功和心室舒张末期压力值

D. 心率和心搏出量

[知识点] 心室功能曲线

31. 正常心室功能曲线不出现明显下降支的原因是：

A. 心交感紧张性支配

B. 心肌主动张力大

C. 心肌具有较强的抗过度延伸的特性

D. 心肌被动张力小

[知识点] 心室功能曲线

32. 心室收缩的后负荷是：

A. 舒张初期的容积

B. 射血期心室内压

C. 右心房压力

D. 大动脉血压

[知识点] 心室收缩的后负荷

33. 在心肌初长度、收缩能力和心率都不变时，动脉血压升高可引起：

A. 心室射血期延长

B. 等容收缩期延长

C. 心室舒张期延长

D. 心室收缩期延长

[知识点] 心室收缩的后负荷

34. 心肌收缩能力的增强可通过下列哪一途径实现：

A. 让心肌发生完全强直收缩

B. 降低肌球蛋白头部 ATP 酶活性

C. 减少活化的横桥数目

D. 增加兴奋时胞质内 Ca^{2+} 浓度

[知识点] 心肌收缩能力

35. 心肌的等长调节通过改变下列哪个因素调节心脏的泵血功能：

A. 肌浆游离 Na^{+} 浓度

B. 后负荷

C. 肌小节初长度

D. 心肌收缩能力

[知识点] 心肌收缩能力

36. 正常人心率超过 180 次/分时，心输出量减少的原因主要是哪一时相缩短：

A. 心室充盈期

B. 等容收缩相

C. 减慢射血相

D. 心房收缩期

[知识点] 心率

37. 下列关于心率的描述，正确的是：

A. 正常人安静时为 60～100 次/分

B. 新生儿心率较成年人慢

C. 女性心率比男性稍慢

D. 甲状腺功能亢进、妊娠患者心率较慢

[知识点] 心率

38. 下列哪种情况出现时，心输出量会减少：

A. 心肌收缩力增加

B. 后负荷增大

C. 心交感神经兴奋

D. 心率增加到 110 次/分

[知识点] 影响心脏泵血功能的因素

三、小组测试

四、应用性练习

1. 为什么葛老汉会出现胸闷、气短的症状？
2. 为什么葛老汉心脏听诊所得的心率和桡动脉触诊所得的脉率不一致？提示我们什么？
3. 葛老汉双肺底部的啰音提示我们什么？又是什么原因导致的？
4. 分析葛老汉心脏杂音的原因。
5. 心电图与超声心动图在诊断上有什么区别？
6. 结合葛老汉的相应检查结果，其初步诊断是什么？请为葛老汉制订合理的治疗方案。

案例二：健身也要“小心”

张某，男，66岁，因“活动后乏力、气短1个月，30分钟前心前区不适伴突发晕厥”入院。

张师傅原本是一名仓库保管员。退休后，张师傅参加了社区的合唱团，每天定时练歌，偶尔还参加一些演出和郊游。张师傅的退休生活过得可谓是丰富多彩。

现病史：张师傅虽有高血压和冠心病多年，但一直按时服药，也没什么大碍。1个月前，张师傅每于晨练后感觉周身无力、气短，短暂休息即恢复正常，未引起重视。30分钟前张师傅于“健步走”活动中突感心前区不适，继之晕厥；持续约数10 s，自行苏醒后感觉乏力、胸闷，无胸痛、心悸，无记忆障碍，无大、小便失禁，遂来院就诊。

既往史：高血压史15年，冠心病史3年。

体格检查：T 36.8 ℃，P 38次/分，BP 180/95 mmHg，R 18次/分。意识清晰，表情紧张焦虑；心律匀齐，各瓣膜听诊区未闻及病理性杂音。双肺呼吸音清，未闻及干、湿啰音。腹平软，无压痛及反跳痛，肝、脾肋下未及，墨菲（Murphy）征阴性，双下肢无水肿。四肢肌力和肌张力正常。

辅助检查：

ECG：窦性P波规律出现，P-P间期0.56 s（107次/分），QRS时间0.12 s，呈右束支传导阻滞型，节律匀齐，R-R间期1.56 s（38次/分）；P波与QRS波无关。提示：1. 窦性心动过速；2. 三度房室传导阻滞。

初步诊断：

1. 心律失常，完全性房室传导阻滞
2. 高血压病3级

一、学习要点

（一）生理学知识

1. 工作细胞跨膜电位及其形成机制
2. 自律细胞跨膜电位及其形成机制
3. 心肌的兴奋性、自律性、传导性

（二）相关学科及临床知识

1. 晕厥的常见原因
2. 气短与气促的区别
3. 啰音
4. Murphy征
5. 心律失常的分类
6. 房室传导阻滞的病因、分类、临床表现及治疗原则

（三）医生品质培养

临床思维、循证医学、预防医学

二、个人测试

1. 心室肌细胞 0 期去极是由于：
   A. Na^+ 内流
   B. Ca^{2+} 外流
   C. K^+ 外流
   D. Mg^{2+} 内流
   [知识点] 心室肌细胞的动作电位
2. 在心室肌细胞动作电位，能被河豚毒阻断的时期是：
   A. 0 期
   B. 1 期
   C. 2 期
   D. 3 期
   [知识点] 心室肌细胞的动作电位
3. 下列关于心室肌细胞钠通道的叙述，正确的是：
   A. 是电压依赖性的
   B. 激活和失活的速度都慢
   C. 不能被河豚毒阻断
   D. 去极化到－40 mV 时被激活
   [知识点] 心室肌细胞的动作电位
4. 内向整流是指：
   A. K^+ 的通透性因膜的去极化而降低
   B. 一过性 Na^+ 的外向电流
   C. 0 期去极化激活的 I_{to} 电流
   D. 通过 L 型 Ca^{2+} 通道的内向 Ca^{2+} 电流
   [知识点] 心室肌细胞的动作电位
5. 心室肌细胞动作电位的 2 期复极形成与下列哪种因素有关：
   A. K^+ 内流与 Cl^- 内流
   B. Ca^{2+} 外流与 Cl^- 内流
   C. Na^+ 外流与 Ca^{2+} 内流
   D. Ca^{2+} 内流与 K^+ 外流
   [知识点] 心室肌细胞的动作电位
6. 在心室肌细胞动作电位，L 型 Ca^{2+} 通道大量开放的时期是：
   A. 0 期
   B. 1 期
   C. 2 期
   D. 4 期
   [知识点] 心室肌细胞的动作电位
7. 心室肌细胞动作电位持续时间长的主要原因是：
   A. 4 期复极时程长
   B. 2 期复极时程长
   C. 3 期复极时程长
   D. 1 期时程长
   [知识点] 心室肌细胞的动作电位
8. 心室肌细胞 3 期复极是由于：
   A. Cl^- 内流
   B. Ca^{2+} 内流
   C. K^+ 外流
   D. Na^+ 外流
   [知识点] 心室肌细胞的动作电位
9. 窦房结细胞动作电位 0 期去极化是由于：
   A. Cl^- 内流
   B. Ca^{2+} 内流
   C. Na^+ 内流
   D. K^+ 内流
   [知识点] 窦房结 P 细胞动作电位
10. 有关窦房结细胞 4 期自动去极化的离子基础正确的描述是：
    A. I_k 通道进行性衰减是自动去极化主要的原因
    B. T 型 Na^+ 通道激活而去极化
    C. L 型 Na^+ 通道激活而去极化
    D. I_f 电流进行性减弱，这种电流不可被铯阻断
    [知识点] 窦房结 P 细胞动作电位
11. 浦肯野细胞动作电位 0 期去极化是由于：
    A. Cl^- 内流
    B. Ca^{2+} 内流
    C. Na^+ 内流
    D. K^+ 内流
    [知识点] 浦肯野细胞动作电位
12. 心肌快反应细胞与慢反应细胞的区别是哪一期的快慢：
    A. 0 期去极化
    B. 1 期去极化
    C. 2 期复极化
    D. 4 期恢复静息状态

［知识点］心肌细胞的分类

13. 心室肌细胞属于：

A. 快反应自律细胞

B. 快反应非自律细胞

C. 慢反应非自律细胞

D. 慢反应自律细胞

［知识点］心肌细胞的分类

14. 心肌兴奋性的有效不应期，兴奋性：

A. 等于正常

B. 超过正常

C. 为零

D. 低于正常

［知识点］心肌细胞兴奋性的周期变化

15. 心肌细胞有效不应期长的生理意义是：

A. 使心肌不发生强直性收缩

B. 使心肌"全或无"式收缩

C. 使心肌收缩更有力

D. 使心肌产生自动节律性兴奋

［知识点］心肌细胞兴奋性的周期变化

16. 心肌细胞有效不应期的长短主要取决于：

A. 0期去极化的速度

B. 平台期的长短

C. 超射值的大小

D. 静息电位水平

［知识点］心肌细胞兴奋性的周期变化

17. 心室肌细胞的兴奋性是否正常的前提是钠通道处于什么状态：

A. 激活

B. 静息

C. 失活

D. 启动

［知识点］心肌细胞兴奋性的周期变化

18. 心室肌细胞绝对不应期的产生是由于：

A. 钾通道处于激活状态

B. 钠通道处于备用状态

C. 钙通道处于失活状态

D. 钠通道处于失活状态

［知识点］心肌细胞兴奋性的周期变化

19. 心肌细胞出现相对不应期，是因为：

A. 钠通道处于激活状态，不能再次激活

B. 钠通道尚未完全恢复静息状态

C. 钾通道激活开放速度太慢

D. 钙通道开放时间太长

［知识点］心肌细胞兴奋性的周期变化

20. 超常期内心肌兴奋性高于正常，所以：

A. 兴奋传导速度高于正常

B. 动作电位幅度大于正常

C. 0期去极速率高于正常

D. 膜电位靠近阈电位，所需的刺激阈值小于正常

［知识点］心肌细胞兴奋性的周期变化

21. 心室肌细胞在相对不应期和超常期内产生动作电位的特点是：

A. 0期去极化速度快

B. 动作电位时程短

C. 兴奋传导速度快

D. 0期去极化幅度大

［知识点］心肌细胞兴奋性的周期变化

22. 心肌兴奋性变化的特点是：

A. 绝对不应期短

B. 有效不应期特别长

C. 相对不应期短

D. 超常期特别长

［知识点］心肌细胞兴奋性的周期变化

23. 当血钾浓度逐步升高时，心肌的兴奋性：

A. 降低

B. 升高

C. 先降低后升高

D. 先升高后降低

［知识点］影响心肌细胞兴奋性的因素

24. 男，24岁。间断心悸1月余。心悸时心电图示：窦性心律，可见提前出现的宽大畸形的QRS波群，QRS时限0.16 s，其间无P波，代偿间歇完全。期前收缩之后常出现代偿间歇的原因是：

A. 窦房结的一次节律兴奋落在室性期前收缩的有效不应期内

B. 室性期前收缩时心肌的有效不应期很长

C. 窦房结的节律性兴奋发放次数减少

D. 窦房结的节律性兴奋发放延迟

［知识点］兴奋性的周期变化与收缩活动的关系

25. 心脏的正常起搏点是：

A. 窦房结
B. 心房肌
C. 浦肯野纤维
D. 房室交界的结区
[知识点] 自动节律性

26. 心肌自律性最高的部位是：
A. 窦房结
B. 心房肌
C. 心室肌
D. 房室交界
[知识点] 自动节律性

27. 窦房结能成为心脏正常起搏点的原因是：
A. 静息电位仅为－70 mV
B. 阈电位为－40 mV
C. 0 期去极化速度快
D. 4 期去极化速度快
[知识点] 自动节律性

28. 衡量心肌自律性高低的主要指标是：
A. 最大复极电位水平
B. 动作电位的幅值
C. 4 期膜电位自动去极化速率
D. 0 期去极化速度和幅度
[知识点] 影响自律性的因素

29. 女，36 岁。体检发现心动过缓就诊，无不适。查体：BP 90/60 mmHg，心率 56 次/分，心律齐，窦性心律。患者心动过缓最可能的机制：
A. 窦房结细胞钾外流衰减明显加快
B. 房室间隔时间缩短
C. 窦房结细胞 T 型钙通道激活增多
D. 窦房结细胞钾外流衰减明显减慢
[知识点] 影响自律性的因素

30. 传导速度最慢的部位是：
A. 房室交界
B. 房室束
C. 浦肯野纤维
D. 心房肌
[知识点] 传导性

31. 心脏内传导速度最快的部位是：
A. 浦肯野纤维
B. 心房肌
C. 心室肌
D. 房室交界
[知识点] 传导性

32. 关于心肌传导性，正确的是：
A. 细胞直径小，传导速度快
B. 心肌处于超常期，传导速度加快
C. 0 期去极幅度增大，传导速度加快
D. 阈电位水平下移，传导速度减慢
[知识点] 影响心肌传导性的因素

33. 心房和心室收缩在时间上不重叠，后者必定落在前者完毕后的原因是：
A. 窦房结到心房距离近，而到心室距离远
B. 心房传导速度快，心室肌传导速度慢
C. 心房交界处传导速度慢而形成房室延搁
D. 窦房结分别通过不同传导通路到达心房和心室
[知识点] 传导性

三、小组测试

四、应用性练习

1. 为什么患者会出现心率减慢？
2. 房室传导阻滞的结构基础是什么？
3. ECG 的生理学基础是什么？
4. 针对患者的三度房室传导阻滞，医生考虑安装人工起搏器。使用人工起搏器有哪些注意事项？

案例三：先天不足，后天难补

小李，男，20 岁，因“阵发性胸闷、心悸伴胸痛 2 h，一过性黑朦 1 次”入院。

小李从小就体弱多病，父母对其呵护有加。上初中时，一次体育课上，小李出现晕厥，四肢抽搐，以后间断性发作，发作后意识清楚，但自感头晕、胸闷、乏力，无口吐白沫。当时曾在三甲医院被诊断为“癫痫”，并规律服用卡马西平治疗，但上述症状仍偶有发作。

父母害怕他学习负担太重，就不支持小李升学，小李只读了两年商业中专。毕业后，小李就一直在家乐福超市当收银员，每天只工作半天，倒也清闲自在。

现病史：入院前 2 h，小李工作中无明显诱因出现阵发性胸闷、心悸，心前区隐痛，每次持续 2～3 min，并伴有一过性黑曚、出汗、乏力，无晕厥、恶心、呕吐和肢体麻木，由于发作频繁，急来院诊治。

既往史：10 年前有晕厥史，诊断为癫痫，并规律服用抗癫痫药物。

家族史：外祖母猝死（死因不祥）。

体格检查：T 36.4 ℃，P 82 次/分，BP 108/70 mmHg，R 20 次/分。神清语明，口唇无发绀。双肺呼吸音清，心界不大，心律不齐，可闻及早搏（10 次/分），各瓣膜听诊区未闻及病理性杂音。腹平软，肝、脾肋下未触及。双下肢无水肿，四肢肌力正常，神经系统检查未见异常。

辅助检查：

1. 全血生化：K^+ 3.3 mmol/L（正常参考值 3.5～5.5 mmol/L），Na^+ 136.8 mmol/L（正常参考值 135～145 mmol/L），Cl^- 98.7 mmol/L（正常参考值 96～108 mmol/L），Ca^{2+} 2.35 mmol/L（正常参考值 2.2～2.7 mmol/L），Mg^{2+} 0.65 mmol/L（正常参考值 0.8～1.2 mmol/L），血糖（Glu）5.1 mmol/L（正常参考值 3.9～6.1 mmol/L）；肝、肾功能未见异常。

2. ECG：① 窦性心律，偶发多源性室性期前收缩，短阵尖端扭转室性心动过速；② 长 QT 间期（0.48～0.64 s）；③ T 波低平。

3. 心脏彩超：心脏形态结构未见异常。

4. 脑电图：未见异常波形。

初步诊断：先天性长 QT 综合征

治疗方案：

1. 吸氧，心电监护。

2. 普萘洛尔 10～20 mg，口服，每日一次。

3. 门冬氨酸钾镁 2 g，静脉滴注，每日一次。

后续治疗：心律转为窦律后，未再发生胸闷及晕厥等症状。入院第 8 天植入 ICD 起搏器，术后给予琥珀酸美托洛尔 47.5 mg，每日一次，病情得到有效控制后出院。

随访：一年内多次电话随访，小李未再出现晕厥、抽搐等症状。

一、学习要点

（一）生理学知识

1. 心肌的收缩性
2. 心电图的基本形成原理
3. 心电图导联方式
4. 正常心电图各波段和间期的意义
5. 心电图与心肌细胞动作电位的关系

（二）相关学科及临床知识

1. 头晕的常见原因
2. 卡马西平的药理作用
3. 恶心、呕吐的常见原因

4. 一过性黑矇

5. 癫痫的病因、临床表现、鉴别诊断及治疗原则

6. 长 QT 综合征的病因、临床表现和治疗原则

（三）医生品质培养

临床思维、循证医学

二、个人测试

1. 心肌不产生完全强直收缩是由于：
   A. 心肌是功能合胞体
   B. 兴奋传导有房室延搁
   C. 窦房结对潜在起搏点有抑制作用
   D. 有效不应期特别长
   [知识点] 收缩性

2. 心室肌的有效不应期一直延续到：
   A. 肌肉收缩期开始
   B. 肌肉收缩中期
   C. 肌肉舒张期开始之后
   D. 肌肉舒张期结束
   [知识点] 收缩性

3. 关于心电图的描述，正确的是：
   A. ECG 反映心脏兴奋的产生、传导和恢复过程中的生物电变化
   B. ECG 与心脏的机械收缩活动有关
   C. 电极放置的位置不同，但记录的 ECG 基本相同
   D. ECG 与单个心肌细胞电变化曲线相同
   [知识点] 体表心电图

4. 心电图走纸速度为 25 mm/s，描计电压为 1 cm 为 1 mV 时，心电图纸上，每一横格 1 mm 代表____，每一纵格 1 mm 代表____：
   A. 0.04 s，0.1 mV
   B. 0.01 s，0.4 mV
   C. 0.20 s，0.1 mV
   D. 0.04 s，0.2 mV
   [知识点] 体表心电图

5. 下列哪一项变化可以在心电图中看到：
   A. 窦房结去极化
   B. 心房肌去极化
   C. 房间束去极化
   D. 房室结去极化
   [知识点] 体表心电图

6. 可反映左右心房去极过程的是：
   A. P 波
   B. QRS 波群
   C. T 波
   D. ST 段
   [知识点] 体表心电图

7. 反映左右心室去极化过程的是：
   A. Q-T 间期
   B. QRS 波群
   C. T 波
   D. P-R 间期
   [知识点] 体表心电图

8. 正常心电图中，代表心室肌复极过程的是：
   A. S-T 段
   B. QRS 波
   C. T 波
   D. P-P 间期
   [知识点] 体表心电图

9. 窦房结的兴奋由心房到达心室，表现在心电图上的相应部分是：
   A. P-P 间期
   B. P-R 间期
   C. S-T 段
   D. Q-T 间期
   [知识点] 体表心电图

10. 从心室开始去极化到完全复极化，表现在心电图上的相应部分是：
   A. P-P 间期
   B. P-R 间期
   C. S-T 段
   D. Q-T 间期
   [知识点] 体表心电图

11. 房室交界区传导减慢可致：
   A. T 波增宽
   B. QRS 波群增宽
   C. P 波增宽
   D. P-R 间期延长
   [知识点] 体表心电图

12. 在实验过程中给予动物某药物后出现心率减慢，心电图 P-R 间期延长，该药物是：
A. 阿托品
B. 普萘洛尔（心得安）
C. 肾上腺素
D. 去甲肾上腺素
［知识点］体表心电图

三、小组测试

四、应用性练习

1. 生物膜上的离子通道是各种无机离子跨膜被动转运的通路，简述生物膜对离子的通透性与机体的哪些生命活动过程密切相关。
2. 晕厥为脑供血骤然减少或停止而出现的短暂性意识丧失，请简述引起晕厥的常见原因。
3. 简述期前收缩及代偿间歇。
4. 简述心电图（ECG）各个区段的意义。
5. 根据小李的病情，我们能总结出哪些长 QT 综合征的特征性的变化和表现？
6. 简述先天性长 QT 综合征的发病机制。
7. 先天性长 QT 综合征的主要症状与癫痫发作症状十分相似，作为医生应如何鉴别？

案例四：情绪不高，血压却高

王某，男，50 岁，因“头晕，头痛，站立不能，神志不清 2 h，伴恶心、呕吐”急诊入院。

老王是个货车司机，近日不顺的事儿接二连三，老王一直被愁烦困扰着。今天下班后，老王邀朋友老于到小酒店坐一坐，排解一下。

现病史： 2 h 前患者饮酒后，头昏眼花，恶心、呕吐，并伴有剧烈头痛，难以站立，神志恍惚。遂于医院就诊。

既往史： 前年体检时被告知血压偏高，未治自愈。有烟酒嗜好，吸烟 30 年；无心、脑、肝、肾及糖尿病史。

家族史： 其母健在，其父 5 年前因脑出血逝世。

体格检查： T 37.4 ℃，P 96 次/分，BP 160/100 mmHg，R 20 次/分。斜卧位，神志恍惚，应答欠佳，面色苍白，表情紧张，呼吸急促，不断咳嗽，并有粉红色泡沫痰咳出。无颈项强直，无颈静脉怒张，四肢温暖。心界不大，心律齐，动脉瓣第二心音亢进，双肺叩诊清音，肺底可闻及湿啰音。腹软，皮下脂肪较厚，肝、脾未触及，无包块，无腹水，无明显压痛，未闻及血管音，肠鸣音正常，四肢活动正常，腱反射略亢进，浅反射正常，Babinski 征阴性，双下肢无水肿。

辅助检查：

1. 血常规：RBC 4.8×10^{12}/L，WBC 9.0×10^{9}/L，PLT 480×10^{9}/L。
2. 尿常规：PRO（＋），RBC 1～2 个/HP，WBC 0 个/HP。
3. ECG：HR 96 次/分，$V_{1\sim5}$ 导联 ST 下移，T 波低平。

初步诊断：

1. 高血压病 2 级
2. 急性左心功能不全，心功能Ⅳ级
3. 肺水肿

治疗方案： 利尿；扩血管；控制心率；镇静；吸氧。

一、学习要点

（一）生理学知识

1. 血管的功能性分类
2. 血流量和血流速度
3. 血流阻力
4. 血压
5. 动脉血压的形成与正常值
6. 影响动脉血压的因素

（二）相关学科及临床知识

1. 头晕、头痛的常见原因
2. 颈项强直
3. 颈静脉怒张
4. 心音亢进
5. 肠鸣音
6. Babinski 征
7. 高血压的病因、分类、临床表现、诊断、治疗原则及预防

（三）医生品质培养

临床思维、循证医学、预防医学

二、个人测试

1. 主动脉在维持舒张压中起重要作用，主要由于：
A. 口径大对血流摩擦阻力小
B. 管壁厚
C. 管壁富含弹力纤维，有明显的弹性和可扩张性
D. 血流速度快
[知识点] 血管的功能性分类

2. 阻力血管主要是指：
A. 大动脉
B. 小动脉及微动脉
C. 腔静脉
D. 真毛细血管
[知识点] 血管的功能性分类

3. 交换血管指的是：
A. 大动脉
B. 小动脉及微动脉
C. 毛细血管
D. 静脉
[知识点] 血管的功能性分类

4. 在血管系统中起血液储存库作用的血管是：
A. 静脉
B. 大动脉
C. 毛细血管
D. 小动脉
[知识点] 血管的功能性分类

5. 血管对血流的阻力：
A. 当血管半径加倍时，降至原先阻力的 1/2
B. 当血管半径加倍时，降至原先阻力的 1/8
C. 取决于血管壁的厚度
D. 在血液黏滞度升高时增大
[知识点] 血流阻力

6. 影响血流阻力最重要的因素是：
A. 血管口径
B. 血流形式
C. 血流速度
D. 血液黏度
[知识点] 血流阻力

7. 在体循环中，血流阻力最大，血压降落最为显著的区段是：
A. 毛细血管
B. 中动脉
C. 小动脉
D. 静脉
[知识点] 血压

8. 循环系统平均充盈压反映下列哪项的高低：
A. 循环系统血液充盈的程度
B. 动脉血压
C. 静脉回心血量多少
D. 毛细血管血压
[知识点] 动脉血压的形成

9. 形成动脉血压的前提条件是：

A. 足够的循环血量充盈
B. 血流动力
C. 大动脉的弹性
D. 外周阻力
[知识点] 动脉血压的形成

10. 心脏射血时，大动脉内所呈现的最高压力称：
A. 收缩压
B. 舒张压
C. 脉搏压
D. 平均动脉压
[知识点] 收缩压

11. 我国健康青年人在安静时的动脉收缩压为：
A. 80～120 mmHg
B. 100～120 mmHg
C. 120～150 mmHg
D. 90～140 mmHg
[知识点] 收缩压正常值

12. 心室舒张血压降低，最低值称：
A. 舒张压
B. 收缩压
C. 脉搏压
D. 平均动脉压
[知识点] 舒张压

13. 我国健康青年人在安静时的动脉舒张压为：
A. 60～80 mmHg
B. 60～90 mmHg
C. 50～100 mmHg
D. 60～120 mmHg
[知识点] 舒张压正常值

14. 收缩压与舒张压之差称为：
A. 收缩压
B. 舒张压
C. 脉压
D. 平均动脉压
[知识点] 脉压

15. 平均动脉压等于：
A. （收缩压＋舒张压）/2
B. 舒张压＋1/3 脉压
C. 收缩压＋1/3 脉压
D. （收缩压＋舒张压＋脉压）/3
[知识点] 平均动脉压

16. 如果血管外周阻力和心率不变，心脏每搏输出量增大，则血压变化是：
A. 收缩压不变，舒张压升高
B. 收缩压升高，舒张压不变
C. 收缩压升高比舒张压升高更明显
D. 舒张压升高比收缩压升高更明显
[知识点] 影响动脉血压的因素

17. 生理情况下，下列哪一项对收缩压的影响最大：
A. 心率的变化
B. 心输出量的变化
C. 外周阻力的变化
D. 循环血血量的变化
[知识点] 影响动脉血压的因素

18. 每搏输出量和外周阻力不变而心率加快时，动脉血压的变化是：
A. 收缩压升高和舒张压升高一样明显
B. 舒张压升高比收缩压升高明显
C. 收缩压升高比舒张压升高明显
D. 收缩压升高，舒张压降低
[知识点] 影响动脉血压的因素

19. 一般情况下舒张压的高低主要反映：
A. 每搏输出量的多少
B. 外周阻力的大小
C. 心率的大小
D. 脉压情况
[知识点] 影响动脉血压的因素

20. 老年人主动脉弹性减退伴小动脉硬化时，血压的变化是：
A. 收缩压变化不大，舒张压降低
B. 收缩压变化不大，舒张压升高
C. 收缩压升高，舒张压降低
D. 收缩压舒张压均增高
[知识点] 影响动脉血压的因素

21. 男性，80 岁，高血压 30 年，查体：血压 180/120 mmHg，心率 70 次/分，患者脉压异常的最可能原因是：
A. 大动脉管壁弹性降低
B. 外周阻力增大
C. 体循环平均压降低

D. 心率加快

[知识点] 影响动脉血压的因素

22. 下列说法正确的是：

A. 舒张压是心室收缩时动脉压升到的最高值

B. 心室舒张时动脉血压降低到最低值称为收缩压

C. 大动脉弹性是形成动脉压的前提

D. 心射血产生的动力和血液遇到的外周阻力，是形成动脉血压的两个基本因素

[知识点] 动脉血压的形成及影响因素

23. 下列影响动脉血压的因素中，正确的是：

A. 每搏输出量增加，脉压减小

B. 心率加快，脉压增加

C. 大动脉硬化，脉压增加

D. 外周阻力增加，脉压增加

[知识点] 影响动脉血压的因素

24. 关于动脉血压的叙述，正确的是：

A. 平均动脉压是收缩压和舒张压的平均值

B. 心室舒张时，血液对动脉管壁的侧压称为收缩压

C. 心率加快，血压降低

D. 脉压是指收缩压和舒张压之差

[知识点] 动脉血压及其影响因素

25. 主动脉管壁硬化可使：

A. 心缩期主动脉内血流减慢

B. 收缩压降低

C. 弹性储器作用增大

D. 脉搏传播加快

[知识点] 动脉脉搏

三、小组测试

四、应用性练习

1. 导致老王头晕、头痛及神志恍惚的可能原因是什么？
2. 简述影响动脉血压的因素。
3. 简述参与动脉血压体液调节的因素。
4. 为什么老王要斜卧？
5. 老王咳粉红色泡沫样痰的原因是什么？
6. 心电图检查对老王的诊断有何意义？
7. 常用的抗高血压治疗药物有哪些？作用机制如何？

案例五：累心的刘老师

刘某，男，38 岁，因“活动后气促 2 月余，加重 1 周，伴端坐呼吸半天”来院就诊。

刘老师是一名已婚的高中教师，今年带高中毕业班。由于工作繁忙，又缺乏体育锻炼，平素易感冒。

现病史：近 2 个月来，刘老师每天爬楼会感到气促，稍事休息后便有所好转，以为是平时缺乏锻炼所致，未予重视。1 周前，刘老师感冒了，气促的情况更加严重了。每天回家上楼都会气喘，要休息四五分钟才能好转，且整天感到疲乏无力。偶有干咳，夜间尤为厉害，咳白痰，量少。于社区医院就诊，服用抗生素和咳嗽药后，咳嗽有所好转。昨夜睡觉时被憋醒坐起，随后剧烈咳嗽，咳出少量带血丝的白痰，坐了半个多小时症状才得以缓解。此后无法平卧，需垫两个高枕头，遂来院就诊。

既往史：无疾病家族史，无药物过敏史。

体格检查：T 37.6 ℃，P 118 次/分，BP 150/90 mmHg，R 20 次/分。神清语明，端坐体位，语声低微，面色苍白，口唇发绀，全身皮肤无皮疹、瘀斑、瘀点及出血点。全身浅表淋巴结无肿

大，颈静脉怒张。胸廓正常，心界向左下扩大，心律不齐，偶见早搏，心尖部听诊可闻及奔马律。肝颈回流征（+）。双肺底闻及少量细湿啰音。双足背水肿，余未见异常。

实验室检查：

1. 血常规：RBC 4.59×10^{12}/L，WBC 10.7×10^{9}/L，N 83.8%，L 12.5%，PLT 120×10^{9}/L。

2. 血脂检测：甘油三酯（TG）3.7 mmol/L（正常参考值 0.56～1.7 mmol/L），总胆固醇（TC）5.6 mmol/L（正常参考值 2.8～5.17 mmol/L），高密度脂蛋白（HDL）0.6 mmol/L（正常参考值 0.96～1.15 mmol/L），低密度脂蛋白（LDH）4.5 mmol/L（正常参考值 0～3.1 mmol/L），血糖（Glu）5.7 mmol/L（正常参考值 3.9～6.1 mmol/L）。

3. 脑尿肽（BNP）810 pg/ml（正常参考值<100 pg/ml）。

4. 心肌酶谱：肌钙蛋白（+），肌酸激酶（CK）118 U/L（正常参考值 25～190 U/L），肌酸激酶混合型同工酶（CK-MB）14 U/L（正常参考值 0～25 U/L），乳酸脱氢酶（LDH）257 U/L（正常参考值 114～240 U/L），谷草转氨酶（GOT）49 U/L（正常参考值 0～40 U/L）。

辅助检查：

1. X 线片：两肺纹理增多，心影及两肺门影增大。

2. ECG：HR 112 次/分，窦性心动过速。

3. 心脏彩超：

(1) 全心扩大。

(2) 左室壁收缩活动普遍减弱。

(3) 中度二尖瓣反流，三尖瓣反流。

(4) 射血分数（EF）：39.4%。

初步诊断：

1. 扩张性心肌病

2. 急性心力衰竭（心衰），心功能Ⅲ级

治疗方案：

1. 吸氧

2. 监测 24 h 尿量、ECG、BP

3. 抗心衰治疗，强心，利尿，扩血管

一、学习要点

(一) 生理学知识

1. 静脉血压
2. 重力对静脉血压的影响
3. 静脉回心血量
4. 微循环的组成
5. 微循环通路
6. 组织液的生成与回流
7. 影响组织液生成的因素
8. 淋巴液的生成和回流

(二) 相关学科及临床知识

1. 端坐呼吸
2. 干咳的常见原因
3. 痰液的形成原因以及痰液的颜色对疾病诊断的意义
4. 发绀的常见原因
5. 肝颈回流征
6. 肺部啰音
7. 心界
8. 水肿的病因及分类
9. 血脂检查
10. 心肌酶谱检查
11. 心功能分级

12. 扩张型心肌病的病因、临床表现、诊断和治疗原则

13. 常用的抗心力衰竭药物及其药理特性

（三）医生品质培养

临床思维、循证医学、预防医学

二、个人测试

1. 中心静脉压的正常值是：
   A. 4～12 mmHg
   B. 4～12 cmH_2O
   C. 6～16 mmHg
   D. 6～16 cmHg
   [知识点] 静脉血压
2. 下列关于中心静脉压的叙述，哪一项是正确的：
   A. 是指胸腔大静脉和右心房的血压
   B. 心脏射血能力减弱时，中心静脉压较低
   C. 正常变动范围为 8～12 cmH_2O
   D. 静脉输液量大且过快时，中心静脉压降低
   [知识点] 静脉血压
3. 中心静脉压的高低取决于下列哪项相互关系：
   A. 心率和血压
   B. 动脉血压和静脉血压
   C. 心脏射血能力和静脉回心血量
   D. 心脏射血能力和外周阻力
   [知识点] 静脉血压
4. 保持血管充盈膨胀的必要条件是要有一定的：
   A. 血压
   B. 跨壁压
   C. 静水压
   D. 外周阻力
   [知识点] 重力对静脉压的影响
5. 下列哪种情况可导致静脉回心血量增多：
   A. 心输出量增多
   B. 心脏射血能力减弱
   C. 淋巴回流减少
   D. 静脉回流减少
   [知识点] 影响静脉回心血量的因素
6. 中心静脉压低，血压低可提示：
   A. 血容量不足
   B. 心功能不全，血容量正常
   C. 心功能不全或血容量相对过多
   D. 容量血管过度收缩
   [知识点] 影响静脉回心血量的因素
7. 生理情况下，人的中心静脉压升高时见于：
   A. 心脏射血能力加强
   B. 体位由直立变为平卧
   C. 从卧位改为站立
   D. 由吸气相改为呼气相
   [知识点] 影响静脉回心血量的因素
8. 站立过久出现下肢水肿的主要原因是：
   A. 心脏射血能力减弱
   B. 下肢静脉扩张
   C. 下肢淋巴回流受阻
   D. 缺乏肌肉挤压，血液淤积在下肢
   [知识点] 影响静脉回心血量的因素
9. 由下蹲位突然起立时，发生晕厥的主要原因是：
   A. 静脉回心血量减少
   B. 循环血量减少
   C. 外周阻力增加
   D. 心率突然减慢
   [知识点] 影响静脉回心血量的因素
10. 冬天，某人进入浴室后不久便突然晕倒，其血流动力学的原始因素是：
    A. 全身血管收缩
    B. 心输出量减少
    C. 血管容量增加
    D. 血流速度加速
    [知识点] 影响静脉回心血量的因素
11. 下列能引起静脉回心血量减少的是：
    A. 心脏收缩能力增强
    B. 体循环平均充盈压增大
    C. 由直立转为平卧体位
    D. 呼气动作
    [知识点] 影响静脉回心血量的因素
12. 在下列哪种情况下可使心输出量增加：
    A. 动脉血压升高时

B. 心迷走神经兴奋
C. 由直立位转变为平卧位时
D. 颈动脉窦区血压升高时
[**知识点**] 影响心输出量的因素；影响静脉回心血量的因素

13. 微循环的总闸门是指：
A. 微动脉
B. 后微动脉
C. 毛细血管前括约肌
D. 真毛细血管网
[**知识点**] 微循环的组成

14. 微循环具有营养功能的通路是：
A. 直捷通路
B. 动-静脉短路
C. 迂回通路
D. 淋巴回路
[**知识点**] 微循环的血流通路

15. 微循环中参与体温调节的是：
A. 毛细血管前括约肌
B. 迂回通路
C. 动-静脉短路
D. 直捷通路
[**知识点**] 微循环的血流通路

16. 关于微循环直捷通路，正确的是：
A. 是血管和组织之间进行物质交换的主要场所
B. 血流速度慢
C. 经常处于关闭状态
D. 在骨骼肌中多见
[**知识点**] 微循环的血流通路

17. 在微循环中，主要受局部代谢产物调节的结构是：
A. 微动脉
B. 直捷通路
C. 毛细血管前括约肌
D. 真毛细血管
[**知识点**] 微循环血流量的调节

18. 组织液的生成主要取决于：
A. 毛细血管血压
B. 有效滤过压
C. 血浆晶体渗透压
D. 血浆胶体渗透压
[**知识点**] 组织液的生成

19. 组织液生成的有效滤过压等于：
A. （毛细血管血压＋组织液胶体渗透压）－（血浆胶体渗透压＋组织液静水压）
B. 毛细血管血压－（血浆胶体渗透压＋组织液静水压）
C. （毛细血管血压＋血浆胶体渗透压）－（组织液胶体渗透压＋组织液静水压）
D. （毛细血管血压＋组织液静水压）－（血浆胶体渗透压＋组织液胶体渗透压）
[**知识点**] 组织液的生成

20. 从毛细血管动脉端滤出生成的组织液，再经静脉端重吸收入血的约占：
A. 20％
B. 30％
C. 60％
D. 90％
[**知识点**] 组织液的生成

21. 肾病综合征时，导致组织水肿的原因是：
A. 毛细血管血压升高
B. 血浆胶体渗透压降低
C. 组织液胶体渗透压增高
D. 淋巴回流受阻
[**知识点**] 影响组织液的生成的因素

22. 右心衰竭的患者常因组织液生成过多而致下肢水肿，其主要原因是：
A. 血浆胶体渗透压降低
B. 毛细血管有效流体静压增高
C. 组织液静水压降低
D. 组织液胶体渗透压升高
[**知识点**] 影响组织液的生成的因素

23. 女，50 岁，患慢性阻塞性肺疾病（COPD）10 年，近 1 个月来出现双下肢水肿。体查：颈静脉怒张，第二心音亢进，剑突下可闻及 3/6 级收缩期杂音，肝肋下 3 cm，压痛（＋），血白蛋白 40 g/L，尿蛋白（－）。患者水肿最主要的原因是：
A. 淋巴回流受阻
B. 组织液胶体渗透压减低
C. 中心静脉压降低
D. 毛细血管内静水压升高

[知识点] 影响组织液的生成的因素

24. 过敏反应时组织水肿的原因是：
A. 血浆胶体渗透压降低
B. 毛细血管血压升高
C. 组织液静水压降低
D. 毛细血管壁通透性异常增高
[知识点] 影响组织液的生成的因素

25. 下列哪一项可使组织液生成增加：
A. 毛细血管血压降低
B. 组织液静水压升高
C. 血浆胶体渗透压升高
D. 组织液胶体渗透压升高
[知识点] 影响组织液的生成的因素

26. 关于组织液的生成，下列哪项是正确的：
A. 小动脉收缩时，组织液生成减少
B. 血浆胶体渗透压降低时，组织液生成减少
C. 静脉压升高时，组织液生成减少
D. 毛细血管通透性加大时，组织液生成减少
[知识点] 影响组织液的生成的因素

27. 关于淋巴回流的生理意义下列哪项是正确的：
A. 不回收蛋白质
B. 运输吸收的脂肪
C. 只有水能随淋巴液回流
D. 不具有防御和免疫功能
[知识点] 淋巴生成和回流

28. 下列关于淋巴管及淋巴回流的描述，正确的是：
A. 淋巴流动时可以倒流
B. 正常成年人安静时的淋巴回流量约10 ml/h
C. 组织液静水压升高时，淋巴回流将减少
D. 毛细淋巴管重吸收组织液的动力来源于组织液和毛细淋巴管的压力差
[知识点] 淋巴生成和回流

29. 维持组织液生成量与回流量平衡的机制是：
A. 多余的生成部分经毛细淋巴管回流
B. 主要受局部代谢产物的调节
C. 毛细血管交替性开放和关闭
D. 改变毛细血管前后阻力比
[知识点] 淋巴生成和回流

三、小组测试

四、应用性练习

1. 简述影响心脏泵血功能的因素以及影响心肌收缩力的因素。
2. 引起气促的常见原因有哪些？
3. 简述心源性气促和肺源性气促的鉴别方法。
4. 刘老师会夜间憋醒和痰中带血提示什么？出现颈静脉怒张又提示什么？
5. 刘老师为何会心悸、气短，不能平卧？
6. 刘老师出现水肿的原因是什么？
7. 刘老师的哪些症状和体征是医生诊断充血性心力衰竭的关键？
8. 解释利尿药和扩血管药物治疗心力衰竭的生理学和药物学原理。

案例六：车不是这么开的

小亮，男性，25 岁，因“外伤致失血性休克 30 min”急诊入院。

小亮是个赛车发烧友，常和几个志同道合的朋友一起改装赛车，享受着高车速带来的刺激。

现病史：30 min 前患者驾驶汽车意外撞树，车祸后意识尚清醒，没有明显外伤，只是感觉左季肋区持续性疼痛，逐渐扩散至全腹，同时伴有口渴、头晕、乏力，不能行走。站立时，头晕更

加明显，并伴有心悸、气促。遂被送至医院救治。受伤后，患者无明显呼吸困难，无呕血及便血，未排尿。

体格检查： T 36.8 ℃，P 120 次/分，BP 90/60 mmHg，R 25 次/分。急性病容，神志尚清，对答切题，面色苍白，反应稍迟钝，贫血貌，四肢厥冷。气管居中，无胸部畸形，无压痛，双侧呼吸运动对称，左季肋区皮肤有肿胀，双肺呼吸音无减弱，未闻及干湿啰音。心界不大，各瓣膜听诊区未闻及杂音。腹部略胀，腹式呼吸减弱，全腹压痛（+），肌紧张，有反跳痛，肝脾未触及，肝区、双肾区无叩击痛，移动性浊音（+），肠鸣音减弱。

实验室检查：

血常规：RBC 3.0×10^{12}/L，Hb 90 g/L，MCV 32.9%；WBC 8.5×10^{9}/L，N 77%，L 17%；PLT 140×10^{9}/L。

初步诊断：

1. 失血性休克
2. 腹腔实质脏器破裂出血（脾破裂）

治疗方案：

1. 建立双通道，快速扩容：输血、补液。
2. 腹部 B 超，了解肝、胆、胰、脾情况。
3. 诊断性腹腔穿刺。
4. 急诊手术，行剖腹探查术。

手术结果：脾上极及中极可见多处破裂，活动性出血。腹腔内有大量积血，约有 1000 ml，行脾切除术。

一、学习要点

（一）生理学知识

1. 心血管的神经支配
2. 心血管中枢
3. 心血管反射：降压反射和颈动脉体和主动脉体化学感受性反射
4. 心血管活动的体液调节

（二）相关学科及临床知识

1. 口渴的常见原因
2. 头晕的常见原因
3. 面色苍白的常见原因
4. 四肢厥冷
5. 呼吸音减弱的常见原因
6. 腹部触诊
7. 移动性浊音
8. 肠鸣音
9. 休克的病因、分类、临床表现、诊断及治疗原则
10. 输血原则
11. 诊断性腹腔穿刺
12. 开腹探查术
13. 脾的解剖结构、血管分布及功能

（三）医生品质培养

临床思维、循证医学、预防医学

二、个人测试

1. 调节心血管活动的基本中枢在：
   A. 中脑
   B. 延髓
   C. 脑桥
   D. 下丘脑

[知识点] 心血管活动的基本中枢

2. 心交感神经末梢释放的递质是：
   A. 谷氨酸
   B. 乙酰胆碱
   C. 肾上腺素

D. 去甲肾上腺素

[知识点] 心交感神经

3. 心交感神经作用于心肌的哪一种受体：

A. α肾上腺素受体

B. β肾上腺素受体

C. M胆碱受体

D. N胆碱受体

[知识点] 心交感神经

4. 交感神经末梢释放的去甲肾上腺素对心肌的作用，正确的是：

A. 平台期 Ca^{2+} 内流增加

B. 减少慢反应细胞0期 Ca^{2+} 内流

C. 减少自律细胞4期的递增性 Na^{+} 内流

D. 降低心肌收缩力

[知识点] 心交感神经

5. 心交感神经兴奋后，可引起：

A. 心率减慢、房室交界传导加快、心肌收缩力减弱

B. 心率减慢、房室交界传导减慢、心肌收缩力减弱

C. 心率加快、房室交界传导加快、心肌收缩力减弱

D. 心率加快、房室交界传导加快、心肌收缩力增强

[知识点] 心交感神经

6. 儿茶酚胺对心肌生物电活动的作用有：

A. 加强自律细胞4期内向电流 I_f

B. 复极2期 Ca^{2+} 内流减慢

C. 慢反应细胞0期 Ca^{2+} 内流减慢

D. 自律细胞4期自动去极速度减慢

[知识点] 心交感神经

7. 心迷走神经末梢释放的递质是：

A. 组胺

B. 谷氨酸

C. 乙酰胆碱

D. 肾上腺素

[知识点] 心迷走神经

8. 迷走神经兴奋使心率慢，是由于窦房结细胞发生下列哪种改变所致：

A. Cl^{-} 通透性增高

B. K^{+} 通透性增高

C. Ca^{2+} 通透性增高

D. Na^{+} 通透性增高

[知识点] 心迷走神经

9. 心迷走神经兴奋后，可引起：

A. 心率加快、房室交界传导减慢、心肌收缩力减弱

B. 心率加快、房室交界传导加快、心肌收缩力减弱

C. 心率减慢、房室交界传导减慢、心肌收缩力减弱

D. 心率减慢、房室交界传导加快、心肌收缩力减弱

[知识点] 心迷走神经

10. 乙酰胆碱对心肌生物电活动的作用是：

A. 窦房结细胞最大复极电位超极化

B. 心房肌动作电位时程延长

C. 窦房结细胞4期去极速度加快

D. 增加内向 Ca^{2+} 流

[知识点] 心迷走神经

11. 在正常情况下，支配全身血管，调节血管口径和动脉血压的主要传出神经是：

A. 交感缩血管神经

B. 交感舒血管神经

C. 交感缩血管神经和交感舒血管神经

D. 副交感舒血管神经

[知识点] 交感缩血管神经纤维

12. 下列关于压力感受性反射的叙述，哪一项是正确的：

A. 感受器的适宜刺激是动脉壁的压力

B. 传入神经是交感神经和迷走神经

C. 动脉血压升高时可通过反射使血压升高

D. 对正常血压的维持具有重要的意义

[知识点] 压力感受性反射

13. 在下述哪一种情况下，心交感神经活动会减弱：

A. 动脉血压降低时

B. 肌肉运动时

C. 血容量减少时

D. 由直立变为平卧时

[知识点] 压力感受性反射

14. 动脉血压升高时能引起：

A. 交感缩血管神经紧张增强

B. 心迷走神经紧张减弱
C. 心迷走神经紧张加强
D. 心交感神经紧张加强
［知识点］压力感受性反射
15. 在持久高血压患者，压力感受性反射：
A. 不起作用
B. 敏感性升高
C. 血压增高前期敏感性升高，后期敏感性降低
D. 调定点发生重调定
［知识点］压力感受性反射
16. 压力感受性反射：
A. 只起降压作用而无升压效应
B. 平时不起作用
C. 主要对动脉血压进行快速调节
D. 随动脉血压水平升高而敏感性增强
［知识点］压力感受性反射
17. 正常情况下颈动脉窦内压在下列哪个范围内变动时，压力感受性反射的敏感性最高：
A. 30～50 mmHg
B. 60～70 mmHg
C. 90～110 mmHg
D. 130～150 mmHg
［知识点］压力感受性反射
18. 降压反射的生理意义是：
A. 降低动脉血压
B. 升高动脉血压
C. 加强心血管活动
D. 维持动脉血压相对恒定
［知识点］压力感受性反射
19. 机体在急性失血时，最早出现的代偿反应是：
A. 迷走神经兴奋
B. 交感神经兴奋
C. 组织液回流增加
D. 血浆蛋白和红细胞的恢复
［知识点］压力感受性反射
20. 在家兔动脉血压实验中，夹闭一侧颈总动脉引起全身动脉血压升高，其主要原因是：
A. 血管容积减少，相对血容量增多
B. 颈动脉窦受到牵拉刺激
C. 颈动脉体受到牵拉刺激
D. 颈动脉窦内压力降低
［知识点］压力感受性反射
21. 能抑制下丘脑释放血管升压素，调节机体血容量的心血管反射是：
A. 压力感受性反射
B. 化学感受性反射
C. 心肺感受器反射
D. 脑缺血反应
［知识点］心肺感受器引起的心血管反射
22. 在肾素-血管紧张素系统（RAS）中，促使全身微动脉收缩，升高血压作用最强的是：
A. 血管紧张素Ⅰ
B. 血管紧张素Ⅱ
C. 血管紧张素Ⅲ
D. 血管紧张素Ⅳ
［知识点］肾素-血管紧张素系统
23. 在 RAS 中，促进肾上腺皮质合成与释放醛固酮作用最强的是：
A. 血管紧张素Ⅰ
B. 血管紧张素Ⅱ
C. 血管紧张素Ⅲ
D. 血管紧张素Ⅳ
［知识点］肾素-血管紧张素系统
24. 血管紧张素Ⅱ的缩血管作用机制有：
A. 促进交感神经末梢释放儿茶酚胺
B. 增强中枢对压力感受性反射的敏感性
C. 减弱交感缩血管中枢紧张
D. 直接刺激肾上腺皮质释放皮质醇
［知识点］肾素-血管紧张素系统
25. 可作为交感神经递质或内分泌激素，强烈提升动脉血压作用的活性物质是：
A. 血管紧张素
B. 血管升压素
C. 内皮素
D. 去甲肾上腺素
［知识点］去甲肾上腺素
26. 肾上腺髓质激素大量释放时：
A. 血压升高，心率加快
B. 血压降低，心率加快

C. 血压升高，心率减慢
D. 血压降低，心率减慢
[知识点] 肾上腺素和去甲肾上腺素

27. 去甲肾上腺素作用于肾上腺素能受体的特点是：
A. 对α受体作用强，对 β_1 受体作用较强，对 β_2 受体作用弱
B. 对α受体作用弱，对 β_1 受体作用较强，对 β_2 受体作用强
C. 对α、β_1 和 β_2 受体作用都很弱
D. 对α、β_1 和 β_2 受体作用都很强
[知识点] 去甲肾上腺素

28. 肾上腺素作用于肾上腺素能受体的特点是：
A. 对α受体作用强，对 β_1 受体作用较强，对 β_2 受体作用弱
B. 对α受体作用弱，对 β_1 受体作用较强，对 β_2 受体作用强
C. 对α、β_1 和 β_2 受体作用都很弱
D. 对α、β_1 和 β_2 受体作用都很强
[知识点] 肾上腺素

29. 由血管内皮细胞生成的具有强烈缩血管效应的物质是：
A. 内皮素
B. 前列腺素
C. 一氧化氮
D. 5-羟色胺
[知识点] 血管内皮生成的血管活性物质

30. 一般不经常调节血压，仅在细胞外液明显减少时释放增多，起升压作用的体液因子是：
A. 血管紧张素
B. 血管升压素
C. 内皮素
D. 去甲肾上腺素
[知识点] 血管升压素

31. 动脉血压的长期调节主要依靠：
A. 压力感受性反射
B. 化学感受性反射
C. 心肺感受器反射
D. 肾-体液控制系统
[知识点] 动脉血压的长期调节

32. 成人失血 1000 ml 时：
A. 血压升高，心率加快
B. 血压降低，心率加快
C. 血压升高，心率减慢
D. 血压和心率均无变化
[知识点] 动脉血压的调节

33. 下列能使心输出量增加的因素是：
A. 心迷走中枢紧张性增高
B. 心交感中枢紧张性增高
C. 静脉回心血量减少
D. 心室舒张末期容积减小
[知识点] 心血管活动的调节

三、小组测试

四、应用性练习

1. 简述动脉血压是如何形成并维持相对稳定的？血压对于休克是否有指示作用？
2. 大量失血是如何引起休克的？
3. 为什么小亮会出现口渴、尿少的表现？人体对休克会有哪些反应？
4. 在对小亮的抢救中，为什么一定要尽早建立静脉通路，有时还要建立两条静脉通路？简述失血性休克的治疗原则。
5. 小亮哪些体征提示脾破裂的诊断？诊断性腹腔穿刺对医生明确诊断有何意义？
6. 根据开腹探查的结果，医生对小亮采用了脾切除术。很快，小亮痊愈出院。请问脾切除后会对小亮今后的生活造成什么不良的影响吗？

案例七：我想要一颗健康的心脏

张某，男，43 岁，因“胸骨后压榨性疼痛，伴恶心、呕吐 2 h”急诊入院。

张教授是省建筑院的首席专家。常常奔波于各个施工现场，进行项目评估和鉴定工作。由于经常出差，生活不太规律，还经常熬夜。

现病史：2 h 前，张教授出差归来，拖着行李箱还未走出机场，突感心前区压榨性疼痛，有濒死感。经机场服务人员帮助，张教授舌下含服硝酸甘油后，心前区疼痛仍未缓解，并伴有大汗淋漓，恶心呕吐，呕吐物为胃内容物。由“120”急救车送至急救中心。

既往史：无糖尿病、高血压和心绞痛病史，无药物过敏史，吸烟 20 余年，每天 1～2 包。

体格检查：T 37.3 ℃，P 104 次/分，BP 110/70 mmHg，R 20 次/分。急性病容，平卧位，无发绀，无压痛，肝脾未触及，无双下肢水肿。

实验室检查：

心肌酶：肌酸激酶（CK）1521 U/L（正常参考值 25～190 U/L），CK-MB 81 U/L（正常参考值 0～25 U/L），肌钙蛋白 T 0.11 ng/ml（正常值＜0.05 ng/ml）。

辅助检查：

ECG：$V_{1\sim5}$ ST 段呈弓背向上抬高 0.5～0.7 mV；有 RonT 室性早搏。

初步诊断：

1. 冠心病
2. 急性前壁心肌梗死
3. 心功能Ⅰ级

进一步检查：

1. 动态 ECG
2. 凝血功能检查
3. 血糖、血脂、肾功能检查

治疗方案：

1. 休息、吸氧，心电监护，通便，止痛，抗凝。
2. 再灌注治疗：溶栓和（或）介入治疗。
3. 消除心律失常：泵入利多卡因。
4. 恢复期加强随访。
5. 心肌梗死的二级预防。

一、学习要点

（一）生理学知识

1. 冠脉循环的解剖及生理特点
2. 冠脉血流量的调节
3. 肺循环的生理特点
4. 肺循环血流量的调节
5. 脑循环的特点
6. 血-脑脊液屏障和血-脑屏障

（二）相关学科及临床知识

1. 胸骨后压榨性疼痛
2. 濒死感
3. 硝酸甘油的药理作用
4. 心绞痛的病因、临床表现、鉴别诊断、治疗原则及预后
5. 心肌梗死的病因、临床表现鉴别诊断、并发症、治疗原则、预后及预防

6. 常用的抗心律失常药物种类及其药理作用

（三）医生品质培养

临床思维、循证医学、预防医学

二、个人测试

1. 调节器官血流量的主要血管是：
   A. 毛细血管
   B. 微动脉
   C. 静脉
   D. 动-静脉吻合支
   [知识点] 器官血流量的调节
2. 安静状态下，由于耗氧量大，导致其动脉血和静脉血的含氧量差值最大的器官是：
   A. 心脏
   B. 脑
   C. 肝
   D. 肾
   [知识点] 冠脉循环的生理特点
3. 影响冠脉血流量的重要因素是：
   A. 心缩期长短和收缩压高低
   B. 主动脉血压高低
   C. 血液黏滞性大
   D. 心舒期长短和舒张压高低
   [知识点] 冠脉循环的生理特点
4. 在一次心动周期中，冠状动脉血流量急剧减少是在：
   A. 等容收缩期早期
   B. 等容舒张期早期
   C. 射血期
   D. 充盈期
   [知识点] 冠脉血流量的调节
5. 在一次心动周期中，冠状动脉血流量急剧增加的时相是：
   A. 等容收缩期
   B. 等容舒张期
   C. 射血期
   D. 充盈期
   [知识点] 冠脉血流量的调节
6. 下列哪种情况下，可发生冠状动脉舒张：
   A. 颈动脉窦压力感受器受刺激时
   B. 动脉血 pH 值增高时
   C. 动脉血二氧化碳分压降低时
   D. 动脉血氧分压降低时
   [知识点] 冠脉血流量的调节
7. 调节心血管活动的局部舒血管物质是：
   A. 激肽和组胺
   B. 去甲肾上腺素
   C. 血管升压素
   D. 以上都是
   [知识点] 冠脉血流量的调节
8. 心肌缺氧引起冠脉舒张的主要物质是：
   A. 组胺
   B. 氢离子
   C. 腺苷
   D. 前列腺素
   [知识点] 冠状动脉血流量的调节
9. 冠状动脉硬化时：
   A. 冠状动脉阻力增大，冠状动脉血流量减少
   B. 血液黏滞度增大，冠状动脉血流量减少
   C. 主动脉血压过低，冠状动脉血流量减少
   D. 心肌对冠状动脉的挤压力增大，冠状动脉血流量减少
   [知识点] 冠脉血流量的调节
10. 下列哪种因素可使冠脉流量增加：
    A. 心肌活动增强
    B. 心肌中腺苷减少
    C. 心率加快
    D. 心室舒张期缩短
    [知识点] 冠脉血流量的调节
11. 肺循环的血流阻力：
    A. 为体循环血流阻力的 1/3
    B. 在肺泡内氧分压降低时减小
    C. 对肺的血流量起决定作用
    D. 在肌肉运动时增加
    [知识点] 肺循环的生理特点
12. 下列关于肺循环特征的描述，正确的是：
    A. 血流阻力大
    B. 平均动脉压高

C. 循环血量少

D. 血容量变化范围大

[知识点] 肺循环的生理特点

13. 肺动脉压低于主动脉压是由于：

A. 右心室输出量低

B. 肺循环阻力小

C. 肺动脉壁弹性大

D. 肺血管容量大

[知识点] 肺循环的生理特点

14. 肺循环和体循环的：

A. 收缩压相同

B. 脉压相同

C. 外周阻力相同

D. 每搏输出量相同

[知识点] 肺循环的生理特点

15. 在呼吸周期中，肺循环发生的变化有：

A. 吸气时，肺血容量增大

B. 吸气时，肺循环阻力增大

C. 吸气时，肺动脉压显著增高

D. 呼气时，肺血容量增加

[知识点] 肺循环血流量的调节

16. 肺循环中的微动脉对下列哪种物质降低后的反应不同于体循环中的微动脉：

A. 去甲肾上腺素

B. 乙酰胆碱

C. 血管紧张素Ⅱ

D. O_2

[知识点] 肺循环血流量的调节

17. 下列关于肺循环调节的描述，正确的是：

A. 刺激迷走神经可引起肺血管收缩

B. 刺激交感神经可引起肺血管舒张

C. 交感神经兴奋时，肺循环内血容量增加

D. 肺泡内 CO_2 分压升高、低氧可引起肺血管舒张

[知识点] 肺循环血流量的调节

18. 脑循环的特点是：

A. 耗氧量小

B. 因容积固定，血管舒缩受限制

C. 二氧化碳可使脑血管收缩

D. 颅内压增高时脑血流量增加

[知识点] 脑循环的特点

19. 血脑屏障的形态学基础是：

A. 脉络丛和神经胶质细胞血管周足

B. 毛细血管壁和神经胶质细胞血管周足

C. 室管膜和神经胶质细胞血管周足

D. 软脑膜和神经胶质细胞血管周足

[知识点] 血脑屏障

20. 下列哪种物质**不**易通过血脑屏障：

A. 氨基酸

B. CO_2

C. 去甲肾上腺素

D. 乙醇

[知识点] 血脑屏障

21. 引起脑血管舒张的主要因素是：

A. 血液氧分压升高

B. 血液二氧化碳分压升高

C. 迷走神经兴奋

D. 交感神经兴奋

[知识点] 脑血流量的调节

22. 下列说法正确的是：

A. 血液黏滞度对脑血流量没有影响

B. 动脉血二氧化碳张力对脑血流量没有影响

C. 脑脊液灌注压对脑血流量没有影响

D. 脑组织液的 pH 值对脑血流量有影响

[知识点] 脑血流量的调节

三、小组测试

四、应用性练习

1. 硝酸甘油为何不能缓解张教授的心前区疼痛？
2. 心肌梗死发生的解剖及生理学基础是什么？
3. 张教授的哪些临床表现及检查指标提示心肌梗死的初步诊断？
4. 为什么要对张教授进行持续 ECG 监护？

5. 给予张教授凝血功能检查的目的是什么？

6. 请问在治疗中，对张教授给予溶栓治疗法是否得当？

7. 为了预防心肌梗死的再次发作，治愈出院后，张教授应注意些什么？

附：知识应用

1. 若给某健康男性静脉输液 500 ml 或该男性在跑一百米、进行比赛时，其心输出量各有什么变化？机制如何？

2. 一般情况下，成年人跑步或从事体力劳动时心输出量会增加，其主要动用心力储备的哪些方面？

3. 在体实验时，用电刺激蟾蜍心脏，发现蟾蜍心脏偶尔会在连续心跳的基础上出现短暂停跳，继而又恢复跳动，请分析为什么会出现这种现象？

4. 患者，女性，55 岁，因交通事故导致脾破裂急诊入院。查体：腹部无伤口，血压 95/60 mmHg。需行外科手术切除脾止血。手术时，医师在用止血钳夹住脾蒂之前，血压一度测不到，经加压输血和脾蒂夹住后血压逐渐回升到 110/75 mmHg。请用所学知识加以解释。

5. 老李因为腿部骨折卧床休息了几个月，今天把石膏拆掉后，想活动一下，没想到一站起来就觉得眼前一黑，站立不稳。请你用所学的知识分析一下可能的原因是什么？

6. 当宇航员在失重的机舱内生活若干天返回地面站立时，血压会明显下降，甚至可能发生头晕或晕厥。请你用学过的知识分析一下可能的原因是什么？

7. 在动物实验中，单独切断心迷走神经，心率将如何变化？若单独切断心交感神经或同时切断心交感神经和心迷走神经，心率又将分别如何变化？

（王玉阁）

第五章 呼吸

本章思维导图：

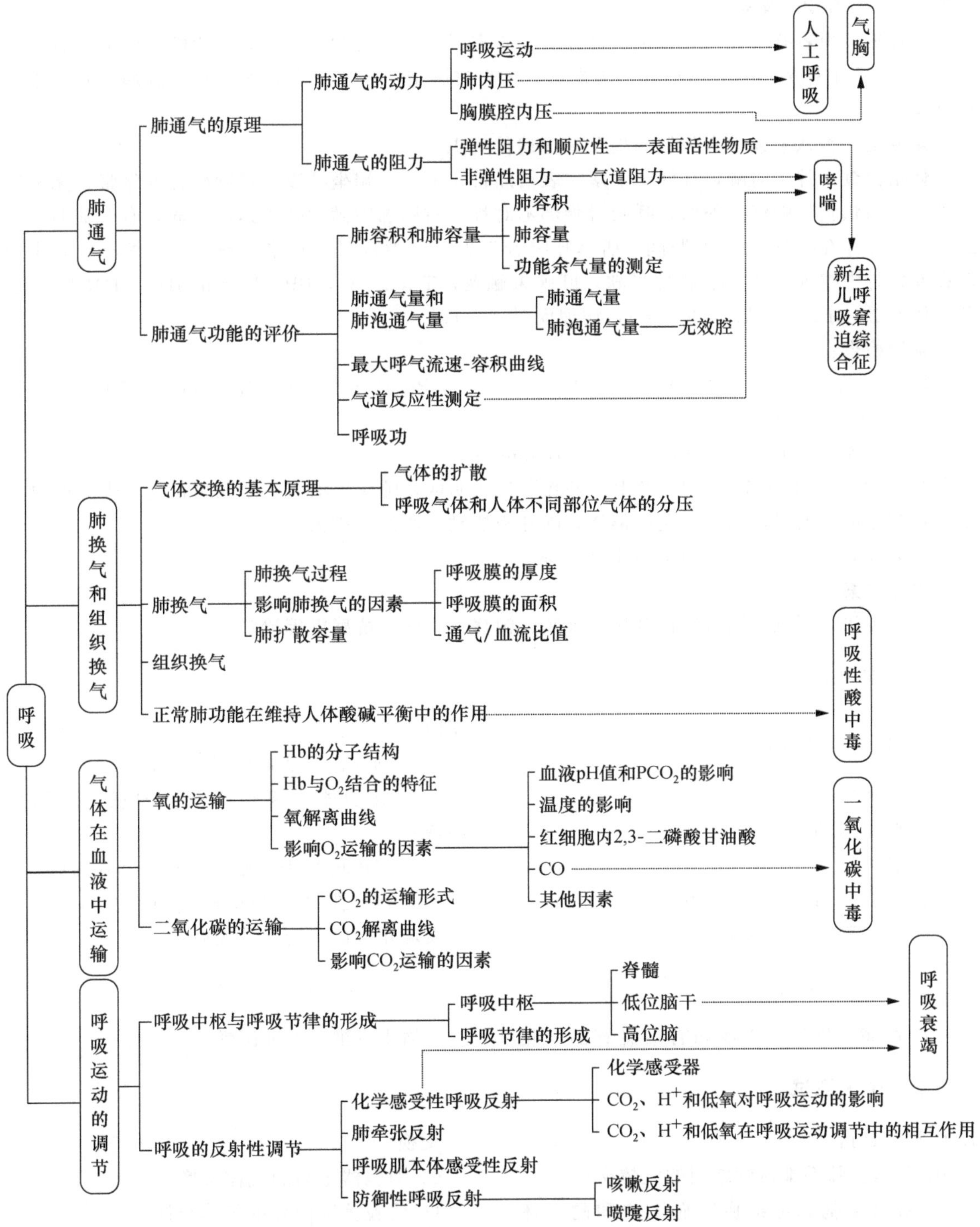

案例一：要命的果冻

李某，男，54 岁，因呛咳后“右胸痛，气短、头晕、心悸 2 h”入院。

现病史： 2 h 前患者食用果冻后引起一阵剧烈咳嗽后突然感到右胸痛，气短、头晕、出冷汗、心悸，有窒息感，家人急忙叫车，送患者来到医院急诊室。发病前没有从事体力劳动和剧烈运动，没有精神刺激，没有饮酒及暴饮暴食。

既往史： 患者有慢性支气管炎，已经有 5 年多了，患肺气肿 2 年多，曾诊断右肺上部有多个肺大泡。2 天前咳嗽加重，咳白痰，无发热；未患过肺结核病，没有高血压及心脏病，胸部未受过外伤。

家族史： 否认家族中有类似病史及其他遗传病史。

体格检查： 神志清醒，有汗，消瘦，表情痛苦，发绀，端坐呼吸，颈静脉轻度怒张。无淋巴结肿大，桶状胸，胸壁无外伤，呼吸时胸部不对称，右胸廓饱满，呼吸运动减弱，右上肺叩诊呈鼓音，肺肝界在锁骨中线 10 肋间，听诊呼吸音消失，语颤减弱。心律不齐，心界缩小，心尖搏动在左锁骨中线外 1.5 cm。腹部平软，肝脾未触及，T 36.1 ℃，BP 92/54 mmHg，HR 118 次/分，R 28 次/分。双下肢水肿（—），病理反射（—）。

辅助检查：

1. 血常规：RBC 4.0×10^{12}/L，Hb 135 g/L，WBC 10×10^{9}/L，N 0.86（0.50～0.70），L 0.1（0.20～0.40）。

2. 血气分析：PO_2 90 mmHg，PCO_2 42 mmHg。

3. 胸片：右肺塌陷约 1/2，其上、外缘可见透明区，肺纹理消失，肋膈角稍钝，未见明显胸水，左肺透过度增强，纵隔向左侧偏移，随呼吸摆动，心影无扩大。

4. 心电图：窦性心动过速，无其他异常。

治疗方案：

行胸腔闭式引流，同时进行升压、吸氧、镇痛、止咳、抗感染等治疗。

一、学习要点

（一）生理学知识

1. 肺通气的动力
2. 呼吸运动
3. 肺内压
4. 胸膜腔内压的形成和生理作用
5. 胸膜腔内压的意义

（二）相关学科及临床知识

1. 胸痛、气短、心悸和有窒息感的常见原因
2. 肺大泡形成原因及其危害
3. 肺功能主要辅助检查的意义及结果评价
4. 气胸的病因、临床表现和治疗原则
5. 慢性阻塞性肺疾病的病因及机制、临床表现和体征、治疗及预后

（三）医生品质培养

临床思维、循证医学

二、个人测试

1. 内呼吸是指：
   A. 肺泡和肺毛细血管之间的气体交换
   B. 组织细胞和毛细血管血液之间的气体交换
   C. 细胞器之间的气体交换
   D. 线粒体膜内外的气体交换

[知识点] 内呼吸

2. 平静呼吸时，肺内压在下列哪一个时相中低于大气压：
A. 呼气初
B. 呼气末
C. 吸气初
D. 吸气末
[知识点] 肺内压

3. 正常人紧闭声门而用力呼气时，肺内压可高于大气压：
A. 60～140 mmHg
B. 30～10 mmHg
C. 10～20 mmHg
D. －10～－20 mmHg
[知识点] 肺内压

4. 胸膜腔内压等于：
A. 大气压-非弹性阻力
B. 大气压＋跨肺压
C. 肺内压＋跨胸壁压
D. 大气压－肺回缩压
[知识点] 胸膜腔内压

5. 呼气末胸膜腔内压：
A. 高于大气压
B. 等于大气压
C. 低于吸气末胸内压值
D. 高于呼气初胸内压值
[知识点] 胸膜腔内压

6. 下列关于平静呼吸的描述，**错误**的是：
A. 吸气时肋间外肌收缩
B. 吸气时膈肌收缩
C. 呼气时呼气肌收缩
D. 呼气时膈肌和肋间外肌舒张
[知识点] 呼吸运动

7. 肺通气的原动力是：
A. 气体分压大小
B. 肺内压变化
C. 胸内压变化
D. 呼吸肌的舒缩活动
[知识点] 肺通气的动力

8. 关于肺通气量说法正确的是：
A. 用力吸入的气体量
B. 每次吸入的气体量
C. 每分钟进肺或出肺的气体总量
D. 每分钟进肺及出肺的气体总量
[知识点] 肺通气量

9. 肺通气量和肺泡通气量之差等于：
A. 潮气量×呼吸频率
B. 功能余气量×呼吸频率
C. 余气量×呼吸频率
D. 无效腔气量×呼吸频率
[知识点] 肺通气量、肺泡通气量

10. 肺通气的直接动力是：
A. 肺内压与胸内压之差
B. 胸内压与跨壁压之差
C. 大气压与肺内压之差
D. 大气压与胸内压之差
[知识点] 肺通气的动力

11. 平静呼吸时，参与呼吸动作的主要肌肉是：
A. 斜角肌和胸锁乳突肌
B. 膈肌和肋间内肌
C. 肋间内肌和腹壁肌肉
D. 膈肌和肋间外肌
[知识点] 呼吸运动

12. 在吹生日蜡烛时，参与呼吸动作的主要肌肉是：
A. 斜角肌和胸锁乳突肌
B. 膈肌和肋间外肌
C. 肋间内肌和腹壁肌肉
D. 以上都参与
[知识点] 呼吸运动

13. 肺通气主要是指：
A. 肺与外界进行气体交换的过程
B. 呼吸运动
C. 外界空气时入肺泡
D. 肺泡内的气体排出体外
[知识点] 肺通气

14. 有关胸膜腔内压的叙述，正确的是：
A. 胸膜腔内存有少量气体
B. 有利于胸腔内静脉血回流
C. 在呼吸过程中胸内压无变化
D. 胸内压大于负的肺回缩压
[知识点] 胸膜腔内压

15. 胸膜腔内压形成的主要原因是：

A. 肺回缩力
B. 肺泡表面张力
C. 气道阻力
D. 吸气肌收缩
[知识点] 胸膜腔内压

16. 维持胸膜腔内压的必要条件是：
A. 吸气肌收缩
B. 呼气肌收缩
C. 胸膜腔密闭
D. 肺内压高于大气压
[知识点] 胸膜腔内压

17. 平静呼吸过程中，胸膜腔内压最大值（绝对值）出现在：
A. 呼气中
B. 呼气末
C. 吸气中
D. 吸气末
[知识点] 胸膜腔内压

三、小组测试

四、应用性练习

1. 患者的主要症状是什么？
2. 医生询问患者从事体力劳动和剧烈运动、受精神刺激、饮酒及暴饮暴食情况的目的是什么？
3. 慢性支气管炎有何临床表现？与季节是否具有相关性？
4. 临床上，治疗慢性支气管炎的常用药物有哪些？
5. 患者的体格检查有哪些阳性体征？有何意义？
6. 气胸的病因有哪些？如何预防？

案例二：我要“憋死了”

小兰，女性，21岁，学生，因“间断喘憋2周，急性呼吸困难12 h”由救护车送入急诊室。

小兰是一名大三的学生，自从大一入学时得上哮喘后，母亲就一直在学校附近租房子陪读。

现病史：近2周以来患者咽喉痛、流涕、喘憋加剧，常于清晨咳醒。在过去12 h内呼吸困难和喘息逐渐加重，感觉就快要“憋死了”。母亲立刻叫救护车送入急诊室。日常应用沙丁胺醇吸入剂缓解症状，但近2天反复应用均无明显疗效。

既往史：1年前寒假回家时哮喘发作，当地医生开片剂给予治疗，具体药名不详。持续治疗2周后症状缓解。既往有片剂服用史，服用后自觉不适，数月前停用所有片剂。咳少量清稀痰液，无黄痰。

家族史：否认家族中有类似病史及其他遗传病史。

体格检查：患者呈坐位，紧握检查椅。呈焦虑面容，热泪盈眶，无发绀。呼吸过快，R 30次/分，伴有响亮的哮鸣音。不愿意主动说话，强迫其回答时可简短地作答。HR 130次/分，BP 150/80 mmHg，无发热，胸部叩诊呈过清音，呼气相明显延长伴响亮的哮鸣音。

辅助检查：

1. 血气分析：pH值7.52，PO_2 139 mmHg，PCO_2 18 mmHg，HCO_3^- 24.1 mmol/L，碱剩余4.3 mmol/L。

2. 胸片：双肺过度膨胀，无肺段或肺叶萎陷的表现（黏液栓塞），无气胸或纵隔气肿。

治疗方案：

患者立刻转入特护病房，接受密切监测。雾化吸入沙丁胺醇的频率为1次/h。12 h后改为每4 h一次。12 h后患者可用峰流速仪测PEF，分别在吸入沙丁胺醇前后测PEF作为入院的补充检查。24 h 后病情充分好转，转入普通病房。

一、学习要点

(一) 生理学知识

1. 肺通气
2. 肺通气的阻力
3. 影响气道阻力的因素
4. 肺泡表面活性物质的作用与意义

(二) 相关学科及临床知识

1. 呼吸困难的表现
2. “三凹征”
3. 肾上腺素能受体激动剂的作用
4. 血气分析的意义
5. 哮喘发作严重程度的指征
6. 哮喘发生的病因

(三) 医生品质培养

临床思维、循证医学、预防医学

二、个人测试

1. 肺泡表面活性物质：
   A. 能增加肺泡表面张力
   B. 使肺顺应性增加
   C. 由肺泡Ⅰ型细胞所分泌
   D. 主要成分是二硬脂酰卵磷脂
   [知识点] 肺泡表面活性物质
2. 以下关于肺泡表面活性物质的描述，哪些是**错误**的：
   A. 维持肺泡的扩张状态
   B. 降低肺泡表面张力
   C. 稳定肺泡容积
   D. 降低肺的顺应性
   [知识点] 肺泡表面活性物质
3. 下列哪种情况可使肺的顺应性减小：
   A. 气道阻力增加
   B. 气道阻力减小
   C. 肺的弹性阻力增加
   D. 肺的弹性阻力减小
   [知识点] 肺的顺应性
4. 体重为 70 kg 的正常人解剖无效腔容量约为：
   A. 70 ml
   B. 100 ml
   C. 150 ml
   D. 50 ml
   [知识点] 解剖无效腔
5. 每次吸气进入肺泡的新鲜空气为功能余气量的：
   A. 1/3
   B. 1/4
   C. 1/5
   D. 1/7
   [知识点] 肺泡通气量、功能余气量
6. 气道阻力轻度增加时：
   A. 肺活量和 1 秒末用力呼气量都不变
   B. 肺活量和 1 秒末用力呼气量必然增加
   C. 肺活量和 1 秒末用力呼气量都必然减少
   D. 肺活量可能正常，1 秒末用力呼气量必然减少
   [知识点] 肺活量、1 秒末用力呼气量
7. 剧烈运动后，呼吸加深加快，使：
   A. 气道阻力加大
   B. 弹性阻力加大
   C. 惯性阻力加大
   D. 弹性阻力和非弹性阻力都加大
   [知识点] 肺通气的阻力
8. 评价呼吸效果的较好指标是：
   A. 肺通气量
   B. 肺泡通气量
   C. 肺活量
   D. 功能残气量
   [知识点] 肺通气功能的评价
9. 呼吸频率从 12 次/分增加到 24 次/分，潮气量从 500 ml 减少到 250 ml，则：
   A. 肺通气量增加
   B. 肺泡通气量增加

C. 肺泡通气量不变
D. 肺泡通气量减少
[知识点] 肺泡通气量

10. 肺总量等于：
A. 潮气量＋肺活量
B. 潮气量＋功能余气量
C. 功能余气量＋肺活量
D. 余气量＋肺活量
[知识点] 肺容量

11. 对肺泡气分压变化起缓冲作用的肺容量是：
A. 补吸气量
B. 补呼气量
C. 深吸气量
D. 功能余气量
[知识点] 肺容量

12. 设某人的肺通气量为 7500 ml/min，呼吸频率为 20 次/分，无效腔容量为 125 ml，每分心输出量为 5 L，他的通气/血流比值应是：
A. 0.7
B. 0.8
C. 0.9
D. 1.0
[知识点] 通气/血流比值

13. 存在于肺泡内液-气界面的肺表面活性物质的生理意义**不**包括：
A. 维持大小肺泡的稳定性
B. 防止肺水肿
C. 降低呼气阻力
D. 降低吸气阻力
[知识点] 肺泡表面活性物质

14. 影响气道阻力的主要原因是：
A. 肺泡表面张力
B. 气道口径
C. 气流形式和速度
D. 肺组织的弹性阻力
[知识点] 气道阻力

15. 平静呼吸时，吸气的阻力主要来源于：
A. 肺泡液-气表面张力
B. 肺的弹性回缩力
C. 胸廓弹性阻力
D. 气道阻力
[知识点] 吸气的阻力

16. **不**能松弛支气管平滑肌的药物是：
A. 肾上腺素
B. 阿托品
C. 异丙肾上腺素
D. 沙丁胺醇
[知识点] 呼吸系统的体液调节

17. 阻塞性肺气肿患者肺通气指标肯定下降的是：
A. 第一秒用力呼气量
B. 肺活量
C. 潮气量
D. 功能残气量
[知识点] 肺通气功能的评价

18. 关于肺通气量说法正确的是：
A. 用力吸入的气体量
B. 每次吸入的气体量
C. 每分钟进肺或出肺的气体总量
D. 每分钟进肺及出肺的气体总量
[知识点] 肺通气量

19. 激动哪一受体能够使气道阻力降低：
A. α_1
B. α_2
C. β_1
D. β_2
[知识点] 影响气道阻力的因素

20. 支气管哮喘患者呼气比吸气更为困难，其原因是：
A. 吸气是被动的，呼气是主动的
B. 吸气时肺弹性阻力减小，呼气时肺弹性阻力增大
C. 吸气时胸廓弹性阻力减小，呼气时胸廓弹性阻力增大
D. 吸气时气道阻力减小，呼气时气道阻力增大
[知识点] 气道阻力

三、小组测试

四、应用性练习

1. 应采取哪些紧急措施？应迅速从病史中获取哪些信息？
2. 体格检查中应查找哪些特异性表现？
3. 对患者的初步诊断是什么？下一步该怎样做？
4. 血气分析结果提供了哪些信息？现要进行哪些处理？
5. 简述该患者的进一步治疗方案。

案例三：樱桃红

小英，25 岁，因“头痛伴恶心、呕吐 1 h，少言乏力 0.5 h”来诊。

小英是一名乘务员，家住在郊区，家里所居住的房子是没有集体供暖的平房，冬天都是靠屋子里的煤炉取暖。昨天，她在炉子里面压上煤就睡觉了。

现病史：1 h 前起床感觉四肢无力，挣扎着坐起后出现了剧烈的头痛、头晕，恶心、呕吐，0.5 h 前出现乏力，行动困难，患者勉强爬出门外求救。患者颜面潮红，口唇呈樱桃红色，多汗。

既往史：平素体健，否认家族性遗传病史，否认食物及药物过敏史。

体格检查：T 36.1 ℃，P 96 次/分，R 20 次/分，BP 90/60 mmHg。患者表情淡漠，少言懒动，全身皮肤、黏膜无黄染、出血点及瘀斑，眼睑无水肿，结膜无充血，双侧瞳孔等大同圆，对光反射灵敏。口唇呈樱桃红色；颈软，无抵抗；心肺未见异常。腹部无异常。肌力、肌张力正常，双侧巴氏征及克氏征阴性。

辅助检查：

1. 血中碳氧血红蛋白测定：30%（5%～10%）
2. 脑电图：弥漫性低波幅慢波

治疗方案：

氧气袋吸氧，给予 20%甘露醇 25 ml 静脉快速滴注，中间加用 50%葡萄糖液 2 ml＋地塞米松 10 mg 交替静脉输入；5%葡萄糖氯化钠 50 ml＋10%氯化钾 1 ml＋腺苷三磷酸（ATP）40 mg＋辅酶 A 100 U 静脉滴注；5%葡萄糖液 50 ml＋10%氯化钾 1 ml＋维生素 C 3.0 g 静脉滴注。患者症状缓解，病情好转。

一、学习要点

（一）生理学知识

1. 影响肺换气的因素
2. 肺扩散容量
3. 组织换气
4. 氧的运输形式
5. 二氧化碳的运输形式
6. 氧解离曲线及其影响因素

（二）相关学科及临床知识

1. 一氧化碳中毒的表现
2. 发绀
3. 一氧化碳与 Hb 结合的特点
4. 呼吸困难
5. 缺氧的表现和分类
6. 甘露醇在此病中的作用
7. 一氧化碳中毒的预防和急救

（三）医生品质培养

临床思维、循证医学

二、个人测试

1. 下面关于气体交换叙述，**错误**的是：
A. 肺泡气 PO_2 等于肺静脉血液的 PO_2
B. CO_2 和 O_2 通过呼吸膜为被动扩散
C. 肺泡气 PCO_2 等于肺动脉血液的 PCO_2
D. 肺毛细血管血液流速限制从肺泡摄取 O_2
[**知识点**] 肺换气

2. 人站立时，肺底部通气/血流比值：
A. 小于肺尖部
B. 几乎等于肺尖部
C. 完全等于肺尖部
D. 大于肺尖部
[**知识点**] 通气/血流比值

3. 血红蛋白氧饱和度主要取决于：
A. 血液中的 pH
B. 2，3-二磷酸甘油酸（2，3-DPG）的浓度
C. PCO_2
D. PO_2
[**知识点**] 血氧饱和度

4. 血液中的 CO_2 解离曲线：
A. 与血红蛋白浓度无关
B. 呈 S 型
C. 是指 $HbCO_2$ 与 PO_2 之间的相互关系
D. 是指血液中 PCO_2 与 CO_2 总含量之间的相互关系
[**知识点**] CO_2 解离曲线

5. 关于 Hb 和 O_2 结合的叙述，**错误**的是：
A. Hb 的 4 个亚基间有协同作用
B. 1 个分子 Hb 最多结合 4 分子 O_2
C. 反映 Hb 和 O_2 的结合和解离情况的曲线呈 S 形
D. 100 ml 血中的 Hb 实际结合的 O_2 量称为 Hb 氧容量
[**知识点**] Hb 与 O_2 结合的特征

6. 体内 CO_2 分压最高的部位是：
A. 组织液
B. 细胞内液
C. 毛细血管血液
D. 静脉血液
[**知识点**] 人体不同部位气体的分压

7. 下列关于发绀的叙述，**错误**的是：
A. 见于血中去氧 Hb>50 g/L 时
B. 出现发绀通常表示缺 O_2
C. 出现发绀不一定缺 O_2
D. 缺 O_2 一定出现发绀
[**知识点**] Hb 与 O_2 结合的特征

8. 下列因素中，能引起氧解离曲线右移的是：
A. CO_2 分压降低
B. pH 值降低
C. 2，3-DPG 降低
D. 温度降低
[**知识点**] 氧解离曲线

9. CO_2 通过呼吸膜的速度比 O_2 快的主要原因是：
A. 原理为易化扩散
B. 分压差比 O_2 大
C. 分子量比 O_2 大
D. 在血中溶解度比 O_2 大
[**知识点**] 气体扩散

10. 下列关于通气/血流比值的叙述，正确的是：
A. 指肺通气量和肺血流量的比值
B. 人体平卧时，平均比值等于 0.64
C. 比值无论增大或减小，都不利于肺换气
D. 比值增大意味着肺泡无效腔减小
[**知识点**] 通气/血流比值

11. 下列哪项能使氧解离曲线发生右移：
A. 糖酵解加强
B. 温度降低
C. pH 升高
D. CO_2 分压降低
[**知识点**] 氧解离曲线

12. CO_2 在血液中运输的主要形式是：
A. 物理溶解
B. H_2CO_3
C. HCO_3^-
D. HHbNHCOOH
[**知识点**] CO_2 的运输形式

13. 下列氧分压最高的是：

A. 肺泡气
B. 动脉血
C. 静脉血
D. 组织液
[知识点] 人体不同部位气体的分压

14. 气体在 0.133 kPa（1 mmHg）分压差作用下，每分钟通过呼吸膜扩散的气体毫升数称为：
A. 肺泡通气量
B. 潮气量
C. 肺扩散容量
D. 最大通气量
[知识点] 肺扩散容量

15. O_2 的扩散系数与 CO_2 的扩散系数相比较：
A. 前者大，主要因为 O_2 可与血红蛋白结合
B. 前者小，主要因为 O_2 的溶解度低
C. 前者大，主要因为 O_2 分压梯度大
D. 前者小，主要因为 O_2 的相对分子质量小
[知识点] 扩散系数

三、小组测试

四、应用性练习

1. 根据患者的临床症状和检查结果，请列出诊断依据。
2. 面对该中毒患者，应采取哪些急救措施？
3. CO 中毒主要引起组织缺氧的机制是什么？
4. 如何预防急性一氧化碳中毒迟发脑病的发生？
5. 一氧化碳中毒的分型？此患者属于哪一型？

案例四：烦躁的老李

老李，男，68 岁，因“咳嗽伴气急 2 天，加重 2 h”入院。

现病史：患者在 2 天前咳嗽、咳痰伴气急、发热，胸部有“紧迫感”，今晨变得有些焦虑不安。于是拨打“120”，被送入医院急诊。

既往史：患者自十余年前开始，每年在冬季出现咳嗽、咳痰，每次持续约 2～3 月，无明显气急，天气转暖时症状改善。每次发病时经自服抗生素或者去医院就诊给予抗感染、祛痰和扩张支气管等治疗后改善，故一直未予注意。平时有吸烟习惯，每天 1～2 包。既往有高血压史，不规律服用降压药。

体格检查：神志清，T 38.5 ℃，R 26 次/分，HR 112 次/分，BP 150/90 mmHg，皮肤口唇轻度发绀，三凹征（+），无胸腹矛盾运动。胸廓外形为桶状胸，肋间隙增宽，双肺弥漫性呼吸音减弱。可闻及弥漫性呼气相哮鸣音，叩诊未及异常，无捻发音。腹软、无压痛。小腿正常，无足部或骶部水肿。

辅助检查：

1. 动脉血气分析结果：PO_2 48 mmHg，PCO_2 65 mmHg，pH 7.23，HCO_3^- 27 mmol/L。
2. 心电图（ECG）：窦性心动过速。
3. 胸片：两肺纹理增多，两下肺少许斑片影。

治疗方案：

入院后予以氧疗及无创机械通气治疗，甲泼尼龙 40 mg，每日 1 次静脉滴注；二羟丙茶碱（喘定）0.25 g，每日 2 次静脉滴注。支气管扩张剂雾化，同时用抗感染治疗。患者用药后气喘咳嗽、咳痰好转，激素逐步减量，治疗后患者症状缓解，病情稳定，予以出院。

一、学习要点

（一）生理学知识

1. 二氧化碳对呼吸运动的调节
2. 缺氧对呼吸运动的调节
3. 氢离子对呼吸运动的调节
4. 肺对机体酸碱平衡的影响
5. 正常呼吸节律的产生
6. 肺牵张反射

（二）相关学科及临床知识

1. 呼吸衰竭的分型
2. 呼吸衰竭的病因
3. 呼吸衰竭的治疗
4. 酸中毒的分类
5. 呼吸性酸中毒的表现

（三）医生品质培养

临床思维、循证医学

二、个人测试

1. 能产生规律的呼吸节律的中枢部位在：
   A. 延髓
   B. 延髓和脑桥
   C. 延髓和脊髓
   D. 脑桥
   [知识点] 呼吸中枢
2. 呼吸调整中枢的功能是：
   A. 使吸气过程加强
   B. 使吸气相向呼气相转变
   C. 产生基本呼吸节律
   D. 激活延髓长吸中枢
   [知识点] 呼吸中枢
3. 中枢化学感受器敏感的刺激物是：
   A. 脑脊液中的 CO_2
   B. 血液中的 CO_2
   C. 脑脊液中的 H^+
   D. 血液中的 H^+
   [知识点] 中枢化学感受器
4. 平静呼吸时自发性放电的是：
   A. 吸气神经元
   B. 呼吸肌的运动神经元
   C. 呼气神经元
   D. 长吸中枢神经元
   [知识点] 呼吸相关神经元
5. 将动物的外周化学感受器被完全切除后：
   A. 动物血氧分压降低 75%，不能使呼吸发生明显变化
   B. 动物血二氧化碳分压升高 10%，不能使呼吸发生明显变化
   C. 肌肉运动时呼吸不会加强
   D. 该动物对低氧环境的适应能力显著降低
   [知识点] 外周化学感受器
6. 控制呼吸基本节律的神经元位于：
   A. 脊髓前角
   B. 下丘脑
   C. 延髓
   D. 脑桥背外侧部
   [知识点] 呼吸相关神经元
7. 关于肺牵张反射的叙述，正确的是：
   A. 正常人平静呼吸调节的基本反射
   B. 其感受器位于肺泡壁内
   C. 迷走神经为其传入神经
   D. 反射的效果是使呼吸变深变慢
   [知识点] 肺牵张反射
8. 切断家兔双侧颈迷走神经后，呼吸运动的改变是：
   A. 变浅变快
   B. 变浅变慢
   C. 变深变快
   D. 变深变慢
   [知识点] 呼吸运动的调节
9. 肺牵张反射的感受器存在于：
   A. 肺泡
   B. 气管的管腔内
   C. 气管到细支气管的平滑肌中
   D. 肺毛细血管内

[知识点] 呼吸运动的调节

10. 低氧时期呼吸活动增强的作用机制是：
A. 刺激延髓呼吸中枢
B. 刺激脑桥呼吸调整中枢
C. 刺激中枢化学感受器
D. 兴奋外周化学感受器
[知识点] 呼吸运动的调节

11. 动脉血中 H^+ 浓度升高引起呼吸运动加强的感受器是：
A. 中枢化学敏感区
B. 臂旁内侧核
C. 颈动脉窦和主动脉弓
D. 颈动脉体和主动脉体
[知识点] 化学感受器

12. 动脉血中 PCO_2 提高对呼吸的兴奋是主要通过下列哪项实现的：
A. 直接刺激呼吸中枢
B. 刺激中枢化学感受器
C. 刺激颈动脉体、主动脉体化学感受器
D. 直接兴奋呼吸肌
[知识点] 呼吸运动的调节

13. 缺氧引起呼吸加深加快的原因是：
A. 直接刺激呼吸中枢
B. 刺激中枢化学感受器
C. 刺激外周化学感受器
D. 刺激呼吸肌
[知识点] 低氧对呼吸运动的调节

14. 外周化学感受器感受的适宜刺激是它所处环境的：
A. 氧分压
B. 氧含量
C. 氧容量
D. 氧饱和度
[知识点] 外周化学感受器

15. 关于 CO_2 对呼吸调节的叙述**错误**的是：
A. CO_2 是调节呼吸的最重要的生理性化学因素
B. 一定水平的 CO_2 分压对维持呼吸是必要的
C. CO_2 超过一定限度可有抑制和麻醉效应
D. CO_2 麻醉时呼吸加深加快
[知识点] CO_2 对呼吸的调节

16. 若人为保持脑脊液 pH 值不变，则用含高浓度 CO_2 的人工脑脊液灌流脑室不再引起通气加强，表明：
A. CO_2 可直接兴奋呼吸中枢
B. CO_2 可直接兴奋中枢化学感受器
C. CO_2 通过改变脑脊液［H^+］而兴奋呼吸
D. CO_2 通过改变脑脊液［H^+］而兴奋中枢化学感受器
[知识点] CO_2 对呼吸的调节

17. 生理情况下，血液中调节呼吸的最重要因素是：
A. CO_2
B. H^+
C. O_2
D. $NaHCO_3$
[知识点] 呼吸运动的调节

18. 慢性肺心病患者经常有 CO_2 潴留，若吸入纯 O_2 可致呼吸暂停，因为这种患者呼吸中枢兴奋性的维持主要靠：
A. 高 CO_2 刺激外周化学感受器
B. 高 CO_2 刺激中枢化学感受器
C. 低 O_2 刺激中枢化学感受器
D. 低 O_2 刺激外周化学感受器
[知识点] 呼吸运动的调节

三、小组测试

四、应用性练习

1. 主要考虑有哪些鉴别诊断？
2. 你想从患者的家人或急救人员那里获得哪些病史要点？
3. 患者的动脉血气分析显示了什么？在进行氧疗的同时你应立即采取什么措施？

4. 在该患者出院前你会对其安排哪些随访计划？

5. 呼吸节律形成的正常生理机制是什么？

6. 在这种情况下使用哪些类型的通气辅助措施会有益处？如何应用？辅助通气的适用指征有哪些？

附：知识应用

1. 刘某，男性，35 岁，车祸后紧急送入急诊。查体：意识清醒，头面部无组织挫伤，双侧肋骨骨折，自觉左侧胸痛，且伴进行性胸闷、气短，急查胸片显示左肺压缩 50%，气胸线以外透亮度增高，无肺纹理可见。诊断为外伤性气胸，给予胸腔闭式引流等治疗。

问题：（1）气胸的发病是什么解剖结构遭到破坏导致的？

（2）生理状态下肺能保持持续扩张的原因是什么？

2. 患儿，32 周早产，出生体重 1750 g，出生后 10 h 出现呼吸急促，伴进行性呼吸困难。查体：呼吸急促，R 65 次/分，有吸气性三凹症，双肺呼吸音降低；P 154 次/分、律齐，无杂音；吸吮反应弱，四肢肌张力降低。血气分析：pH 7.23、PaO_2 9.5 kPa、$PaCO_2$ 10.6 kPa、BE －11 mmol/L。胸片：双肺普遍透光度降低，伴弥漫性均匀颗粒状、网状阴影及支气管充气征。结合患儿表现和辅助检查结果，医生初步诊断为“新生儿透明膜病”。

问题：该患儿的病症是哪种物质缺乏导致的？说明该物质的生成过程及生理作用。

3. 老李非常向往神秘的西藏，今年十一假期终于如愿以偿，同几个老朋友跟随旅游团进藏观光。老李平时身体健康，但在第 3 天旅游团进入海拔 3000 米左右处的景点时，老李开始出现头痛，头晕，心慌气短、胸闷胸痛，并觉恶心，还呕吐了 1 次。导游根据经验认为老李可能出现了高原反应，担心出现其他意外，一同前来的几个朋友遂将老李送到当地的医疗点。查体：T 36.5 ℃，BP 145/90，HR 108 次/分，R 28 次/分。血气分析：PaO_2 10.2 kPa，$PaCO_2$ 6.9 kPa。

问题：（1）老李的血气分析结果有何异常？

（2）该项指标与氧解离曲线间的关系是什么？

（3）试述影响氧离曲线的因素有哪些？

4. 患者男性，69 岁，因“呼吸困难 3 h”来院就诊。家属诉呼吸困难 3 h，心跳快，神志不清。因消化道出血卧床 3 个月。查体：T 36.4 ℃，BP 95/65，HR 110 次/分，R 21 次/分；神志不清，查体欠合作，双肺呼吸音粗，可闻及痰鸣音，心律不齐，无杂音；血氧饱和度：80%。血常规：WBC 13.4×10^9/L，N 89.2%；血气分析：pH 7.6，PaO_2 7.1 kPa，$PaCO_2$ 11.8 kPa。接诊医生向带教实习生解释道：该患者主要表现为换气功能障碍，初步诊断为Ⅰ型呼吸衰竭。

问题：结合该病例解释影响肺换气的因素有哪些？

（文丽波）

第六章　消化和吸收

本章思维导图：

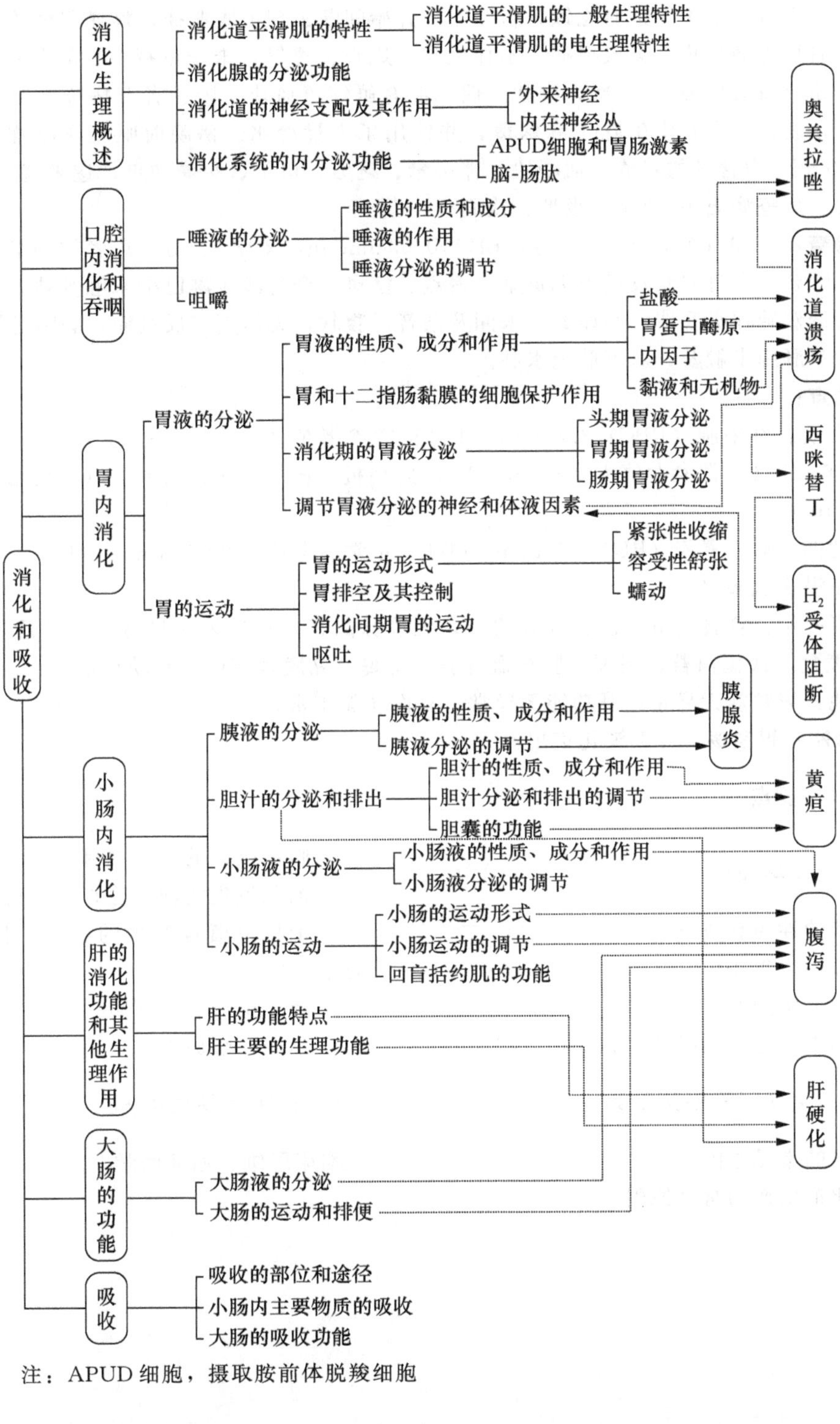

注：APUD 细胞，摄取胺前体脱羧细胞

案例一：能干的老金

患者金某，男，53 岁，出租车司机，因“间断上腹痛 1 年，黑便 1 周，呕血 1 次”入院。

老金自下岗后一直以开出租车维持一家人的生活，而且女儿刚刚大学一年级，家里负担较重，所以老金每天都早出晚归。身体不舒服时，就到药店买点药，省得去医院耽误时间。

现病史：患者经常不能按时吃饭，自 1 年前开始间断出现上腹胀痛，疼痛程度较轻，可以忍受，自述进餐后疼痛加重，无放射痛，不伴反酸、烧心、嗳气，未予重视。1 周前腹痛基础上出现腹泻，开始时每天排便 2～5 次，糊状，偶尔混有鲜红色血块。因患者有痔疮病史，自认为是痔疮发作，未就诊。今日中午吃了麻辣烫，并饮用了大量冷水。傍晚时呕吐咖啡样胃内容物 1 次，约 1000 ml，内含食物残渣、血凝块，伴头晕、乏力、口干、腹痛加重，遂来就诊。

既往史：痔疮病史 10 余年，吸烟、饮酒史 20 余年。

体格检查：T 36.1 ℃，P 76 次/分，BP 110/60 mmHg，R 18 次/分。患者被动半卧位，神智清晰，查体配合。全身皮肤及巩膜无黄染、瘀点、瘀斑。全身浅表淋巴结未触及肿大。双肺叩诊为清音，听诊双肺呼吸音清，心律齐，未闻及杂音。腹软，无压痛、反跳痛，肠鸣音活跃，移动性浊音阴性。肝脾未触及，双下肢无水肿。

辅助检查：

1. 血常规：红细胞（RBC）$3.8\times10^{12}/L$（正常参考值 $4.0\times10^{12}\sim5.5\times10^{12}/L$），血红蛋白（Hb）98 g/L（正常参考值 120～160 g/L），血小板（PLT）$205\times10^{9}/L$（正常参考值 $100\times10^{9}\sim300\times10^{9}/L$）。

2. 肾功能：血尿素氮（BUN）12.3 mmol/L（正常参考值 2.9～7.1 mmol/L）。

3. 大便潜血试验（＋）。

4. 胃镜提示：食管光滑，血管纹理清晰，无静脉曲张。贲门未见异常。胃体后壁见一直径为 2.0 cm 溃疡，底覆白苔，周围黏膜充血肿胀。胃窦部黏膜稍充血，蠕动正常。

5. 其他：尿常规无异常，肝功能无异常，凝血功能正常。

初步诊断：胃溃疡合并上消化道出血。

一、学习要点

（一）生理学知识

1. 胃液的性质和成分
2. 胃液的生理作用
3. 胃液分泌的调节
4. 胃和十二指肠黏膜的细胞保护作用

（二）相关学科及临床知识

1. 腹痛的常见原因
2. 消化道出血的常见原因
3. 腹部查体的基本项目
4. 消化道疾病辅助检查的项目
5. 消化道溃疡产生的原因，临床表现以及治疗原则
6. 消化道溃疡的预防
7. 临床输液原则

（三）医生品质培养

临床思维、循证医学

二、个人测试

1. 支配消化道的交感和副交感神经纤维，它们是：
A. 交感节前纤维，副交感节后纤维
B. 交感节前纤维，副交感节前和节后纤维
C. 交感节后纤维，副交感节前和节后纤维
D. 副交感节前纤维，交感节前和节后纤维
［知识点］外来神经

2. 消化腺的分泌和消化管的运动功能是在下列哪一水平整合的：
A. 壁内神经丛
B. 黏膜下神经丛以及中枢神经系统
C. 中枢神经系统
D. 壁内神经丛以及中枢神经系统
［知识点］消化道的神经支配

3. 关于胃液分泌的描述，下列哪一项是**错误**的：
A. 壁细胞分泌盐酸
B. 主细胞分泌胃蛋白酶
C. 黏液细胞分泌糖蛋白
D. 幽门腺分泌黏液
［知识点］胃液的成分

4. 以下因素中，哪项**不**能引起促胃液素分泌：
A. 刺激迷走神经
B. 扩张刺激幽门部黏膜
C. 肉汤灌注幽门部黏膜
D. 盐酸灌注幽门部黏膜
［知识点］促胃液素

5. 刺激胃酸分泌的因素**不**包括：
A. 盐酸
B. 促胃液素
C. 组织胺
D. 乙酰胆碱
［知识点］胃酸的分泌

6. 在以下哪种情况下，容易引起肠-胃反射：
A. 胃内食糜中的酸以及存在有低渗溶液
B. 胃内食糜中的酸以及存在有高渗溶液
C. 十二指肠内食糜中的酸以及存在有低渗溶液
D. 十二指肠内食糜中的酸以及存在有高渗溶液
［知识点］肠-胃反射

7. 正常成人胃液日分泌量为：
A. 1.0～2 L/d
B. 1.5～2.5 L/d
C. 0.3～0.5 L/d
D. 0.8～1.0 L/d
［知识点］胃液分泌量

8. 胃酸分泌的调节中有：
A. 正反馈机制
B. 负反馈机制
C. 正反馈和负反馈机制均有
D. 正反馈和负反馈机制均无
［知识点］胃酸分泌的调节

9. 胃期胃液分泌的特点是：
A. 胃液的酸度较高而酶含量低
B. 胃液的酸度低，酶含量也低
C. 胃液的酸度较高而酶含量也高
D. 胃液的酶含量较低，酸度也低
［知识点］胃液分泌的特点

10. 头期胃液分泌的特点是：
A. 胃液的酸度较高而酶含量低
B. 胃液的酸度低，酶含量也低
C. 胃液占消化期分泌总量的 30%
D. 胃液占消化期分泌总量的 60%
［知识点］胃液分泌的特点

11. 肠期胃液分泌的特点是：
A. 主要通过神经调节实现
B. 胃液的酸度低，酶含量也低
C. 胃液的酸度较高
D. 胃液的酶含量较高
［知识点］胃液分泌的特点

12. 关于胃液分泌调节的叙述正确的是：
A. 头期分泌主要是体液调节
B. 胃期分泌兼有神经和体液调节
C. 肠期分泌主要是神经调节
D. 头期、胃期和肠期分泌都有自身调节
［知识点］胃液分泌的调节

13. 内因子是由下列哪种细胞分泌的：
A. 壁细胞
B. G 细胞

C. 主细胞
D. 颈黏液细胞
[知识点] 内因子

14. 胃大部切除的患者易患贫血的原因是：
A. 壁细胞数量减少，内因子分泌减少
B. 壁细胞数量减少，胃酸分泌减少
C. 主细胞分泌减少，蛋白酶原分泌减少
D. 胃容积减少，储存食物量减少
[知识点] 内因子的作用

15. 能促使胃蛋白酶原转变为胃蛋白酶的物质是：
A. 盐酸
B. 前列腺素 E_2
C. 丙谷胺
D. 内因子
[知识点] 盐酸的作用

16. 当胃酸分泌过少时，不受影响的是：
A. 胃蛋白酶对蛋白质的消化
B. 对细菌抑制杀灭作用
C. 胰液和胆汁的分泌
D. 维生素 B_{12} 的吸收
[知识点] 胃酸的作用

17. 西咪替丁能够抑制胃酸分泌，有助于消化性溃疡愈合的作用机制是：
A. 阻断乙酰胆碱与 M 受体结合
B. 阻断组胺与 H_2 受体结合
C. 阻断去甲肾上腺素与 α 受体结合
D. 阻断去甲肾上腺素与 β 受体结合
[知识点] 胃液分泌的调节

18. 奥美拉唑抑制胃酸分泌的作用机制是：
A. 抑制 H^+/K^+-ATP 酶
B. 抑制 Na^+/K^+-ATP 酶
C. 抑制碳酸酐酶
D. 抑制胃蛋白酶
[知识点] 胃液分泌的调节

19. 正常情况下胃黏膜不被胃液消化的原因是：
A. 胃液中不含有可消化胃黏膜的酶
B. 黏液-碳酸氢盐屏障的作用
C. 胃液中的内因子对胃黏膜具有保护作用
D. 胃液中的糖蛋白可中和胃酸
[知识点] 胃黏膜的保护作用

20. 关于胃肠内在神经丛的描述，正确的是：
A. 包括黏膜下神经丛和肌间神经丛
B. 含大量神经纤维，但神经元不多
C. 递质仅是乙酰胆碱或去甲肾上腺素
D. 仅有运动功能，而无感觉功能
[知识点] 内在神经丛

三、小组测试

四、应用性练习

1. 消化道溃疡的类型及各自特点是什么？
2. 消化道出血的分类是什么？结合病例说明如何判断出血部位。
3. 根据胃酸分泌的过程，试述抑制胃酸分泌药物的作用机制。
4. 你认为该医生对患者的诊断和治疗是否完善？如有其他建议请补充。
5. 出院时，为预防患者再次发病，医生对患者应给出哪些建议？

案例二：同学聚会

王某，女性，39 岁。因“腹痛、腹泻 7 h”自行入院。

王某为某公司销售员，交际广泛，应酬较多。近日有外地同学来访，遂组织当地几名同学小聚。老同学见面，分外高兴，于是多饮了几杯酒。

现病史：患者当晚同朋友聚餐，进食了海鲜、烤肉，喝了冷饮。4 h 后出现阵发性上腹部绞痛，无放射痛，解水样大便 10 次，无里急后重，伴恶心，呕吐 2 次，呕吐物为胃内容物及水样物，非喷射性，无呕血及黑便。伴头晕、冷汗、全身无力。无胸闷、心悸，小便正常。自行服用诺氟沙星后仍有恶心、呕吐，伴有腹泻、腹胀，体温轻度升高。次日清晨来院就诊。经询问一同进餐的其他人未出现不适。

既往史：否认其他疾病病史。

体格检查：T 37.2℃，P 78 次/分，BP 110/60 mmHg，R 19 次/分。患者急性病容，神智清楚，一般情况差，查体配合。全身皮肤及巩膜无黄染，淋巴结无肿大。心肺无明显异常，肝脾未触及。腹平软，未见肠型及蠕动波，剑突下及脐周压痛，无反跳痛，麦氏点无压痛，移动性浊音(一)，肠鸣音活跃、亢进。

实验室检查：

1. 血常规：血红蛋白（Hb）127 g/L（正常参考值 120～160 g/L），白细胞（WBC）15×10^9/L（正常参考值 4.0×10^9/L～10.0×10^9/L），中性粒细胞 80%（正常参考值 50%～70%），淋巴细胞 26%（正常参考值 20%～40%）。

2. 便常规：WBC 8～10/高倍镜视野（HPF），无黏液及脓血，未见寄生虫。

一、学习要点

（一）生理学知识

1. 食物的胃内消化
2. 胃的运动
3. 小肠和大肠的运动

（二）相关学科及临床知识

1. 腹痛的类型和常见原因
2. 呕吐的常见原因
3. 便常规检查
4. 成人腹泻的常见原因
5. 急性胃肠炎的治疗和预防

（三）医生品质培养

临床思维、循证医学

二、个人测试

1. 胃的容受性舒张是通过下列哪一途径实现的：
   A. 交感神经
   B. 迷走神经
   C. 壁内神经丛
   D. 抑胃肽
   [知识点] 胃的运动
2. 肠-胃反射是：
   A. 不影响胃排空，抑制胃分泌
   B. 促进胃排空，促进胃酸分泌
   C. 抑制胃排空，抑制胃酸分泌
   D. 抑制胃排空，不影响胃酸分泌
   [知识点] 肠-胃反射
3. 三种主要食物在胃中排空的速度由快至慢的顺序是：
   A. 糖类、蛋白质、脂肪
   B. 蛋白质、脂肪、糖类
   C. 脂肪、糖类、蛋白质
   D. 蛋白质、糖类、脂肪
   [知识点] 胃排空
4. 加强胃运动和胆囊收缩的激素是：
   A. 促胃液素
   B. 促胰液素
   C. 缩胆囊素
   D. 铃蟾素
   [知识点] 缩胆囊素
5. 下列选项中，促进胃排空的是：
   A. 迷走-迷走反射
   B. 肠-胃反射
   C. 胃酸
   D. 促胰液素
   [知识点] 胃排空
6. 关于胃排空的叙述，下列哪一项**不**正确：
   A. 胃的蠕动是胃排空的动力

B. 混合性食物在进餐后 4～6 h 完全排空
C. 液体食物排空速度快于固体食物
D. 糖类排空最快，蛋白质最慢
[知识点] 胃排空

7. 关于胃的蠕动，下列哪一项是正确的：
A. 空腹时基本不发生
B. 一个蠕动波消失后才产生另一个蠕动
C. 蠕动波向胃底和幽门两个方向传播
D. 发生频率约为 12 次/分
[知识点] 胃蠕动

8. 下列哪一种因素可抑制胃排空：
A. 食物对胃的扩张刺激
B. 迷走神经兴奋释放乙酰胆碱
C. 肠-胃反射增强
D. G 细胞释放促胃液素减少
[知识点] 胃排空的控制

9. 下列哪一种因素促进胃的排空：
A. 胃内的氨基酸和肽浓度升高
B. 十二指肠内的酸刺激
C. 十二指肠内的脂肪浓度升高
D. 十二指肠内渗透压升高
[知识点] 胃排空的控制

10. 胃排空速度受下列各项因素的调节，但不包括：
A. 胃内的维生素 B_{12}
B. 胃黏膜 G 细胞的分泌物
C. 十二指肠的扩张刺激
D. 进入十二指肠的食糜的酸度
[知识点] 胃排空的控制

11. 胃排空速度最慢的物质是：
A. 糖
B. 蛋白质
C. 脂肪
D. 糖与蛋白质的混合物
[知识点] 胃排空

12. 胃蠕动波的频率为每分钟：
A. 1 次
B. 2 次
C. 3 次
D. 4 次
[知识点] 胃蠕动

13. 下列哪项不是小肠分节运动的作用：
A. 使小肠保持一定形状
B. 促进化学性消化
C. 促进吸收
D. 促进血液和淋巴回流
[知识点] 小肠运动

14. 营养物质的吸收主要发生于：
A. 食管
B. 胃
C. 小肠
D. 结肠
[知识点] 营养物质的吸收

15. 对大肠功能的叙述，**错误**的是：
A. 吸收水分
B. 储存食物残渣
C. 杀菌
D. 合成某些维生素
[知识点] 大肠的功能

16. 关于胃排空，**不**正确的是：
A. 是指食物由胃排入十二指肠的过程
B. 食物入胃后 5 分钟即开始排空
C. 混合食物排空时间为 4～6 小时
D. 流体食物与固体食物排空时间相同
[知识点] 胃排空

17. 能推进食糜的消化道运动是：
A. 紧张性收缩
B. 容受性舒张
C. 蠕动
D. 袋装往返运动
[知识点] 蠕动

18. 胃的特有运动形式是：
A. 紧张性收缩
B. 容受性舒张
C. 蠕动
D. 分节运动
[知识点] 胃的运动

19. 排便反射的传出神经有：
A. 盆神经
B. 腹下神经
C. 迷走神经
D. 膈神经
[知识点] 排便反射

20. 排便反射的初级中枢位于：

A. 脊髓腰骶段
B. 脊髓胸段
C. 延髓
D. 脑桥

[知识点] 排便反射的中枢

三、小组测试

四、应用性练习

1. 结合胃肠运动知识解释患者的相关临床表现。
2. 你对该患者的初步诊断是什么？依据是什么？
3. 该患者是否需要补液？如果需要则如何进行？
4. 患者在恢复期间，饮食方面需要注意什么？

案例三：肚子疼的汪老板

汪某，男，51 岁，因“恶心、呕吐、腹痛半年，加重 1 天”入院。

汪先生开了一家小工厂，生意一直不错。因生意需要，经常外出应酬，每次回家都醉醺醺的。因此妻子常常与其争吵。

现病史：患者自半年前间断出现轻度腹痛、腹胀，但因生意繁忙未到医院就诊，自行服用奥美拉唑后症状可缓解。患者昨晚大量饮酒后出现上腹偏左侧腹痛，并有恶心呕吐，呕吐物为食物残渣及胆汁。自以为是胃肠炎，服用藿香正气水，疼痛未缓解。晨起腹痛加剧，并自觉烦躁不安，由家人送入院。

体格检查：T 38.7 ℃，P 103 次/分，BP 90/60 mmHg，R 25 次/分。患者神志尚清，急性痛苦病容，弯腰抱膝位。皮肤及巩膜无黄染，全身浅表淋巴结未触及肿大，双肺呼吸音正常，心律齐，未闻及杂音。腹部明显膨隆，伴明显肌紧张及广泛压痛、反跳痛，肝、脾肋触诊不满意，肠鸣音弱。

既往史：患者有近 30 年吸烟、饮酒史。胆囊结石 5 年。

辅助检查：

1. 血常规：RBC 4.0×10^{12}/L，Hb 102 g/L，WBC 17.9×10^{9}/L。

2. 血生化：总胆红素（TBIL）27.8 μmmol/L（正常参考值 3.4～17.1 μmmol/L），直接胆红素（DBIL）13.2 μmmol/L（正常参考值 1.71～7 μmmol/L），血淀粉酶（AMY）2541 U/L（正常参考值<125 U/L），尿淀粉酶（UAMY）3562 U/L（正常参考值<1000 U/L）。

3. 腹部 B 超：胆囊结石、胆囊炎，胰腺体积增大，形态失常，内部有低回声坏死区。

4. 胰腺 CT：胰腺体积增大，边界不清，胰腺实质内可见不均匀性密度增高。

次日凌晨患者出现神志不清，血压下降，并伴抽搐。经外科医生紧急会诊后，行腹腔穿刺，抽出浑浊脓液，镜检白细胞（＋＋＋＋），淀粉酶 1900 U/L（<1000 U/L）。

初步诊断：急性坏死性胰腺炎，腹膜炎，感染性休克。

一、学习要点

（一）生理学知识

1. 胰液的性质、成分
2. 胰液的生理作用
3. 胰液分泌的调节

（二）相关学科及临床知识

1. 皮肤巩膜黄染的常见原因

2. 胰腺炎的诱因
3. 胰腺炎的分类和临床表现
4. 胰腺炎的诊断和治疗

(三) 医生品质培养

临床思维、循证医学、医患沟通

二、个人测试

1. 引起促胰液素释放的因素由强至弱的顺序排列为：
A. 蛋白质分解产物、脂酸钠、盐酸
B. 脂酸钠、蛋白质分解产物、盐酸
C. 盐酸、蛋白质分解产物和脂酸钠、糖
D. 盐酸、糖、蛋白质分解产物
[知识点] 促胰液素

2. 酸性食糜进入小肠后，引起大量胰液分泌的主要机制是：
A. 小肠黏膜释放促胃液素
B. 小肠黏膜释放促胰液素
C. 小肠黏膜释放缩胆囊素
D. 迷走神经兴奋
[知识点] 胰液分泌的调节

3. 引起胰腺分泌大量水分和碳酸氢盐的激素是：
A. 促胃液素
B. 促胰液素
C. 缩胆囊素
D. 铃蟾素
[知识点] 胰液分泌的调节

4. 迷走神经末梢纤维释放后 ACh 引起哪种激素释放：
A. 促胃液素
B. 促胰液素
C. 缩胆囊素
D. 铃蟾素
[知识点] 胰液分泌的调节

5. 当胰液缺乏而其他消化液分泌正常时，可引起：
A. 血糖降低
B. 脂肪泻
C. 胰腺炎
D. 恶性贫血
[知识点] 胰液的作用

6. 缩胆囊素（CCK）刺激胰液分泌的特点是：
A. 水分少，HCO_3^- 和酶含量多
B. 水分和 HCO_3^- 含量少，酶含量多
C. 水分和 HCO_3^- 含量多，酶含量少
D. 水分多，HCO_3^- 和酶含量少
[知识点] CCK

7. 胰液缺乏时，下列哪种物质的消化和吸收**不**受影响：
A. 蛋白质
B. 脂肪
C. 维生素 D
D. 糖类
[知识点] 胰液作用

8. 对胰液作用的叙述，**错误**的是：
A. 胰液中没有水解多肽、核糖核酸和脱氧核糖核酸的酶
B. 胰蛋白酶和糜蛋白酶协同作用时，分解蛋白能力加强
C. 胰脂肪酶是消化脂肪的主要消化酶
D. 胰淀粉酶可水解淀粉为麦芽糖和葡萄糖
[知识点] 胰液作用

9. 对胰脂肪酶的叙述，**错误**的是：
A. 是消化脂肪的主要消化酶
B. 分解脂肪为甘油、一酰甘油（甘油一酯）和脂肪酸
C. 缺乏可导致脂肪泻
D. 在肠激酶协同下才发挥作用
[知识点] 胰脂肪酶

10. 激活糜蛋白酶原的是：
A. 肠激酶
B. 胰蛋白酶
C. 盐酸
D. 组胺
[知识点] 糜蛋白酶

11. 体内最重要的消化液是：
A. 胃液
B. 胰液
C. 小肠液
D. 胆汁

[知识点] 胰液

12. 下列哪一项**不**属于胰液分泌的体液调节因素：
A. 促胰液素
B. 缩胆囊素
C. 促胃液素
D. 胆盐
[知识点] 胰液分泌的调节

13. 激活胰蛋白酶原的物质是：
A. 糜蛋白酶
B. 促胰液素
C. 肠激酶
D. 促胰酶素
[知识点] 胰蛋白酶

14. 使胰脂肪酶作用大为增加的物质之一是：
A. 进入小肠的胃酸
B. 碳酸氢盐
C. 胃肠道激素
D. 胆盐
[知识点] 胰脂肪酶

15. 下列哪一项**不**是胰液的成分：
A. 内因子
B. 胰淀粉酶
C. 胰蛋白酶原
D. 胰脂肪酶
[知识点] 胰液的成分

16. 下列哪一项是促胰液素的主要生理作用：
A. 胰腺分泌大量水分和碳酸氢盐
B. 胰腺分泌大量消化酶
C. 胃液分泌增加
D. 胃蠕动增强
[知识点] 促胰液素

17. 关于胰腺分泌 HCO_3^- 的叙述，哪一项是**错误**的：
A. 由胰腺内小导管上皮细胞分泌
B. 缩胆囊素可引起大量分泌
C. 可防止盐酸对十二指肠黏膜的侵蚀
D. 可为胰酶提供适宜的作用环境
[知识点] 胰液的成分

18. 下列哪种物质**不**促进胰腺分泌：
A. 乙酰胆碱
B. 促胰液素
C. 缩胆囊素
D. 肾上腺素和去甲肾上腺素
[知识点] 胰液分泌的调节

三、小组测试

四、应用性练习

1. 利用胰液的作用和分泌的调节相关知识解释该患者上述症状产生的机制。
2. 生理情况下，胰液对周围组织为什么没有损伤作用？
3. 进行开腹探查，需要家属签字，作为主治医生你将如何与家属进行沟通？
4. 如果你是接诊医生，对该患者如何处置？
5. 术后在与同事讨论此病例时，有人提出应该将胆囊切除，他的依据是什么？你是否同意他的观点？

案例四：老杨的皮肤黄了

老杨，男性，56岁，因“间歇发作性腹痛，黄疸，发热4个月”入院。

老杨曾是一所小学的体育教师，喜欢体育运动，每天坚持锻炼身体，平素身体健康。老杨一直说要等女儿有了孩子，他要帮着带外孙。直到去年因慢性胆囊炎和胆囊结石，进行了胆囊切除手术，术后在家休养。

现病史：患者4个月前无明显诱因，餐后突然上腹痛，较剧烈，并向后背、双肩部放射，伴发热，最高体温38.5℃左右，次日发现巩膜、皮肤黄染，于当地医院应用抗生素及利胆药物后，症状缓解。最近1个月内又有类似发作2次，仍行消炎，利胆、保肝治疗，症状减轻。为求进一步明确诊断和治疗来我院。

既往史：1年前因慢性胆囊炎、胆囊结石，行胆囊切除术。无吸烟饮酒史，无肝炎、结核病史。

体格检查：T 37.5 ℃，P 89 次/分，BP 130/95 mmHg，R 18 次/分。发育营养中等，神清，合作。巩膜、皮肤黄染，浅表淋巴结无肿大，头颈、心肺无异常。腹平软，肝脾未触及，无压痛或反跳痛，Murphy征（－），肝区无叩痛，移动性浊音（－），肠鸣音正常。

辅助检查：

1. 血常规：WBC 5.0×10^9/L，Hb 161 g/L。

2. 血生化：尿胆红素（＋），总胆红素（TBIL）46.7 μmol/L（正常参考值1.7～20.00），直接胆红素（DBIL）20.1 μmol/L（正常参考值<6.00）。

3. B超：肝大小形态正常，实质回声欠均匀，为脂肪肝表现，胆总管内径约1.2 cm，可疑扩大，未见结石影，但未探及十二指肠后段及末端胆总管。

一、学习要点

（一）生理学知识

1. 胆汁的性质、成分
2. 胆汁的生理作用
3. 胆汁分泌的调节

（二）相关学科及临床知识

1. 胆绞痛的特征
2. 黄疸的类型和常见原因
3. 胆红素在体内的代谢过程
4. 胆管结石的检查手段

（三）医生品质培养

临床思维、循证医学

二、个人测试

1. 关于胆汁的生理作用，下列哪项是**错误**的：
   A. 胆盐、胆固醇、卵磷脂都可乳化脂肪
   B. 胆汁酸可与脂肪酸结合，促进脂肪酸的吸收
   C. 胆汁可促进脂溶性维生素的吸收
   D. 胆汁的消化酶可促进脂肪的消化
   [知识点] 胆汁的生理作用
2. 胆汁在消化和吸收营养物质中的作用**不**包括：
   A. 水解蛋白质
   B. 乳化脂肪
   C. 运输脂肪分解产物
   D. 促进脂溶性维生素的吸收
   [知识点] 胆汁的作用
3. 胆汁中有利胆作用的成分是：
   A. 胆色素
   B. 胆固醇
   C. 卵磷脂
   D. 胆盐
   [知识点] 胆盐的作用
4. 下列胆汁成分中，哪种对促进脂肪消化作用最为重要：
   A. 胆色素
   B. 胆固醇
   C. 胆盐
   D. 卵磷脂
   [知识点] 胆汁的作用
5. 下列哪项**不**是胆盐的作用：
   A. 激活胰脂肪酶，并增强其活性
   B. 乳化脂肪
   C. 促进脂肪消化产物的吸收
   D. 利胆
   [知识点] 胆盐的作用
6. 下列哪项**不**属于胆汁的成分：
   A. 胆色素
   B. 胆盐

C. 胆固醇
D. 脂肪酶
[知识点] 胆汁的成分
7. 引起胆囊收缩，排出胆汁的最重要物质是：
A. 促胃液素
B. 促胰液素
C. 缩胆囊素
D. 胆盐
[知识点] 缩胆囊素
8. 胆汁中参与脂溶性维生素代谢的成分是：
A. 碳酸氢盐
B. 胆盐
C. 胆固醇
D. 胆色素
[知识点] 胆盐
9. 下列关于胆汁的描述，正确的是：
A. 非消化期无胆汁分泌
B. 消化期时只有胆囊胆汁排入小肠
C. 胆汁中含有脂肪消化酶
D. 胆汁可分肝胆汁和胆囊胆汁
[知识点] 胆汁
10. 下列因素中，**不**刺激胆汁分泌的是：
A. 胆盐的肠-肝循环
B. 促胃液素释放
C. 交感神经兴奋
D. 促胰液素释放
[知识点] 胆汁的分泌
11. 下列哪类食物引起胆汁排放最多：
A. 淀粉
B. 肉类
C. 蔬菜
D. 水果
[知识点] 胆汁的分泌
12. 关于胆盐肠-肝循环的描述，下列哪一项是**错误**的：
A. 胆盐在回肠吸收
B. 经门静脉回到肝
C. 可被肝重新分泌出来
D. 每次循环将损失 20%以上的胆盐
[知识点] 胆盐肠-肝循环
13. 胆盐可协助下列哪一种酶消化食物：
A. 胰蛋白酶
B. 糜蛋白酶
C. 胰脂肪酶
D. 胰淀粉酶
[知识点] 胆盐的作用
14. 吸收胆盐及维生素 B_{12} 的部位在：
A. 十二指肠
B. 空肠
C. 回肠
D. 胃
[知识点] 胆盐的作用
15. 下列关于胆汁作用的叙述，正确的是：
A. 胆盐可促进维生素 B_{12} 的吸收
B. 胆汁发挥主要作用的成分是胆色素
C. 胆盐可分解脂肪为脂肪酸和一酰甘油
D. 胆盐可促进脂肪的消化和吸收
[知识点] 胆汁的作用
16. 关于胆囊的功能**错误**的是：
A. 分泌碱性磷酸酶
B. 使胆汁酸化
C. 贮存胆汁
D. 浓缩胆汁
[知识点] 胆囊的功能
17. 肝细胞受损时，血浆蛋白减少最为明显的是：
A. 白蛋白
B. α_1 球蛋白
C. α_2 球蛋白
D. β 球蛋白
[知识点] 肝的功能
18. 肝分泌胆汁的主要形式为：
A. 结合胆汁酸
B. 初级胆汁酸
C. 次级胆汁酸
D. 游离胆汁酸
[知识点] 胆汁的分泌
19. 肝细胞性黄疸时，血清总胆红素的浓度为：
A. 17.1～171 μmol/L
B. <85.5 μmol/L
C. 171～265 μmol/L
D. 265 μmol/L
[知识点] 胆汁的代谢

20. 唯一能够解除氨毒的器官为：
A. 肝
B. 肾
C. 脾
D. 肠道
[知识点] 肝的功能

三、小组测试

四、应用性练习

1. 该患者胆囊切除后，可能出现哪些消化、吸收方面的不良反应？
2. 对该病例的初步诊断是什么？依据是什么？
3. 要进一步明确诊断还可以需要做哪些辅助检查？
4. 结合胆红素代谢过程解释黄疸发生的机制。
5. 利胆药物的作用机制是什么？
6. 如果该患者不及时进行治疗，有可能发生什么后果？

案例五：日渐消瘦的老尹

尹某，男性，45 岁，因“乏力、进行性消瘦 2 年，腹胀 4 月、加重 1 周”入院。

现病史： 尹某，农民，一直从事体力劳动。2 年前无明显诱因出现全身乏力、食欲减退，当时无腹痛、腹胀等不适症状，自认为劳累过度，未予重视。但自觉上述症状逐渐加重，并经常伴有腹泻，体重下降了约 5 kg。4 个月前腹胀进一步加重，并出现四肢水肿，到当地医院就诊后，开具中药口服（不详），症状未有好转。1 周前症状加重，在家人陪同下前来就诊。

既往史： 乙型病毒性肝炎病史 8 年；饮白酒史 15 年。

家族史： 母亲因肝硬化去世。

体格检查： T 37.8 ℃，P 93 次/分，BP 130/100 mmHg，R 20 次/分。神志清，慢性病容，巩膜轻度黄染，颈部可见蜘蛛痣 3 枚，双手见肝掌，全身浅表淋巴结未肿大，颈静脉无怒张。双肺呼吸音清，心律齐，心脏听诊无杂音。腹部膨隆，可见腹壁静脉曲张，肝肋下 3 cm 可触及，质硬，脾轻度肿大，移动性浊音（+）。四肢中度凹陷性水肿。生理反射存在，病理反射未引出。

辅助检查：

1. 血常规：RBC 3.5×10^{12}/L，Hb 110 g/L，WBC 3.8×10^{9}/L，PLT 50×10^{9}/L。

2. 血生化：TBIL 27.6 μmol/L（正常参考值 1.7～20.00 μmol/L），DBIL 7.8 μmol/L（正常参考值<6.00 μmol/L），谷丙转氨酶（ALT）80 U/L（正常参考值 0～40 U/L），谷草转氨酶（AST）75 U/L（正常参考值 0～40 U/L），碱性磷酸酶（AKP）175 U/L（正常参考值 40～150 U/L）。

3. 尿常规：尿胆红素（+）。

4. B 超：肝体积缩小，形态失常，被膜凹凸不平。肝实质回声增粗、增强，可见不规则片状偏强回声，呈“鹅卵石”样改变，未见明确结节。肝静脉内径明显变细，门静脉内径增宽，脾增大。

一、学习要点

（一）生理学知识

1. 肝的消化功能

（二）相关学科及临床知识

1. 肝在去脂代谢中的功能

2. 腹水的常见原因
3. 水肿的类型和常见原因
4. 肝硬化的常见病因
5. 肝硬化的临床表现和治疗
6. 肝硬化的并发症

(三) 医生品质培养

临床思维

二、个人测试（与案例四共用）

三、小组测试

四、应用性练习

1. 结合该病例谈一谈肝硬化的发病原因。
2. 患者为什么会出现食欲不佳、腹泻等消化功能障碍的表现？
3. 肝掌和蜘蛛痣发生的机制是什么？
4. 该患者是否存在出血倾向？为什么？
5. 如果该患者病情进一步发展，可能出现的严重后果是什么？
6. 假设你是主治医生，请你为该患者制订治疗方案。

附：知识应用

1. 患者女性，65 岁，5 年前溃疡病行胃大部切除术。近 5 个月来头晕、乏力、四肢发麻，舌呈“牛肉舌”状改变。血常规：WBC 6.8×10^9/L，RBC 2.49×10^{12}/L，Hb 101 g/L，MCV 124fl，MCHC 327 g/L。医生诊断为“巨幼红细胞性贫血”。

问题：结合该患者实际情况，说明其发生贫血的原因。

2. 患者，周某，女性，45 岁。经常餐后半小时出现上腹部疼痛，伴反酸、嗳气等症状，服用阿司匹林等药物后腹痛加剧，服用抗酸药后可减轻患者的上腹疼痛。胃镜检查提示有胃溃疡，幽门螺杆菌检测阳性。

问题：胃液中的哪种成分可能导致胃溃疡的发生？试述其如何分泌及调节机制。

3. 张某，45 岁，慢性胰腺炎病史 5 年，近一周来，腹胀、食欲不佳，大便次数增多，每日 5～8 次，粪便色淡，量多，油脂状或泡沫状。医生诊断为“脂肪泻”。问题：结合胰液成分，说明胰液在消化中的作用。

4. 患者齐某，女性 58 岁因右上腹部疼痛伴心悸 1 天余入院。患者 1 天前出现上腹部疼痛，腹部胀满不适，纳差，恶心，呃逆，伴有心悸、气短、遂来我院就诊。查腹部彩色超声示：胆囊多发结石伴胆囊炎，遂收入住院治疗。病程中无呕吐，无发热，无腹泻。经相应对症治疗 5 天后出院，医生嘱咐其要注意清淡饮食，尤其要少吃油腻和蛋白质含量高的食物，如鸡蛋等。

问题：结合医嘱说明胆汁生理作用、分泌及其调节。

（肖 宇）

第七章　能量代谢与体温

本章思维导图：

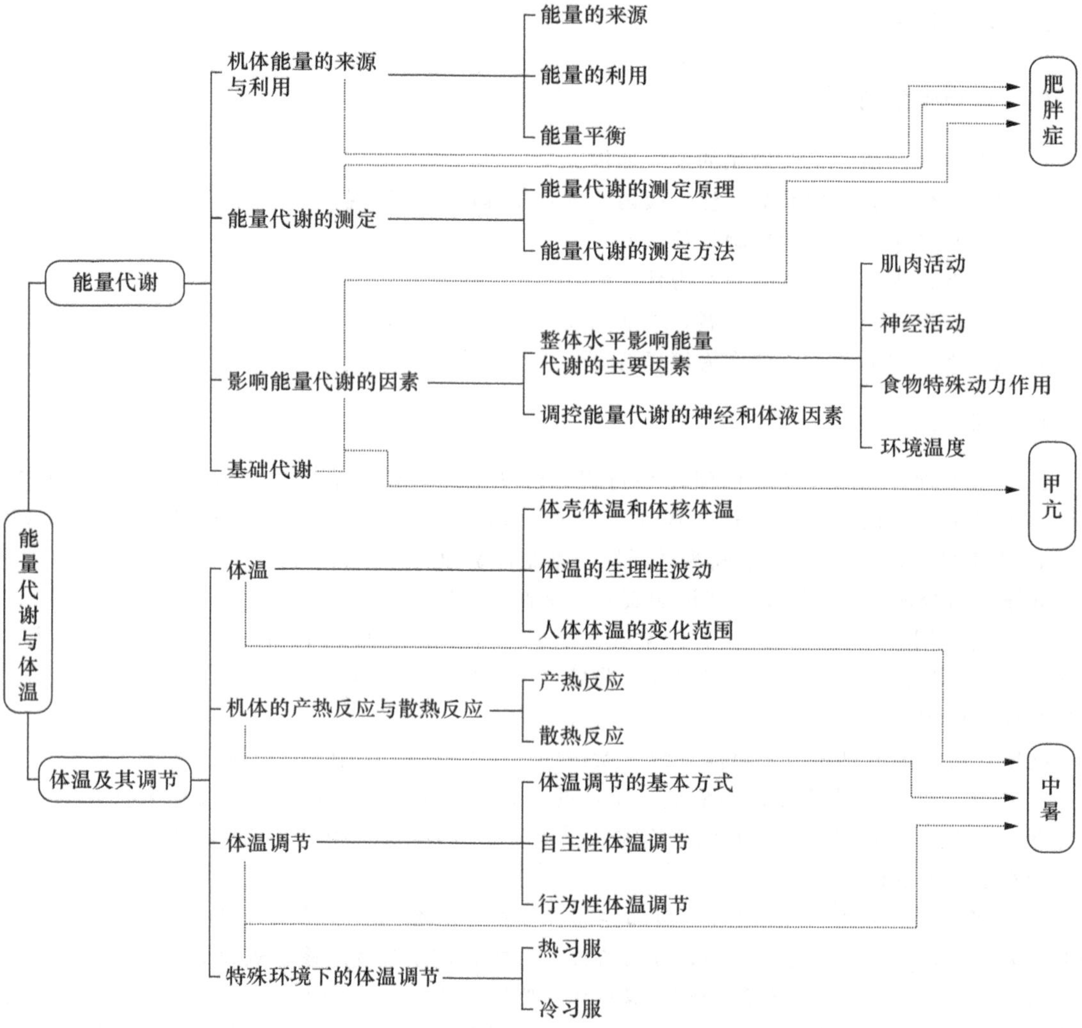

案例一：肥胖带来的烦恼

小明，男性，18 岁，因“体重增加 10 余年”前来就诊。

小明出生时体重达 4250 g，名副其实的大胖小子。因是独生子，家人十分宠爱，尤其是爷爷、奶奶，经常给孙子买小零食和其他食品。小明一直较同龄孩子偏胖，但儿童时期时家人觉得胖乎乎的他非常可爱，未予以控制。

现病史：患者 10 余年前无明显诱因出现体重增加过快。平日食欲佳，饮食量较大，喜肉食、甜食，运动量较小，且运动后喘息较重，平素怕热，易出汗。但无口干多饮，无多毛、痤疮等表现。近2年静息时也现喘息，但因学习繁忙，一直未进行系统的诊治。现参加完高考，为进一步诊治，来我院就诊。

既往史：否认其他疾病病史。

家族史：父亲偏胖，有糖尿病史5年，母亲体重正常。

体格检查：T 36.5 ℃，P 90 次/分，BP 137/100 mmHg，R 20 次/分。身高 170 cm，体重 101 kg，腰围 135 cm，臀围 120 cm，肥胖体型。查体配合，神智清晰，皮肤巩膜无黄染，无多血质、水牛背，未见皮肤紫纹，无毛发增多。心肺听诊无异常。腹软，略膨隆，无压痛、反跳痛，双下肢无水肿。

辅助检查：

血、尿常规无特殊，肾功能、血糖、甲状腺功能正常，皮质醇、ACTH 正常。

三酰甘油（甘油三酯）（TC）5.13 mmol/L（正常参考值：0.56～1.7 mmol/L），总胆固醇（TG）8.19 mmol/L（正常参考值：2.8～5.17 mmol/L），ALT 63.6 U/L（正常参考值：0～40 U/L），AST 57.8 U/L（正常参考值：0～40 U/L）。

腹部B超：脂肪肝。

一、学习要点

（一）生理学知识

1. 能量来源与利用
2. 能量代谢测定
3. 影响能量代谢的因素

（二）相关学科及临床知识

1. 三大营养物质代谢过程
2. 肥胖症的原因
3. 评价肥胖程度的常用指标
4. 肥胖与其他代谢异常疾病间的关系
5. 肥胖的预防和控制原则

（三）医生品质培养

临床思维、循证医学、医德培养

二、个人测试

1. 影响能量代谢最重要的因素是：
   A. 环境温度
   B. 进食
   C. 精神、情绪
   D. 肌肉活动
   [知识点] 影响能量代谢的因素
2. 当环境温度高于 30 ℃时，人体基础代谢率的变化是：
   A. 降低
   B. 升高
   C. 先升高后降低
   D. 不变
   [知识点] 基础代谢率
3. 食物特殊动力效应最高的物质是：
   A. 糖
   B. 脂肪
   C. 蛋白质
   D. 混合食物
   [知识点] 食物特殊动力效应
4. 下列哪种物质，既是重要的储能物质，又是直接的供能物质：
   A. 二磷酸腺苷
   B. 三磷酸腺苷
   C. 磷酸肌酸
   D. 葡萄糖
   [知识点] 能量的来源与利用
5. 下述哪项**不**是影响能量代谢的因素：
   A. 体重
   B. 环境温度
   C. 蒸发散热
   D. 精神紧张程度
   [知识点] 影响能量代谢的因素

6. 患下列哪种疾病时，基础代谢率明显升高：
A. 糖尿病
B. 红细胞增多症
C. 艾迪生病
D. 甲状腺功能亢进
[知识点] 基础代谢率

7. 关于三大营养物质在体内的代谢，下述哪项是**错误**的：
A. 只有将能量转移至ATP，才能为组织活动所利用
B. 人体在不做外功的情况下，所消耗能量全部转化为热能
C. 蛋白质在体内氧化和体外燃烧时所产生的能量相等
D. 人体所需总能量的大部分来自糖的分解
[知识点] 能量的来源与利用

8. 正常情况下通过糖酵解供能的是：
A. 脑
B. 肝
C. 肌肉
D. 红细胞
[知识点] 能量的来源

9. 正常情况下，人体所需能量，由糖类提供的约占：
A. 10%～20%
B. 20%～30%
C. 50%～70%
D. 30%～40%
[知识点] 能量的来源

10. 呼吸商是指：
A. 在一定时间内机体摄入的氧与呼出的二氧化碳量的比值
B. 一定时间内机体呼出的二氧化碳量与氧摄入量的比值
C. 呼出气与吸入气的比值
D. 二氧化碳产生量与吸入气的比值
[知识点] 能量代谢的测定

11. 关于能量代谢的叙述，下列哪项是**错误**的：
A. 环境温度越低，能量代谢越稳定
B. 安静状态下，脑组织的能量代谢率高
C. 肌肉活动对于能量代谢影响最大
D. 进食可以影响能量代谢
[知识点] 影响能量代谢的因素

12. 储存在高能磷酸键上的能量是：
A. 化学能
B. 电能
C. 渗透能
D. 热能
[知识点] 能量的储存

13. 通常体温升高1 ℃，基础代谢率可增加：
A. 10%
B. 13%
C. 15%
D. 20%
[知识点] 基础代谢

14. 体内能源的主要储存形式是：
A. 糖原
B. 脂肪
C. 蛋白质
D. 葡萄糖
[知识点] 能量的储存

15. 机体内能量形式转化的最终形式主要是：
A. 化学能
B. 电能
C. 渗透能
D. 热能
[知识点] 能量的转化

16. 与能量代谢率成正比的是：
A. 体表面积
B. 体重
C. 身高
D. 性别
[知识点] 能量代谢的测定

17. 蛋白质的物理热价大于生物热价，主要原因是：
A. 蛋白质在体内消化和吸收不完全
B. 蛋白质在体内分解氧化不完全
C. 氨基酸在体内转变成糖
D. 氨基酸在体内合成组织蛋白
[知识点] 能量代谢的测定

18. 长期饥饿情况下，体内能量的主要来源是：
A. 肝糖原

B. 肌糖原

C. 肝糖原和组织蛋白

D. 储存的脂肪和组织蛋白

[知识点] 能量的来源

19. 基础代谢率的正常变化百分率应为：

A. ±30%

B. ±25%

C. ±20%

D. ±15%

[知识点] 基础代谢

20. 基础代谢率常用于下列什么疾病的诊断：

A. 垂体功能减退

B. 甲状腺功能亢进和减退

C. 肾上腺皮质功能亢进和减退

D. 糖尿病

[知识点] 基础代谢

21. 影响能量代谢的最主要的激素是：

A. 甲状腺激素

B. 糖皮质激素

C. 胰岛素

D. 醛固酮

[知识点] 影响能量代谢的因素

三、小组测试

四、应用性练习

1. 请你计算小明的BMI。肥胖程度评估还有哪些指标？

2. 请结合能量代谢相关知识，解释小明肥胖的原因。

3. 案例中描述的多血质、水牛背、皮肤紫纹、毛发增多是哪种疾病的典型表现？其与肥胖的关系是怎样？

4. 小明父母询问孩子是否以后会患上糖尿病，你的观点是什么？

5. 结合小明的表现和检查结果，你的诊断是什么？

案例二：“突然昏迷半小时”的老赵

赵某，男，55岁，建筑工人。因“突然昏迷半小时”而急诊入院。

老赵家里土地不多，农闲时就外出打工，主要在建筑工地做力工。每天劳动量很大，虽然年纪有些大了，但老赵自认平时健康，为了攒钱给儿子娶媳妇，一直坚持着。今年和同乡一起来到武汉工作。

现病史：患者于39 ℃高温环境下连续工作3 h后，感觉头晕头痛，恶心，休息片刻后又继续工作，半小时左右大量出汗，并伴呕吐，之后突然晕倒，其工友紧急拨打“120”急救电话，由我院接诊。

体格检查：T 39.8 ℃，P 120次/分，BP 70/40 mmHg，R 28次/分。患者神志模糊，大量出汗，四肢发冷，并有轻度肌抽搐。皮肤及巩膜无黄染，全身浅表淋巴结未触及肿大，双肺未闻及啰音，但呼吸音较弱，心律齐，120次/分，未闻及杂音。其余检查无异常。

实验室检查：

RBC 3.8×10^{12}/L，Hb 110 g/L，WBC 4.0×10^{9}/L，PLT 60×10^{9}/L

经积极治疗后，老赵当晚恢复了意识。

一、学习要点

（一）生理学知识

1. 体温及其调节

2. 人体的产热与散热反应

（二）相关学科及临床知识

1. 发热的原因

2. 正确的体温测量的方法及正常值范围

3. 退热的方法
4. 中暑的机制、表现和急救措施

（三）医生品质培养

临床思维、循证医学、医德培养

二、个人测试

1. 正常人的直肠温度、腋窝温度和口腔温度的高低顺序是：
A. 口腔温度＞腋窝温度＞直肠温度
B. 直肠温度＞口腔温度＞腋窝温度
C. 直肠温度＞腋窝温度＞口腔温度
D. 腋窝温度＞口腔温度＞直肠温度
［知识点］体温
2. 人体体温昼夜节律变化中，体温最低的时间是：
A. 上午 8～10 时
B. 下午 3～4 时
C. 清晨 2～6 时
D. 夜间 10～12 时
［知识点］体温的生理性波动
3. 女性月经期中，体温最低的时间是：
A. 行经期
B. 排卵前
C. 排卵后
D. 排卵日
［知识点］体温的生理性波动
4. 人体腋下温度正常值是：
A. 36.0 ℃～37.4 ℃
B. 36.7 ℃～37.7 ℃
C. 36.9 ℃～37.9 ℃
D. 37.5 ℃～37.6 ℃
［知识点］体温正常值
5. 人体温度最高的部位是：
A. 心脏
B. 肝
C. 直肠
D. 脑
［知识点］体核体温
6. 劳动或运动时，人体主要产热器官是：
A. 肝
B. 脑
C. 心脏
D. 肌肉
［知识点］主要产热器官
7. 当环境温度等于或超过体温时，人体的主要散热方式是：
A. 辐射
B. 传导和对流
C. 发汗
D. 不显性发汗
［知识点］散热的方式
8. 给高热患者使用乙醇擦浴是：
A. 增加辐射散热
B. 增加传导散热
C. 增加蒸发散热
D. 增加对流散热
［知识点］散热的方式
9. 给高热患者用冰帽或冰袋降温是：
A. 增加辐射散热
B. 增加传导散热
C. 增加蒸发散热
D. 增加对流散热
［知识点］散热的方式
10. 中枢温度敏感神经元较多的部位在：
A. 视前区-下丘脑前部
B. 下丘脑后部
C. 大脑皮层运动区
D. 脑干网状结构
［知识点］体温调节中枢
11. 决定体温调定点的部位在：
A. 下丘脑
B. 大脑皮层
C. 下丘脑后部
D. 视前区-下丘脑前部
［知识点］体温调节中枢
12. 人体感受外界环境温度降低刺激的主要感受器是：
A. 中枢冷敏神经元

B. 皮肤热感受器
C. 中枢热敏神经元
D. 皮肤冷感受器
[知识点] 温度感受器

13. 人体的主要散热器官是：
A. 肺
B. 肾
C. 消化道
D. 皮肤
[知识点] 散热器官

14. 恒温动物生理条件下（环境温度为20 ℃～30 ℃）体温调节反应主要表现是：
A. 温热性发汗
B. 寒战
C. 皮肤血流量增加或减少
D. 寒冷时蜷曲身体
[知识点] 体温调节

15. 当下丘脑温度升高时，热敏神经元放电频率的变化是：
A. 减少
B. 不变
C. 增加
D. 先增加后减少
[知识点] 体温调节过程

16. 在寒冷环境中，下列哪项反应**不**会出现：
A. 皮肤血管舒张，血流量增加
B. 甲状腺激素分泌增加
C. 出现寒战
D. 组织代谢提高，产热量增加
[知识点] 产热反应

17. 在致热原作用下，人体发热的原因是：
A. 热敏神经元阈值升高，调定点上移
B. 热敏神经元阈值降低，调定点上移
C. 冷敏神经元阈值升高，调定点下移
D. 冷敏神经元阈值降低，调定点下移
[知识点] 体温调节过程

18. 室温在30 ℃以下时，人体24 h的不感蒸发量约为：
A. 1000 ml
B. 400 ml
C. 2000 ml
D. 600 ml
[知识点] 散热反应

19. 新生儿褐色脂肪组织具有产热功能的关键性生物分子是：
A. 瘦素
B. 解耦联蛋白
C. 增食因子
D. 脂联素
[知识点] 产热反应

20. 循环系统实现体温调节的主要途径是：
A. 增加心输出量
B. 调节血液温度
C. 调节皮肤血流量
D. 控制血流速度
[知识点] 体温调节

21. 关于体温，哪项是正确的：
A. 正常人一天之中体温波动不超过10 ℃
B. 妇女在月经期体温会轻度升高
C. 进餐可引起体温轻度升高
D. 睡眠时体温升高
[知识点] 体温的生理性波动

三、小组测试

四、应用性练习

1. 结合体温调节知识，解释患者体温升高的机制。
2. 假设你是患者的工友，在120急救车到来之前你会采取哪些措施？
3. 如果你是接诊医生，为做出初步判断你会向其工友了解哪些情况？为了进一步了解患者病情，你还会为患者做哪些辅助检查？
4. 如果你是急诊科医生，对该患者采取哪些急救措施？
5. 降低体温的具体措施有哪些？请说明其作用原理。
6. 该患者如果处置不及时，可能出现哪些严重后果？

附：知识应用

1. 患者小黄，男性，28岁。徒步旅行时，在山中迷路，15天未进食，靠饮水维持生命，并且每天还要一定时间寻找出路。小黄平素身体健康，一直坚持健身，体重为72 kg，13%为脂肪。2周后，他的身体状况开始恶化，最终被救援人员发现送往医院。

问题：该患者的体重会如何变化？请简述人体能量代谢的来源与利用。

2. 患者，童童，5岁。因近日幼儿园感冒流行，童童体质一直较弱，这次又未能幸免。开始时只是流鼻涕，家人立即给服用了小儿感冒药，未见好转，当晚开始发烧39.5 ℃，服用退烧药后，体温降至36.5 ℃，用药后3 h又开始发烧，次日清晨，家人赶紧带童童来到儿科就诊。化验结果显示支原体阳性。

问题：(1) 体温正常值是多少？

(2) 根据体温调定学说分析该患儿发热的机制。

3. 小丽，女性，19岁，大一新生。在入学军训时突然感觉头晕，眼花，恶心，并伴发热和大汗，全身无力。近一周，因刚刚离家，再加上军训，夜晚睡眠不佳，发病时，室外温度34 ℃。老师同学立即将其送往校医室，入院后采用冷水擦浴，并在其头部、腋窝、腹股沟处放置冰袋，并用电扇吹风，以迅速散热。

问题：(1) 人体的产热和散热方式有哪些？

(2) 请分析上述案例中降温处理的作用机制。

（肖　宇）

第八章　尿的生成和排出

本章思维导图：

- 尿的生成和排出
  - 肾的功能解剖和肾血流量
    - 肾的功能解剖
      - 肾单位的构成
      - 球旁器
      - 滤过膜的构成
      - 肾的神经支配和血管分布
    - 肾血流量的特点及其调节
      - 肾血流量的特点
      - 肾血流量的调节
        - 肾血流量的自身调节
        - 肾血流量的神经和体液调节
  - 肾小球的滤过功能
    - 有效滤过压
    - 影响肾小球滤过的因素
      - 肾小球毛细血管血压
      - 囊内力
      - 血浆胶体渗透压
      - 肾血浆流量
      - 滤过系数
  - 肾小管和集合管的物质转运功能
    - 肾小管和集合管中物质转运的方式
    - 肾小管和集合管中各种物质的重吸收与分泌
      - Na^+、Cl^-和水的重吸收
      - HCO_3^-的重吸收与H^+的分泌
      - NH_3和$NH4^+$的分泌与H^+、HCO_3^-的转运关系
      - K^+的重吸收和分泌
      - 葡萄糖和氨基酸的重吸收
      - 钙的重吸收与排泄
      - 一些代谢产物和进入体内的异物的排泄
    - 影响肾小管和集合管重吸收与分泌因素
      - 小管液中溶质的浓度
      - 球-管平衡
  - 尿液的浓缩和稀释
    - 尿液的稀释机制
    - 尿液的浓缩机制
      - 肾髓质渗透浓度梯度的形成
      - 直小血管在维持肾髓质高渗中的作用
    - 影响尿液浓缩和稀释的因素
      - 影响肾髓质高渗形成的因素
      - 影响远端小管末端和集合管对水通透性的因素
      - 直小血管血流量和速度对髓质高渗维持的影响
  - 尿生成的调节
    - 神经调节
    - 体液调节
      - 血管升压素
      - 肾素-血管紧张素-醛固酮系
      - 心房钠尿肽
      - 其他因素
    - 尿生成调节的生理意义
      - 在保持机体水平衡的作用
      - 在保持机体电解质平衡中的作用
      - 在保持机体酸碱平衡中的作用
  - 清除率
    - 清除率的概念及计算方法
    - 测定清除率的意义
      - 测定肾小球滤过率
      - 测定肾血浆流量、滤过分数和肾血流量
      - 推测肾小管的功能
      - 自由水清除率
  - 尿的排放
    - 膀胱和尿道的神经支配
    - 排尿反射
    - 排尿异常

相关疾病：肾小球肾炎；急性肾衰竭；糖尿病肾病；肾性尿崩症

案例一：安全第一

患者钱某，男，28 岁，因“全身多处烧伤 2 h”收入院。

小钱是北方某化工厂一名工人，人缘好、脾气好，技术也掌握得全面。凌晨 1 点左右，小钱在自己负责的锅炉旁打起了瞌睡。根据以往的经验，这个阶段的锅炉很稳定，基本上不用人管。由于小钱人缘好，每次值班领导查岗时，邻近岗位操作工总会提前给他暗号把他叫醒。凌晨 2 点 40 分，锅炉发生爆炸起火，导致小钱全身多处烧伤。

现病史：患者 2 小时前因锅炉爆炸起火导致全身多处烧伤，在工友的帮助下呼叫“120”急救，急诊科接收入院。

既往史：无糖尿病、高血压和心绞痛病史，无药物过敏史，吸烟 10 余年，每天 1 包。

家族史：否认家族中有类似病史及其他遗传病史。

体格检查：体温 38.6 ℃，脉搏 152 次/分，呼吸 32 次/分，血压 90/60 mmHg。患者意识清楚，精神差，烦躁，四肢湿冷，口渴明显，头发、鼻毛部分烧焦，声音嘶哑、呼吸急促，创面分布在头面部、躯干及四肢，污染严重，烧伤面积约占总体表面积的 71%，大部分创面表皮撕脱，基底红白相间，其余创面表皮撕脱，基底焦黄或苍白，可见网状阻塞血管。

诊疗记录：入院后即给予患者液体复苏、气管切开，并予吸氧、抗感染、止痛、抑制胃酸、保护创面等治疗。

1. 伤后 8 h（入院后 6 h）内共输入液体 600 ml，尿量 0.1 ml · kg^{-1} · h^{-1}；伤后 14 h（入院后 12 h），尿量 0.17 ml · kg^{-1} · h^{-1}，血肌酐（SCr）294.5 μmol/L（正常值为 53～106 μmol/L）；入院后第一个 24 小时尿量 0.14 ml · kg^{-1} · h^{-1}，SCr 391.2 μmol/L。

2. 患者于伤后 46 h（入院 44 h）给予连续性血液净化治疗，每 2～4 h 检测血液生化指标及血气分析，根据结果调整置换基础液内需加入的氯化钾及碳酸氢钠用量。

3. 根据血压、尿量、中心静脉压值随时调整超滤率。根据创面及血液细菌培养结果应用敏感抗生素，患者未出现脓毒症。

4. 治疗 11 天后患者 24 小时尿量达到 45 ml，此后尿量逐渐增加，17 天后患者 24 小时尿量达到 235 ml，伤后 25 天 SCr 91.6 μmol/L 恢复正常，患者多尿期持续约 3 周，伤后 42 天尿量恢复正常。手术植皮成活良好，患者住院 90 天治愈出院。

一、学习要点

（一）生理学知识

1. 肾泌尿功能的调节机制，包括肾内自身调节和神经体液调节。
2. 滤过分数的概念及其应用
3. 血浆清除率
4. 肾血流量的特点及其调节

（二）相关学科及临床知识

1. 急性肾衰竭的病因
2. 急性肾衰竭的发展演变
3. 急性肾衰竭的转归
4. 急性肾衰竭的临床表现
5. 急性肾衰竭的诊断、重要监护指标和临床治疗原则

（三）医生品质培养

临床思维、循证医学

二、个人测试

1. 在一定血压范围内肾血流量保持相对稳定主要靠：
   A. 神经调节
   B. 体液调节
   C. 自身调节
   D. 神经-体液调节
   [**知识点**] 肾血流量的调节
2. 肾血流自身调节接受压力牵张刺激的部位是：
   A. 入球小动脉管壁
   B. 出球小动脉管壁
   C. 球旁细胞
   D. 间质细胞
   [**知识点**] 肾血流量自身调节
3. 滤过分数是指：
   A. 肾小球滤过率/肾血浆流量
   B. 肾血浆流量/肾血流量
   C. 肾血流量/肾血浆流量
   D. 肾小球滤过率/肾血流量
   [**知识点**] 滤过分数
4. 酸中毒常伴有高血钾是由于：
   A. H^+-Na^+交换增强
   B. H^+-K^+交换增强
   C. K^+-Na^+交换增强
   D. 细胞释放K^+增加
   [**知识点**] K^+的分泌
5. 下列哪项属于渗透性利尿：
   A. 饮大量清水
   B. 静脉注射生理盐水
   C. 饮大量生理盐水
   D. 静脉注射甘露醇
   [**知识点**] 渗透性利尿
6. 在肾小管中既**不**能被重吸收也**不**能分泌的物质是：
   A. 葡萄糖
   B. 酚红
   C. 菊粉
   D. 对氨基马尿酸
   [**知识点**] 清除率
7. 球-管平衡现象的机制是：
   A. 肾血流量不变而肾小球滤过率增大时，近球小管的重吸收量也随之提高
   B. 近球小管的重吸收率增大时，肾小球滤过率也随之提高
   C. 肾血流量不变而肾小球滤过率减小时，近球小管的重吸收率不变
   D. 近球小管的重吸收率减小时，肾小球滤过率随之降低
   [**知识点**] 球-管平衡
8. 注射去甲肾上腺素，引起尿少的主要原因是：
   A. 肾小球毛细血管血压明显下降
   B. 血浆胶体渗透压降低
   C. 囊内压增高
   D. 滤过膜通透性减小
   [**知识点**] 尿液生成的调节
9. 剧烈运动时，少尿的主要原因是：
   A. 肾小球毛细血管血压升高
   B. 抗利尿激素分泌增高
   C. 肾小动脉收缩，肾血流量减少
   D. 醛固酮分泌增多
   [**知识点**] 尿生成的调节
10. 急性失血引起尿少的主要原因是：
   A. 肾小球毛细血管血压明显下降
   B. 血浆胶体渗透压升高
   C. 囊内压增高
   D. 滤过膜通透性减小
   [**知识点**] 尿生成的调节
11. 关于肾素，下列哪项是**错误**的：
   A. 它是由球旁细胞分泌的
   B. 流经致密斑的小管液Na^+浓度升高时，可刺激其分泌
   C. 交感神经兴奋，可刺激其分泌
   D. 入球小动脉血压下降时，可刺激其分泌
   [**知识点**] 肾素
12. 血浆中肾素增多时，将引起增多的是：
   A. 血浆K^+浓度
   B. 细胞外液容积
   C. 血细胞比容

D. 血浆胶体渗透压

[知识点] 肾素

13. 用家兔进行“观察影响尿生成因素”实验的下列结果中，**错误**的是：

A. 静脉滴入大量生理盐水，尿量增加

B. 静脉滴入 1∶10 000 去甲肾上腺素 0.5 ml，尿量增加

C. 静脉注射呋塞米，尿量减少

D. 静脉注射 20%葡萄糖 5 ml，尿量增加

[知识点] 尿生成的调节

14. 肾血流量的特点**不**包括：

A. 血流量丰富

B. 不同部位供血不均匀

C. 肾小球毛细血管血压高

D. 髓质血供较皮质丰富

[知识点] 肾血流量

15. 促使远曲小管重吸收 Na^+ 和分泌 K^+ 的激素是：

A. 抗利尿激素（ADH）

B. 醛固酮

C. 肾上腺素

D. 血管紧张素

[知识点] 醛固酮

16. 家兔静脉内快速推注 0.9% NaCl 溶液 20 ml 后，使尿量增加，其有关因素是：

A. 血浆胶体渗透压降低

B. 血糖浓度降低

C. 肾血流量降低

D. ADH 释放降低

[知识点] 尿生成的调节

17. 使尿量增多的方法**不**包括：

A. 大量饮水

B. 静脉输入大量生理盐水

C. 静脉输入大量高渗葡萄糖

D. 注射垂体后叶素

[知识点] 尿生成的调节

18. 心房钠尿肽的主要作用是：

A. 重吸收 Na^+ 排 K^+，使血量增加

B. 重吸收 K^+ 排 Na^+，使血量增加

C. 排 H_2O 排 Na^+，使血量降低

D. 重吸收 Na^+ 排 H_2O，使血量增加

[知识点] 心房钠尿肽的作用

19. 若测得某物质的肾清除率为 80 ml/min，则可认为肾小管对该物质：

A. 必定能重吸收，但不确定能否分泌

B. 必定能分泌，但不确定能否重吸收

C. 必定能重吸收，也必定能分泌

D. 必定不能重吸收，也必定不能分泌

[知识点] 肾清除率

20. 用于测定肾小球滤过率的物质是：

A. 肌苷

B. 菊粉

C. 碘瑞特

D. 肌酸

[知识点] 肾清除率

三、小组测试

四、应用性练习

1. 事故发生后，已充分扩容，但患者尿量仍减少，假如你是主管医生，应采用哪些治疗方案？

2. 假如你是实习医生，跟随上级医生接“120”急诊出车抢救患者，上级医生提醒你要密切留意该患者可能出现急性肾衰竭，患者哪些临床表现可以帮助你尽早判断其是否有急性肾衰竭？

3. 作为主管医生，你认为有哪些原因可能造成患者无尿？

4. 连续性血液净化技术在烧伤后急性肾损伤中应用的意义是什么？

5. 急性肾损伤的分期及判断指标是什么？

案例二：张老师的大水杯

患者张某，女，37 岁，因“间断口干、多饮、多尿 1 年余，加重 20 天”入院。

张老师是一名有十余年教龄的老教师了，最近几年经常口渴，每天喝好多水，走到哪里都提着一个超大的水杯，这个大水杯成了张老师的标志。

现病史：1 年前张老师无诱因出现口干、多饮、多尿，日饮水量 3～4 L，尿量与饮水量相当，夜尿 5～7 次。近 20 天饮水增加，于是来我院就诊。

既往史：无糖尿病、高血压和心绞痛病史，无药物过敏史。

家族史：否认家族中有类似病史及其他遗传病史。

体格检查：体重 66 kg，Bp 110/70 mmHg，P 78 次/分。粗测视野无缺损，牙齿脱落，甲状腺Ⅰ度大，质软，未触及结节，心肺腹未见异常，左髋部压痛，双下肢无水肿。

辅助检查：

1. 尿渗透压 109 mOsm/L，尿比重 1.003。血渗透压 293 mOsm/L，血肌酐 97.8 μmol/L（正常值为 53～106 μmol/L），尿素氮 3.49 mmol/L（正常值为 1.80～8.30 mmol/L），ALT 99.4 U/L（正常值为 0～50.0 U/L），AST 60.3 U/L（正常值为 0～90 U/L），空腹血糖 3.94 mmol/L（正常值为 3.90～6.10 mmol/L），糖化血红蛋白（HbA1c）4.7%，红细胞沉降率（ESR）37 mm/h（正常值为 0～20 mm/h）。

2. 甲状腺功能：TT_4 110.4 nmol/L（正常值为 65～155 nmol/L），TT_3 2.37 nmol/L（正常值为 1.6～3.0 nmol/L），FT_3 4.14 pmol/L（正常值为 6.0～11.4 pmol/L），FT_4 9.65 pmol/L（正常值为 10.3～25.7 pmol/L），TSH 3.14 mU/L（正常值为 2～10 mU/L）。

3. 肾超声：双肾多发囊肿伴部分囊壁钙化，肾内结构欠清晰，肾盂未见分离，双肾内散在点样强回声，肾内血流信号减少，考虑双肾慢性肾实质损害。

4. 甲状腺超声：甲状腺多发结节，考虑良性。

5. 肾图：双肾灌注正常，左肾聚集段峰值略减低，清除段欠佳，清除段下降缓慢，肾小球滤过率：左侧 24.7 ml/min，右侧 31.2 ml/min。

6. 垂体 MRI：垂体形态未见异常，前叶未见异常信号，后叶未见正常高信号。

7. 唇腺活检：可见灶性淋巴细胞浸润，符合干燥综合征表现。

诊断：

肾性尿崩症；干燥综合征；甲状腺结节；慢性淋巴细胞性甲状腺炎。

治疗方案：

1. 免疫抑制药物
2. 适当饮水，避免食用对肾有损害的食物及药物

一、学习要点

（一）生理学知识

1. 肾髓质渗透浓度梯度的形成和维持
2. 尿液的浓缩和稀释的机制
3. 影响肾髓质高渗形成的因素
4. 尿液的浓缩和稀释的影响因素
5. 抗利尿激素的作用、合成、释放和调节

（二）相关学科及临床知识

1. 正常的尿量
2. 多尿
3. 垂体尿崩症
4. 抗利尿激素

5. 肾性尿崩症
6. 干燥综合征

（三）医生品质培养

临床思维、循证医学、预防医学

二、个人测试

1. 髓质组织液渗透压梯度的保持有赖于：
   A. 直小血管的逆流倍增作用
   B. 直小血管的逆流交换作用
   C. 髓袢“U”形结构的逆流倍增作用
   D. 远曲小管和集合管对水的重吸收作用
   [知识点] 肾髓质渗透压梯度
2. 肾髓质组织液渗透压梯度的形成有赖于：
   A. 直小血管的逆流倍增作用
   B. 直小血管的逆流交换作用
   C. 髓袢“U”形结构的逆流倍增作用
   D. 远曲小管和集合管对水的重吸收作用
   [知识点] 肾髓质渗透压梯度
3. 形成肾外髓部高渗梯度的主要物质是：
   A. NaCl
   B. 尿素
   C. NaCl 和尿素
   D. KCl
   [知识点] 肾髓质渗透压梯度
4. 形成肾内髓部高渗梯度的主要物质是：
   A. NaCl
   B. 尿素
   C. NaCl 和尿素
   D. KCl
   [知识点] 肾髓质渗透压梯度
5. 尿液浓缩的主要部位是：
   A. 近曲小管
   B. 髓袢
   C. 远曲小管
   D. 集合管和远端小管
   [知识点] 尿液浓缩
6. 动脉血压升高，反射性抑制抗利尿激素释放的感受器是：
   A. 颈动脉窦压力感受器
   B. 左心房处容量感受器
   C. 下丘脑渗透压感受器
   D. 延髓化学感受器
   [知识点] 抗利尿激素释放的调节
7. 循环血量减少，反射性引起抗利尿激素释放增加的感受器是：
   A. 颈动脉窦压力感受器
   B. 左心房处容量感受器
   C. 下丘脑渗透压感受器
   D. 延髓化学感受器
   [知识点] 抗利尿激素释放的调节
8. 水利尿实验时，引起抗利尿激素释放减少的感受器是：
   A. 颈动脉窦压力感受器
   B. 左心房和腔静脉处容量感受器
   C. 下丘脑渗透压感受器
   D. 延髓化学感受器
   [知识点] 抗利尿激素释放的调节
9. ADH 对肾的作用是：
   A. 抑制肾小球的滤过作用
   B. 增加远曲小管和集合管对水的通透性
   C. 减少肾血流量
   D. 促进肾小管对 Na^+ 的重吸收
   [知识点] 抗利尿激素
10. 下列哪项**不**是引起下丘脑释放 ADH 的有效刺激：
    A. 脱水
    B. 大量失血
    C. 血浆晶体渗透压降低
    D. 疼痛、焦虑或手术应激
    [知识点] 抗利尿激素释放的调节
11. 肾维持体内水平衡的功能主要靠调节下列哪项活动来实现：
    A. 肾小球滤过率
    B. 近球小管的重吸收水量
    C. 远曲小管和集合管的重吸收水量
    D. 肾小管的分泌功能
    [知识点] 肾小管和集合管的重吸收
12. 引起 ADH 分泌最敏感的因素是：

A. 循环血量减少
B. 血浆晶体渗透压增高
C. 血浆胶体渗透压增高
D. 疼痛刺激
[**知识点**] 抗利尿激素释放的调节

13. ADH 的作用**错误**的是：
A. 收缩血管
B. 增加集合管对水的通透性
C. 抑制集合管对尿素的通透性
D. 增加远曲小管对水通透性
[**知识点**] 抗利尿激素的作用

14. 饮大量清水后，尿量增多主要是由于：
A. 肾小球滤过率增加
B. 血浆胶体渗透压降低
C. 抗利尿激素分泌减少
D. 醛固酮分泌减少
[**知识点**] 抗利尿激素释放的调节

15. 大量出汗时尿量减少，主要是由于：
A. 血浆晶体渗透压升高，引起 ADH 分泌增加
B. 血浆晶体渗透压降低，引起 ADH 分泌降低
C. 交感神经兴奋，引起 ADH 分泌降低
D. 血容量减少，导致肾小球滤过减少
[**知识点**] 抗利尿激素释放的调节

16. 大量出汗时，引起 ADH 释放增多的感受器是：
A. 颈动脉窦压力感受器
B. 左心房和腔静脉处容量感受器
C. 下丘脑渗透压感受器
D. 延髓化学感受器
[**知识点**] 抗利尿激素释放的调节

17. 促进 ADH 释放增多的因素**不**包括：
A. 动脉血压升高
B. 血压晶体渗透压升高
C. 情绪紧张
D. 循环血量减少
[**知识点**] 抗利尿激素释放的调节

18. 血管升压素的主要生理作用是：
A. 作用于近端肾小管，促进水的渗出
B. 作用于远端肾小管，促进水的重吸收
C. 作用于近端肾小管，促进水的重吸收
D. 作用于远端肾小管，促进水的排出
[**知识点**] 抗利尿激素的作用

19. 某患者服用速尿后，尿量增多，尿液渗透压下降，该患者排出低渗尿的原因是：
A. 远曲小管和集合管对 Na^+ 的主动重吸收减少
B. 远曲小管和集合管对 Cl^- 的主动重吸收减少
C. 远曲小管和集合管对水的通透性下降
D. 远曲小管和集合管管腔外渗透压梯度降低
[**知识点**] 尿液的浓缩和稀释

20. 毁损视上核，尿量和尿浓缩将出现哪种变化：
A. 尿量增加，尿高度稀释
B. 尿量增加，尿浓缩
C. 尿量减少，尿高度稀释
D. 尿量减少，尿浓缩
[**知识点**] 尿液浓缩和稀释

三、小组测试

四、应用性练习

1. 引起多饮多尿的疾病有哪些？如何鉴别诊断？
2. 抗利尿激素的作用是什么？
3. 抗利尿激素的释放和调节是怎样的过程？
4. 肾功能检查的项目及其临床意义是什么？
5. 尿崩症的病因是什么？
6. 尿崩症的临床表现、诊断及治疗分别是什么？

案例三：好生活带来的麻烦

陈某，男，48岁，因“口干、口渴8年，颜面及下肢水肿2年，呼吸困难3天”入院。

老陈是一个普通农民，平时喜爱甜食。随着改革开放，生活水平提高了，对他的小喜好就都能满足了，而恰恰是这样的“好生活”给他带来了麻烦。因为健康意识差，好几年也做不了一次体检，十余年前偶尔体检空腹血糖6.8 mmol/L。医生告诉老陈，这血糖偏高，发展成糖尿病可就麻烦了。老陈按照医生的处方买了一大堆药。用了一段时间，血糖是降下来了，但也产生了依赖性，一停药，血糖就立刻反弹。

现病史：患者10年前出现口干、口渴，于某医院诊断为“糖尿病”，口服降血糖药物治疗，具体药物不详，血糖控制不理想，未监测尿常规及肾功能。2年前出现颜面及下肢轻度水肿，乏力，泡沫尿及夜尿增多，2周前出现食欲不振，恶心、呕吐，皮肤瘙痒，并诉数次鼻出血，记忆力减退，呼气有尿臭味，水肿加重，四肢无力，尿量减少，每日尿量约70 ml。近3天出现呼吸困难，平卧位或活动后加重，坐起、休息后减轻。尿量减少到每天40 ml左右，静推呋塞米（速尿）40 mg，尿量无增加。

既往史：高血压病5年，血压最高达200/120 mmHg，未正规治疗。家族无特殊病史。

体格检查：T 37 ℃，HR 115次/分，R 28次/分，BP 190/110 mmHg。贫血貌，面色苍白，皮肤黏膜未见出血点，下肢水肿，皮肤粗糙、弹性差。颈静脉怒张。心律齐，未闻及心包摩擦音。双肺底部可闻及细湿啰音及散在哮鸣音。腹软，肝脾未触及，全腹无压痛及包块，移动性浊音（±）。双下肢重度凹陷性水肿。

辅助检查：

1. 血常规及血生化：WBC 3.5×10^9/L，RBC 2.8×10^{12}/L，Hb 57 g/L，HCT 18%，血钾5.0 mmol/L，血钙1.82 mmol/L，血磷2.56 mmol/L，BUN 22.8 mmol/L，肌酐清除率（Ccr）720 μmol/L，空腹血糖7.8 mmol/L。
2. 尿常规：蛋白（+++），比重1.010。
3. 肝炎病毒五项无异常。
4. 心电图：心率115次/分，律齐，左心室肥大。
5. 心脏超声：左心室舒张功能减退，心包少量积液。
6. 肾超声：双肾体积小，皮质变薄、结构不清。
7. 肾图：肾小球滤过率9 ml/min。

治疗方案：

1. 纠正心力衰竭　降压减轻心脏负荷，硝普钠随血压调整泵速泵入，血压控制140/90 mmHg左右；血液透析超滤脱水。心功能好转后口服氨氯地平（络活喜）。
2. 纠正贫血　输注悬浮红细胞20 ml；多糖铁复合物和叶酸口服；血压平稳后促红细胞生成素皮下注射。
3. 纠正离子紊乱　补钙降磷碳酸钙口服。
4. 进一步完善相关检查明确有无甲状旁腺功能亢进。
5. 病情稳定条件允许后行肾移植。

一、学习要点

（一）生理学知识

1. 小管液中溶质的浓度对小管液重吸收和分泌的影响
2. 葡萄糖的重吸收
3. 肾小管内葡萄糖对尿液生成的影响

（二）相关学科及临床知识

1. 糖尿病的病因
2. 糖尿病“三多一少”的机制
3. 糖尿病肾病
4. 糖尿病并发症的发生及预防

（三）医生品质培养

临床思维、循证医学

二、个人测试

1. 对葡萄糖具有吸收能力的是：
   A. 近端小管
   B. 远曲小管
   C. 髓袢细段
   D. 集合管
   [知识点] 葡萄糖的重吸收
2. 正常人的肾糖阈为：
   A. 120 mg/100 ml
   B. 140 mg/100 ml
   C. 160 mg/100 ml
   D. 180 mg/100 ml
   [知识点] 肾糖阈
3. 体表面积为 1.73 m^2 的成年男性，其葡萄糖的吸收极限是：
   A. 300 mg/min
   B. 325 mg/min
   C. 350 mg/min
   D. 375 mg/min
   [知识点] 葡萄糖的最大转运率
4. 糖尿病患者尿量增多的原因是：
   A. 肾小球滤过率增加
   B. 渗透性利尿
   C. 水利尿
   D. ADH 分泌增加
   [知识点] 渗透性利尿
5. 静脉注射甘露醇引起尿量增加的原因是：
   A. 增加肾小球滤过率
   B. 增加肾小管中溶质的浓度
   C. 减少 ADH 的释放
   D. 减少肾小管和集合管对水的重吸收
   [知识点] 渗透性利尿
6. 给家兔静脉注射 50%的葡萄糖 5 ml 后，尿量增多的主要原因是：
   A. 血浆胶体渗透压降低
   B. 肾小球毛细血管血压升高
   C. 血容量增加
   D. 肾小管中溶质的浓度增高
   [知识点] 小管液中溶质浓度对尿生成的影响
7. 肾小管对葡萄糖的重吸收的关键动力是：
   A. 基底膜侧的钠泵
   B. 管腔膜上的 Na^+-葡萄糖同向转运体
   C. 管腔膜上的 Na^+-葡萄糖逆向转运体
   D. 管腔膜上的生电转运体
   [知识点] 葡萄糖的重吸收
8. 肾糖阈是指：
   A. 尿中开始出现葡萄糖时的血糖浓度
   B. 肾小球开始滤过葡萄糖时的血糖浓度
   C. 尿中开始出现葡萄糖时的尿糖浓度
   D. 肾小管重吸收葡萄糖的最大能力
   [知识点] 肾糖阈
9. 关于葡萄糖的重吸收**错误**的是：
   A. 只在近端小管重吸收
   B. 与 Na^+ 的重吸收相耦联
   C. 是一种继发性主动转运的过程
   D. 正常情况下肾小管不能将肾小球滤过的葡萄糖全部重吸收
   [知识点] 葡萄糖的重吸收
10. 原尿中葡萄糖的含量
   A. 高于血浆

B. 与血浆相同
C. 低于血浆
D. 与肾小管液相同
[知识点] 葡萄糖的重吸收

11. 糖尿病患者出现尿糖的原因是
A. 部分远端小管对糖吸收达到极限
B. 部分近端小管对糖吸收达到极限
C. 超滤液中出现葡萄糖
D. 部分近端小管对糖吸收障碍
[知识点] 葡萄糖的重吸收

12. 某患者多食、多饮、多尿，空腹血糖浓度为 200 mg/dl（11.1 mmol/L），尿糖定性（+）。其尿量增加的主要原因是：
A. 肾小球滤过率增加
B. 肾小管中溶质浓度增加
C. 肾小管分泌增加
D. 血浆晶体渗透压升高
[知识点] 肾糖阈

三、小组测试

四、应用性练习

1. 糖尿病的病因是什么？
2. 糖尿病“三多一少”的机制是什么？
3. 糖尿病肾病的发病机制、临床表现及预防方法分别是什么？
4. 糖尿病并发症和预防措施有哪些？

案例四：小鹏的高考

患者，男，18 岁，学生。因“颜面部、双下肢水肿伴泡沫尿、少尿 3 天”求诊。

高三学生小鹏，最近学习非常紧张，十几天前感觉非常疲劳，尿量减少，尿中有泡沫，每日约 40 ml，因为考期临近，怕耽误学习，就坚持着想等到高考结束后再去医院检查。体重明显增加。

现病史：5 年前“感冒”后突然出现血尿，洗肉水样，伴尿中泡沫增加。无尿频、尿急、尿痛。当地医院查尿常规示红细胞满视野，蛋白定性（++）。当地医院给予“青霉素”抗感染治疗 3 天，血尿消失。此后，每年于上呼吸道感染后出现血尿，每年 1～2 次，间歇期曾做尿常规：尿蛋白（+～++），红细胞 8～10 个/HPF。1 年前出现血压升高，达 155/100 mmHg，未诊治。3 天前受凉后出现咽痛、发热、血尿、泡沫尿和双下肢水肿，最高体温 37.8 ℃。最近 3 天尿量进一步减少，颜面部和双下肢水肿，且体重增加，尿蛋白定性（++++），为进一步诊治收入院。患者无发热、咽痛、无皮疹、关节痛，无夜尿增多。来院就诊。

既往史：既往健康，无家族遗传病史。

体格检查：BP 130/75 mmHg，眼睑水肿，咽不红，无肿大，HR 95 次/分，双下肺叩诊浊音，呼吸音低，未闻及干湿啰音，腹部无压痛，肝脾不大，腹部移动性浊音（+），双下肢重度凹陷性水肿。

辅助检查：

1. 尿常规：尿蛋白定性（++++）；IgG 558 mg/L（<9.6 mg/L）。

2. 转铁蛋白：242 mg/L（<2.5 mg/L），白蛋白 5245 mg/L（<30 mg/L），视黄醇结合蛋白 12.9 mg/L（<0.6 mg/L），N-乙酰-β-D-葡萄糖苷酶（NAG）38.5 U/L（<11.5 U/L）。

3. 病理表现：光镜显示，15 个肾小球中未见肾小球硬化，肾小球系膜细胞及基质未见明显增生，肾小球毛细血管基膜未见增厚；肾小管上皮细胞内有脂肪变性，未见肾小管萎缩，间质未见炎症细胞浸润及纤维化，肾小动脉未见内膜增厚；电镜显示，肾小球毛细血管足细胞足突融合，未见电子致密物沉积。

4. 免疫荧光：肾小球及肾小管均未见免疫复合物沉积。

5. 尿相差显微镜检查：90%为变形红细胞。

治疗方案：

肾活检后准备为患者制订的治疗方案为激素治疗，激素剂量为1 mg/kg，每天为60 mg，同时间断性给予人体白蛋白联合利尿药，减轻水肿。

一、学习要点

（一）生理学知识

1. 肾小球的滤过
2. 滤过膜的面积和通透性
3. 有效滤过压
4. 影响肾小球滤过的因素
5. 滤过膜的机械屏障和电荷屏障

（二）相关学科及临床知识

1. 蛋白尿产生的原因及其分类
2. 肾小球肾炎的病因及分类
3. 肾小球肾炎的表现
4. 肾小球肾炎的治疗及预后
5. 水肿的原因和分类

（三）医生品质培养

临床思维、循证医学

二、个人测试

1. 关于致密斑的描述正确的是：
   A. 可感受入球小动脉血压的变化
   B. 可感受血液中 NaCl 含量的变化
   C. 感受小管液中 NaCl 含量的变化
   D. 可调节血管升压素的分泌
   [知识点] 致密斑
2. 肾球旁细胞的生理功能是：
   A. 分泌血管紧张素
   B. 分泌肾素
   C. 分泌醛固酮
   D. 分泌前列腺素
   [知识点] 球旁细胞
3. 肾小球滤过率是指：
   A. 一侧肾每分钟生成的超滤液量
   B. 两侧肾每分钟生成的超滤液量
   C. 两侧肾每分钟生成的尿量
   D. 一侧肾每分钟生成的尿量
   [知识点] 肾小球滤过率
4. 正常情况下，肾小球滤过率为：
   A. 10 ml/min
   B. 125 ml/min
   C. 15 ml/min
   D. 200 ml/min
   [知识点] 肾小球滤过率
5. 正常情况下，流过肾的血浆被滤出的百分比约为：
   A. 15%
   B. 19%
   C. 45%
   D. 81%
   [知识点] 滤过分数
6. 对肾小球滤过起决定性作用的结构是：
   A. 肾小球毛细血管内皮细胞
   B. 肾小囊壁层上皮细胞
   C. 基膜层
   D. 肾小囊脏层上皮细胞
   [知识点] 滤过膜
7. 关于滤过的叙述，正确的是：
   A. 肾小球毛细血管内血浆胶体渗透压越高，滤过平衡点向出球小动脉端移动
   B. 肾小球毛细血管入球端血压远高于出球端血压
   C. 肾小囊内压有可能等于肾小球毛细血管血压
   D. 肾小球有效滤过压不可能为负值
   [知识点] 肾小球滤过

8. 肾小球毛细血管内血浆滤出的直接动力是：
A. 入球小动脉血压
B. 出球小动脉血压
C. 肾小球毛细血管血压
D. 全身动脉血压
[知识点] 肾小球滤过

9. 使肾小球滤过率增高的因素是：
A. 全身动脉血压升高
B. 肾小球毛细血管血压降低
C. 血浆胶体渗透压降低
D. 肾小囊内静水压升高
[知识点] 肾小球滤过率

10. 下列哪种情况可导致肾小球滤过率增高：
A. 注射大量肾上腺素
B. 肾交感神经兴奋
C. 快速静脉滴注生理盐水
D. 静脉滴注高渗葡萄糖液
[知识点] 肾小球滤过率

11. 肾炎出现蛋白尿是由于：
A. 血浆蛋白浓度升高
B. 肾小球滤过率增高
C. 囊内压降低
D. 滤过膜的糖蛋白减少或消失
[知识点] 肾小球滤过

12. 可导致肾小球滤过率降低的因素是：
A. 注射血管升压素
B. 注射大剂量高渗葡萄糖液
C. 注射去甲肾上腺素
D. 快速静脉滴注生理盐水
[知识点] 肾小球滤过率

13. 一般情况下，肾小球的滤过率主要取决于：
A. 全身血浆胶体渗透压的改变
B. 滤过面积的改变
C. 囊内压的改变
D. 肾血浆流量的改变
[知识点] 肾小球滤过率

14. 肾小球的滤过作用一般只发生在入球端毛细血管段的主要原因是：
A. 毛细血管内胶体渗透压逐渐升高
B. 囊内压逐渐升高
C. 毛细血管内晶体渗透压逐渐升高
D. 肾小囊内胶体渗透压逐渐升高
[知识点] 肾小球滤过

15. 下述哪种情况会导致肾小球滤过率降低：
A. 血浆胶体渗透压下降
B. 血浆胶体渗透压升高
C. 血浆晶体渗透压下降
D. 血浆晶体渗透压升高
[知识点] 肾小球滤过率

16. 使肾小球滤过率降低的因素是：
A. 肾小球毛细血管血压降低
B. 血浆蛋白减少
C. 肾小球的血浆流量增加
D. 近端小管重吸收量增加
[知识点] 肾小球滤过率

17. 下列哪种情况下肾小球滤过率基本保持不变：
A. 血浆胶体渗透压降低
B. 囊内压升高
C. 血压降至 90 mmHg
D. 滤过膜通透性增大
[知识点] 肾小球滤过率

18. 急性肾小球肾炎引起少尿的主要原因是：
A. 血浆胶体渗透压升高
B. 囊内压升高
C. 滤过膜的通透性降低
D. 肾小球有效滤过总面积减小
[知识点] 肾小球滤过

19. 正常终尿量占原尿量的：
A. 1%
B. 2%
C. 5%
D. 10%
[知识点] 尿量

20. 正常情况下，下列哪种物质不能通过滤过膜：
A. 血浆白蛋白
B. 葡萄糖
C. 甘露醇
D. 氨基酸
[知识点] 滤过膜

三、小组测试

四、应用性练习

1. 主要考虑有哪些鉴别诊断?
2. 你想从患者的家属那里获得哪些病史要点?
3. 患者的泡沫尿产生的原因是什么?如何进一步检查?
4. 血尿的常见原因有哪些?
5. 水肿的类型及临床意义是什么?
6. 尿相差显微镜检查的应用有哪些?

附:知识应用

1. 患者,小段,男性,22 岁。因链球菌感染后肾小球肾炎入院。

问题:该患者是否会出现蛋白尿?简述判断的理由。

2. 在急性肾衰竭实验中,采用氯化汞复制肾衰竭动物模型,导致实验动物肾小球和肾小管结构和功能受到损伤,肾小球滤过率下降,实验过程中家兔出现尿量减少表现。

问题:影响肾小球滤过因素有哪些?

3. 老曹,男性,53 岁,体型偏胖。近 1 年出现口渴,多饮,多食,多尿,但体重减轻的表现。到医院就诊后诊断为 2 型糖尿病。医生建议采用胰岛素治疗。

问题:请根据有关知识分析老曹多尿的原因。

4. 患者男性,34 岁。因急性胃肠炎间断腹泻、呕吐 24 小时,到医院就诊时,发现体重减轻了 2 kg,并自述尿量减少。医生给予抗感染,补液等对症治疗后情况好转。

问题:请分析该患者尿量减少的原因。

5. 小敏,女性,31 岁。今晨到医院参加单位组织的体检,其他项目都完成后来到 B 超室排队,进入诊室后,医生先对其腹部进行了检查,进行到盆腔检查时,医生告知,因尿液不足,子宫及附件未能看清,建议小敏喝水,憋尿后再来检查。因着急赶回单位上班,小敏赶紧买了 2 瓶矿泉水,并在 10 min 内饮用完毕,30 min 后,完成了检查。回到单位后,小敏一上午去 6 次卫生间,让小敏哭笑不得。

问题:小敏体检后尿量增多的原因是什么?

(肖 宇)

第九章　神经系统的功能

本章思维导图：

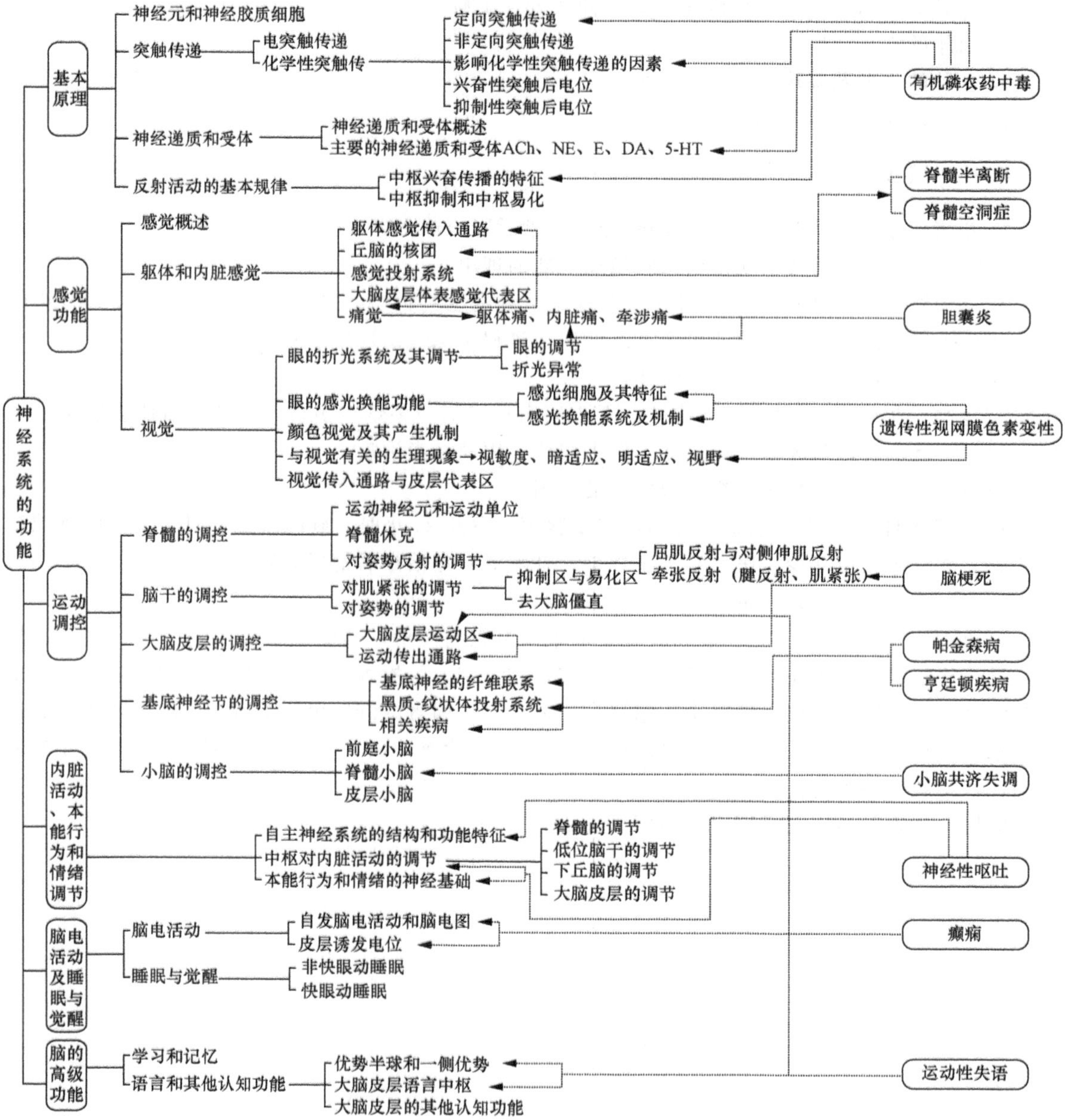

注：ACh，乙酰胆碱；NE，去甲肾上腺素；E，肾上腺素；DA，多巴胺；5-HT，5-羟色胺

案例一：喝农药的王女士

王某，女，29岁，因“饮用农药敌敌畏后呕吐、腹痛半小时”而急诊入院。

现病史：患者半小时前因为与家人吵架而饮用农药敌敌畏，出现呕吐、腹痛，被家属送至我院急诊科。

体格检查：T 36.1 ℃，P 50次/分，BP 65/40 mmHg，R 8次/分。患者意识不清，表情痛苦，呕吐，多汗、流泪、流涕、流涎，大小便失禁。瞳孔缩小如针尖，四肢及全身肌肉颤动、痉挛，呼吸困难、气促。

初步诊断：

有机磷农药中毒

抢救过程：

接诊后立即清水洗胃，每次300 ml，反复冲洗，直至洗出液无色、无味，通过胃管给予硫酸钠40 g导泻，留置胃管；迅速建立静脉通道，输液给予呋塞米（速尿）20 mg。静脉注射阿托品20 mg，同时肌内注射解磷定3支，加用氯磷定1.0 g。10 min后患者症状未见明显好转，继续静脉注射阿托品10 mg。25 min后，患者颜面潮红、皮肤干燥，瞳孔较前散大，不再缩小，直径4～5 mm。不再呕吐、流涎，肌肉震颤、痉挛基本消失，意识也较清楚。再次查体：T 37.3 ℃，P 110次/分，BP 100/60 mmHg，R 18次/分。遂静脉滴注阿托品维持量2 mg和抗生素，转入病房密切观察治疗。

一、学习要点

（一）生理学知识

1. 化学性突触的传递过程及其影响因素
2. 乙酰胆碱受体的分型、分布和作用（M样作用和N样作用）
3. 去甲肾上腺素和肾上腺素受体的分型和作用
4. 中枢兴奋传播特征

（二）相关学科及临床知识

1. 有机磷中毒的症状和体征，包括M样症状、N样症状和中枢症状
2. 有机磷农药中毒的诊断、治疗方法和临床治疗原则

（三）医生品质培养

临床思维、循证医学

二、个人测试

1. 顺向快速轴浆运输的主要是：
   A. 具有膜的细胞器
   B. 递质合成酶
   C. 微丝和微管
   D. 神经营养因子
   [知识点] 轴浆运输
2. 若干兴奋性突触后电位（EPSP）总和后足以达到阈电位水平，神经元上首先爆发动作电位的部位是：
   A. 树突
   B. 胞体
   C. 轴突始段
   D. 轴突末梢
   [知识点] 神经元产生动作电位的部位
3. 脊髓灰质炎患者后遗症常有肢体肌萎缩后遗症，其主要原因是：
   A. 病毒对肌肉的直接侵害作用
   B. 神经的兴奋性支配作用减弱

C. 神经支配由兴奋转为抑制
D. 肌肉失去神经的营养性作用
[**知识点**] 神经的营养性作用

4. 下列化学性突触传递特征叙述正确的是：
A. 双向传播
B. 不衰减传播
C. 兴奋节律不变
D. 对内环境变化敏感
[**知识点**] 化学性突触传递特征

5. 影响突触前膜递质释放量的因素有：
A. 动作电位的传导速度
B. 递质的种类
C. 进入突触前膜的 Ca^{2+} 的数量
D. 递质小泡的大小
[**知识点**] 影响突触递质释放因素

6. 兴奋性突触后电位的产生，是由于突触后膜提高了对下列哪种离子的通透性：
A. Na^+、K^+、Cl^-，尤其是 K^+
B. Ca^{2+}、K^+、Cl^-，尤其是 Ca^{2+}
C. Na^+、K^+，尤其是 Na^+
D. K^+、Cl^-，尤其是 Cl^-
[**知识点**] 兴奋性突触后电位的产生过程

7. 下列关于抑制性突触后电位的叙述，正确的是：
A. 是局部去极化电位
B. 具有“全或无”性质
C. 是局部超极化电位
D. 由突触前膜递质释放量减少所致
[**知识点**] 抑制性突触后电位的性质

8. 抑制性突触后电位的产生，是由于突触后膜对下列哪组离子提高了通透性：
A. Na^+、K^+、Cl^-，尤其是对 K^+
B. Ca^{2+}、K^+、Cl^-，尤其是对 Ca^{2+}
C. Na^+、K^+，尤其是对 Na^+
D. K^+、Cl^-，尤其是对 Cl^-
[**知识点**] 抑制性突触后电位的产生过程

9. 兴奋性突触后电位：
A. 即突触后神经元处于兴奋状态
B. 可随突触前递质释放增多而加大
C. 由突触后膜 K^+ 电导增加而产生
D. 由突触后膜 Ca^{2+} 电导增加而产生
[**知识点**] 兴奋性突触后电位

10. 抑制性突触后电位：
A. 由突触前末梢递质释放减少而产生
B. 使突触后膜电位远离阈电位水平
C. 由突触后膜 Na^+ 电导增加而产生
D. 由突触后膜 Ca^{2+} 电导增加而产生
[**知识点**] 抑制性突触后电位

11. 当神经冲动到达运动神经末梢时，可引起接头前膜的：
A. Na^+ 通道关闭
B. Ca^{2+} 通道开放
C. K^+ 通道开放
D. Cl^- 通道开放
[**知识点**] 神经-肌接头兴奋传递过程

12. 有关神经-肌接头兴奋传递的叙述，**错误**的是：
A. 多个神经冲动才能引起肌细胞兴奋
B. 一次神经冲动引起肌细胞发生一次兴奋
C. 终板电位的大小取决于接头前膜的递质释放量
D. 终板电位有总和现象
[**知识点**] 神经-肌接头兴奋传递

13. 电突触传递的一般特点是：
A. 单向，低电阻，快速
B. 单向，高电阻，慢速
C. 双向，低电阻，快速
D. 双向，高电阻，慢速
[**知识点**] 电突触传递特征

14. 下列关于神经递质的描述，正确的是：
A. 神经系统内凡能与受体结合的化学物质都是递质
B. 递质作用于受体产生效应后很快被消除
C. 一个神经元的全部末梢均释放同一种递质
D. 一种神经递质只作用于一种特定的受体
[**知识点**] 神经递质

15. 乙酰胆碱（ACh）与突触后膜受体结合产生效应后，清除的主要方式是：
A. 被突触前膜重新摄取
B. 随血流带到肝破坏

C. 随血流到达肾排出
D. 被胆碱酯酶分解
[知识点] ACh 的清除方式

16. M 型受体的阻滞药是：
A. 十烃季胺
B. 六烃季胺
C. 阿托品
D. 普萘洛尔（心得安）
[知识点] M 型受体阻滞药

17. 毒蕈碱受体分布于：
A. 自主神经节的节后神经元
B. 骨骼肌细胞膜上的运动终板
C. 多数受副交感神经支配的组织
D. 多数受交感神经支配的组织
[知识点] M 受体分布

18. 应用阿托品后可出现的生理活动改变是：
A. 心率减慢
B. 气道阻力增加
C. 闭汗
D. 肠蠕动增加
[知识点] M 受体阻滞药及其作用

19. 下列药物或毒物中，可阻断 N 型胆碱能受体的物质是：
A. 筒箭毒
B. 普萘洛尔
C. 酚妥拉明
D. 阿托品
[知识点] N 型受体阻滞药

20. 下列哪种神经递质属于儿茶酚胺类：
A. ACh
B. 腺苷
C. 甘氨酸
D. 去甲肾上腺素
[知识点] 儿茶酚胺类递质

21. 作为神经递质，下列哪一种物质仅存在于中枢神经系统：
A. 多巴胺
B. 肾上腺素
C. 腺苷
D. ATP
[知识点] 肾上腺素递质分布

22. 选择性阻断 α_2 受体的阻滞药为：
A. 育亨宾
B. 哌唑嗪
C. 酚妥拉明
D. 普萘洛尔
[知识点] α_2 受体阻滞药

23. 治疗伴有呼吸系统疾病的心绞痛患者，应选择下列药物中的哪种为宜：
A. 丁氧胺
B. 普萘洛尔
C. 阿替洛尔
D. 酚妥拉明
[知识点] α_1 受体阻滞药

24. 下列效应器上 α 受体作用表现为抑制性的是：
A. 瞳孔开大肌
B. 胃肠括约肌
C. 小肠平滑肌
D. 膀胱括约肌
[知识点] α 受体作用

25. 下列效应器上 β 受体作用表现为兴奋性的是：
A. 心肌
B. 支气管平滑肌
C. 小肠平滑肌
D. 未孕子宫平滑肌
[知识点] β 受体作用

26. 在周围神经系统中，下列哪种化学物质**不**是神经递质：
A. 肾上腺素
B. 去甲肾上腺素
C. 多巴胺
D. ACh
[知识点] 人体内主要的神经递质

27. 去甲肾上腺素激活 α 受体后引起舒张效应的部位是：
A. 冠状血管
B. 皮肤黏膜血管
C. 脑血管
D. 小肠平滑肌
[知识点] 单胺类递质及其受体

28. 完成一个反射所需时间的长短主要取决于：

A. 传入与传出纤维的传导速度
B. 刺激的强弱和性质
C. 经过中枢突触的多少
D. 感受器的敏感性
[知识点] 反射

29. 交互抑制的形成是由于：
A. 兴奋性递质释放量少
B. 兴奋性递质破坏过多
C. 抑制性中间神经元兴奋
D. 兴奋性中间神经元兴奋
[知识点] 交互抑制的过程

30. 产生突触前抑制的机制是：
A. 突触前膜 K^+ 通道磷酸化而关闭
B. 进入突触前末梢内的 Ca^{2+} 减少
C. 突触前末梢释放抑制性递质
D. 通过抑制性中间神经元中介
[知识点] 突触前抑制

三、小组测试

四、应用性练习

1. 经典突触的传递过程是什么？
2. 乙酰胆碱的受体和阻滞药是什么？
3. 儿茶酚胺类递质有哪些？各类递质都有什么受体？
4. 中枢兴奋传播的特征有哪些？
5. 患者入院后为什么首先洗胃？洗胃有什么原则？为什么留置胃管？
6. 应用阿托品和解磷定的原理是什么？有什么原则？
7. 达到阿托品化的指标是什么？
8. 如果你是医生，患者转入病房后，你会注意患者哪些病情变化？

案例二：被水果刀刺伤的小李

李某，男，29 岁，因“左胸背部被刺伤 1 h”而急诊入院。

现病史： 患者于 1 h 前被他人用水果刀将其左胸背部刺伤，出血量约 100 ml，伤后感觉双下肢活动受限，遂来我院急诊而入院。

既往史： 否认其他外伤史和神经系统疾病。

体格检查： T 36.9 ℃，P 80 次/分，BP 120/80 mmHg，R 25 次/分。患者意识清醒，表情紧张，左胸背第九肋部距脊中线 5 cm 处间斜形刺创伤口 4 cm，左下肢肌力弱，为 4 度，双下肢肌张力正常，左右膝腱反射正常。左巴宾斯基（Babinski）征（+），左克氏征（+），左踝阵挛征（+），左提睾反射消失。右侧脐下 1 cm 处以下痛温觉反应障碍，左下肢活动不灵活。分析损伤处相当于第 9、10 脊髓神经，其他无异常，综上符合 Brown-Sequard 综合征。接诊入院。

辅助检查：

接诊后行脊髓 MRI 和 X 线检查，X 线见第 9、10 脊椎间有一 2 cm 左右锐器所致贯穿伤口。MRI 显示：第 9、10 脊椎髓间硬膜外有一 2～3 cm 左右血肿，脊髓未见损伤。

初步诊断：

Brown-Sequard 综合征

治疗方案：

建立静脉通道，输液及药物甘露醇、甲泼尼龙、氨甲环酸治疗，同时静滴抗生素预防感染。1 个月后，患者自觉症状好转而要求出院，嘱咐患者定期复查。3 个月后患者步行来院，自觉双下肢无不适感，行走基本如常人，双下肢肌力及肌张力均正常，双侧提睾反射俱在且对称，生理反射存在，病理反射未引出，原痛觉检查平面消失。复查结果：痊愈。

案例三："鹰爪"手的小徐

徐某，男，29岁，因"上肢感觉和运动障碍半年"而入院。

现病史：患者自述于半年前感觉右上肢酸软，有时有点头晕、手心出汗，接着手部鱼际肌、骨间肌以及前臂诸肌无力、萎缩和肌束震颤。同时左上肢感觉不到疼痛和温度，而且上肢皮肤增厚，随着病情发展现已出现"鹰爪"手，上臂、肩带及部分肋间肌瘫痪萎缩，故此来院就诊。

既往史：患者无心脑血管疾病、肾疾病病史，无重大手术及外伤史，无食物及药物过敏史，无输血史，预防接种史不详。否认家族中有高血压、糖尿病、心脏病及恶性肿瘤等病史。

体格检查：T 36.9 ℃，P 80次/分，BP 120/70 mmHg，R 20次/分。患者意识清醒，表情紧张，双侧瞳孔等大等圆，直径约3 mm，对光反射灵敏；双胸廓正常对称无畸形，脊柱正常生理弯曲，无侧凸，活动自如，右上肢及手部鱼际肌、骨间肌以及前臂诸肌无力、萎缩，震颤，无汗。左上肢无痛感，温热感觉缺乏，触觉和深压觉存在。

辅助检查：

X线片：未发现右上肢及脊髓畸形。

腰椎穿刺：脑脊液（CSF）蛋白0.67 g/L。

MRI：颈髓6段可见一2 mm左右的空洞，内有液体，回声均匀。

初步诊断：

脊髓空洞症

治疗方案：

接诊后安排入院，静脉注射维生素B、三磷腺苷、辅酶A、肌苷，嘱咐患者注意防止受伤和烫伤，择日进行上颈段椎板切除减压术治疗。

一、学习要点

（一）生理学知识

1. 感受器及感受器的一般生理特性
2. 躯体感觉传入通路，包括痛温觉和精细触压觉传入通路和特点
3. 第一体表感觉区的部位、投射规律及作用
4. 感觉投射系统（特异投射系统和非特异投射系统）的概念和特征

（二）相关学科及临床知识

1. 脊髓半离断的症状和体征
2. Brown-Sequard综合征
3. 脊髓空洞症的发病过程、症状和体征及治疗方法
4. 巴宾斯基征

（三）医生品质培养

临床思维、循证医学、预防医学

二、个人测试

1. 右侧脊髓半离断，离断面以下可出现：
   A. 仅左侧痛、温觉障碍
   B. 仅右侧痛、温觉障碍
   C. 右侧痛、温觉和左侧深压觉障碍
   D. 左侧痛、温觉和右侧深压觉障碍
   [知识点] 感觉传导通路
2. 病变较局限的脊髓空洞症患者常可出现节段性：

A. 痛觉、温度觉和触-压觉均缺失或减退
B. 痛觉、温度觉缺失或减退，而触-压觉仍保留
C. 触-压觉缺失或减退，而痛觉和温度觉仍保留
D. 温度觉和触-压觉缺失或减退，而痛觉仍保留
[知识点] 感觉传导通路

3. 脊髓损伤时，下列哪一种感觉最不易被完全阻断：
A. 触-压觉
B. 本体感觉
C. 温度觉
D. 痛觉
[知识点] 触-压觉传导路径

4. 有关丘脑的叙述正确的是：
A. 是所有感觉传入纤维的换元站
B. 是感觉的最高中枢
C. 与大脑皮质（皮层）的联系构成丘脑皮层投射
D. 决定大脑皮层的运动功能
[知识点] 丘脑在感觉传递中的作用

5. 在丘脑核团中，作为听觉传导通路换元站的核团是：
A. 外侧膝状体
B. 内侧膝状体
C. 后外侧腹核
D. 后内侧腹核
[知识点] 听觉换元站

6. 与躯体和头面部感觉传导有关的丘脑核团为：
A. 感觉接替核
B. 内侧膝状体
C. 联络核
D. 髓板内核群
[知识点] 感觉接替核

7. 与丘脑感觉接替核无关的特殊感觉为：
A. 听觉
B. 嗅觉
C. 视觉
D. 痛觉
[知识点] 丘脑感觉

8. 网状结构上行激动系统功能的发挥是通过：
A. 锥体系
B. 锥体外系
C. 特异投射系统
D. 非特异投射系统
[知识点] 非特异投射系统

9. 关于特异感觉投射系统的描述，正确的是：
A. 仅指丘脑感觉接替核及其向大脑皮层的投射纤维
B. 感觉接替核在所有感觉传导通路中都是第三级神经元
C. 与大脑皮层有点对点的投射关系
D. 主要与大脑皮层第二层的神经元形成突触联系
[知识点] 特异感觉投射系统

10. 一般特异性感觉传入的第二级神经元的胞体位于：
A. 脊髓神经节内脑神经节内
B. 脊髓后角有关神经核内
C. 脑干有关神经核内
D. 脊髓后角或脑干有关神经核内
[知识点] 特异感觉投射系统

11. 特异感觉投射系统的主要功能是：
A. 参与学习与记忆机制
B. 维持和改变大脑皮层的兴奋状态
C. 协调各种感觉在皮层与皮层下结构间的联系
D. 引起特定感觉并激发大脑皮层的传出活动
[知识点] 特异感觉投射系统功能

12. 下列选项中，符合非特异性感觉投射系统功能的是：
A. 产生某种特定的感觉
B. 维持和改变大脑皮层的兴奋状态
C. 激发大脑皮质发出传出冲动
D. 参与形成躯体平衡感觉
[知识点] 非特异性感觉投射系统功能

13. 关于非特异感觉投射系统的描述，正确的是：
A. 包括丘脑投向大脑皮层的所有纤维
B. 自大脑皮层返回丘脑的纤维也可归入此系统
C. 是各种不同感觉的共同上传通路

D. 主要与大脑皮层第四层的神经元构成突触联系

[知识点] 非特异投射系统

14. 非特异投射系统**不**能引起特定感觉的原因是：

A. 接受感觉传导的侧支联系

B. 与丘脑第二类细胞群无纤维联系

C. 进入大脑皮层各层

D. 通路失去各特定感觉的专一性

[知识点] 非特异投射系统

15. 非特异性感觉投射的临床特点正确的是：

A. 不通过脑干网状结构上行激动系统起作用

B. 与大脑皮层具有点对点的投射关系

C. 没有专一的感觉传导功能

D. 为单突触传递系统

[知识点] 非特异投射系统的特点

16. 第一感觉区位于：

A. 中央前回

B. 中央后回

C. 颞叶皮质

D. 中央前回与岛叶之间

[知识点] 第一感觉区

17. 人脑位于中央前回与脑岛之间的感觉区为：

A. 第一感觉区

B. 第二感觉区

C. 本体感觉代表区

D. 内脏感觉代表区

[知识点] 第二感觉区

18. 下列关于人类第二感觉区的描述，正确的是：

A. 位于运动辅助区

B. 受损后明显出现感觉障碍

C. 身体各部分代表区十分完善

D. 区内投射安排是正立的

[知识点] 第二感觉区

19. 嗅觉皮层代表区位于：

A. 额叶

B. 顶叶

C. 枕叶

D. 边缘叶的前底部

[知识点] 嗅觉代表区

20. 视觉皮层代表区位于：

A. 颞叶的颞横回

B. 颞叶的颞上回

C. 枕叶距状裂

D. 扣带回

[知识点] 视觉代表区

三、小组测试

四、应用性练习

1. 特异性投射系统的作用和投射特点是什么？

2. 非特异性行投射系统的作用和投射特点是什么？

3. 第一体表感觉区的作用及其投射规律是什么？

4. 何为 Brown-Sequard 综合征？

5. 案例二患者为什么出现左巴宾斯基征（+），左克氏征（+），左踝阵挛征（+），左提睾反射消失？

6. 案例二中到底是什么原因引起患者的 Brown-Sequard 综合征的症状？

7. 案例三患者为什么会出现左上肢痛温觉消失而触压觉存在的现象？

8. 案例三患者为什么右上肢出现肌萎缩和肌无力？

案例四：肩膀疼痛的小杨

杨某，女，21 岁，因“右肩疼痛 2 天”而来院就诊。

患者为牧区农民，时值春耕，所以每天都要下地做农活。

现病史：最近两天感觉右肩区疼痛，而且越来越重，已经影响到其劳作，故来院就诊。

既往史：患者自述家住内蒙牧区，没有外伤史，从小喝牛奶，每天都喝，并且用牛奶泡米饭当主食。前些天由于春耕，每天早起晚归，突然感觉右肩区疼痛，当地卫生所诊断为劳累及用力过度，建议休息，但未见好转，

体格检查：患者意识清醒，T 37 ℃，P 80 次/分，BP 120/70 mmHg，R 20 次/分。神经系统未见异常，也未引出阳性体征，全身淋巴结无肿大，胆囊区轻微压痛。

辅助检查：

腹部超声：见胆囊壁增厚，欠光滑，内有一 1.5 cm×2 cm 结石，其他未见异常。

初步诊断：

1. 胆囊结石
2. 胆囊炎

治疗方案：

建议先保守治疗，在症状缓解后择日手术。

一、学习要点

（一）生理学知识

1. 痛觉的定义和特点
2. 致痛物质
3. 躯体痛和内脏痛的区别
4. 牵涉痛的定义和产生原因
5. 常见的内脏痛牵涉到的体表部位

（二）相关学科及临床知识

1. 胆囊炎和胆囊结石
2. 胆囊摘除手术

（三）医生品质培养

临床思维、循证医学、预防医学

二、个人测试

1. 痛觉感受器是：
   A. A_δ 纤维
   B. B类纤维
   C. 游离神经末梢
   D. C类纤维
   [知识点] 痛觉感受器
2. 痛觉的生理意义是：
   A. 报警信号，具有保护意义
   B. 发生适应现象，机体不感觉痛
   C. 发出损伤信号，让机体休息
   D. 报警信号，具有适应意义
   [知识点] 痛觉
3. 下列物质是致痛物质的是：
   A. 乙酰胆碱
   B. 去甲肾上腺素
   C. 谷氨酸
   D. K^+、H^+、缓激肽
   [知识点] 致痛物质
4. 下列关于体表快痛和慢痛的描述，正确的是：
   A. 快痛和慢痛同时出现，慢痛持续时间长
   B. 定位都很明确，慢痛呈烧灼样感觉
   C. 许多纤维经非特异投射系统到达大脑皮层广泛区域
   D. 皮层投射区域都位于第一和第二感觉区
   [知识点] 快痛和慢痛
5. 传导慢痛的外周神经纤维是：
   A. A_α
   B. A_δ
   C. B类纤维
   D. C类纤维
   [知识点] 慢痛传入纤维
6. 传导快痛的外周神经纤维主要是：
   A. A_α纤维

B. $A_δ$ 纤维
C. B类纤维
D. C类纤维
[知识点] 快痛传入纤维

7. 快痛主要经特异投射系统到达什么部位？
A. 下丘脑
B. 大脑皮层第一、第二感觉区
C. 边缘系统
D. 中脑和脑桥
[知识点] 快痛

8. 内脏痛最主要的特点是：
A. 尖锐的刺痛
B. 潜伏期和持续时间长
C. 定位不明确
D. 对牵拉性刺激不敏感
[知识点] 内脏痛特点

9. 对皮肤痛与内脏痛比较的叙述，**错误**的是：
A. 皮肤痛发生快，而内脏痛发生慢
B. 皮肤痛产生后消失快，而内脏痛消失缓慢
C. 皮肤痛定位明确，而内脏痛定位不明确
D. 切割、烧灼等刺激对皮肤痛和内脏痛都敏感
[知识点] 皮肤痛和内脏痛

10. 牵涉痛是指：
A. 患病内脏本身疼痛并引起相邻的内脏疼痛
B. 患病内脏本身疼痛并引起远隔的内脏疼痛
C. 患病内脏本身疼痛并引起邻近体腔壁骨骼肌痉挛和疼痛
D. 患病内脏本身疼痛并引起远隔的体表部位疼痛
[知识点] 牵涉痛

11. 牵涉痛发生的原因是：
A. 会聚-投射理论
B. 分散-投射理论
C. 会聚-交叉理论
D. 分散-交叉理论
[知识点] 牵涉痛

12. 肝、胆囊疾病发生牵涉痛的部位可位于：
A. 心前区、左肩和左上臂尺侧
B. 右肩胛部
C. 腹股沟区
D. 左上腹、肩胛间
[知识点] 牵涉痛

13. 心肌缺血时，牵涉痛通常发生在：
A. 心前区、左肩和左上臂
B. 左上腹和肩胛间区
C. 左肩胛和右肩胛
D. 上腹部和脐周围区
[知识点] 牵涉痛

14. 胃溃疡和胰腺炎时，牵涉痛发生在什么部位：
A. 左上腹和肩胛间区
B. 右上腹和肩胛间区
C. 左肩胛和右肩胛
D. 上腹部和心前区
[知识点] 牵涉痛

15. 阑尾炎时，牵涉痛通常发生在：
A. 心前区、左肩和左上臂
B. 左上腹和肩胛间区
C. 腹股沟区
D. 上腹部和脐周围区
[知识点] 牵涉痛

16. 肾结石时，发生牵涉痛的部位是：
A. 肩胛区
B. 左上腹
C. 睾丸
D. 腹股沟区
[知识点] 牵涉痛

17. 输尿管结石，牵涉痛发生在：
A. 腹股沟区
B. 左上腹
C. 睾丸
D. 右下腹
[知识点] 牵涉痛

三、小组测试

四、应用性练习

1. 皮肤痛觉分类和特点是什么?
2. 内脏痛的特点是什么?
3. 牵涉痛的定义是什么?常见内脏痛的牵涉部位都有哪些?
4. 胆囊炎和胆囊结石都有什么症状?
5. 常用胆囊摘除手术都有什么方式?

案例五：晚上看不见的小武

武某，男，23 岁，因“视物模糊 3 个月”而来院就诊。

现病史：患者近 3 月来感觉眼前有一环状暗点，而且逐渐加大，感觉看不见周边物体，而且晚上什么也看不清，白天视物清楚，但有时看物体是“S”形。逐渐感觉对蓝色物体越发辨别不清，所以来院就诊。

既往史：患者自述儿童时期即有轻微夜盲，其父有视网膜色素变性疾病，现已盲。

体格检查：患者意识清醒，T 37 ℃，P 80 次/分，BP 120/70 mmHg，R 20 次/分。

辅助检查：

1. 眼底检查：视网膜色素沉着，色素呈有突的小点，呈骨细胞样，色素多位于视网膜血管附近，视网膜色素上皮层色素脱失，玻璃体清晰，视网膜血管一致性狭窄，尤以动脉为显著；
2. 荧光血管眼底造影所见：背景荧光大片无荧光区，提示脉络膜毛细血管层萎缩；
3. 暗适应检查：视锥细胞功能尚正常，视杆细胞功能下降，视杆细胞曲线终末阈值升高；
4. 视野与中心视力：各色视野变小，中心视力接近正常；
5. 色觉：蓝色盲检查欠佳；
6. 视觉电生理：视网膜电图（ERG）无反应，b 波消失；眼电图（EOG）光峰对暗基线比值（LP/DT）明显降低。

初步诊断：

遗传性视网膜色素变性病

治疗方案：

给予血管扩张药，维生素 A、B_1 及叶黄素。

一、学习要点

（一）生理学知识

1. 眼的近反射、瞳孔对光反射及眼的折光异常
2. 视杆细胞和视锥细胞
3. 视杆细胞的感光换能机制
4. 三原色学说
5. 明适应、暗适应、视力、视野

（二）相关学科及临床知识

1. 近视、远视、老视、散光
2. 瞳孔对光反射检查
3. 青光眼及白内障
4. 角膜炎
5. 视网膜脱落
6. 色盲、色弱
7. 视野缺失

（三）医生品质培养

临床思维、循证医学、预防医学

二、个人测试

1. 在设计视力表时，考虑判断人眼视力高低的标准是：
   A. 人眼所能看清楚的物体大小
   B. 视网膜中央凹处最小的清晰像大小
   C. 视网膜中央凹以外最小的清晰像大小
   D. 人眼所能看清楚物体的距离
   ［知识点］ 视力
2. 在眼的折光系统中，折光力可被调节的结构是：
   A. 角膜
   B. 巩膜
   C. 晶状体
   D. 玻璃体
   ［知识点］ 晶状体调节
3. 在眼的折光系统中，折射能力最大的界面是：
   A. 空气-角膜前表面
   B. 角膜后表面-房水
   C. 房水-晶状体前表面
   D. 晶状体后表面-玻璃体
   ［知识点］ 眼的折光系统
4. 当睫状肌收缩时，可引起的生理效应是：
   A. 睫状小带紧张性增加
   B. 角膜曲度增加
   C. 瞳孔增大
   D. 晶状体曲度增加
   ［知识点］ 晶状体调节
5. 以下关于眼的调节的叙述，哪一项是**错误**的：
   A. 是神经反射
   B. 使晶状体变凸
   C. 使瞳孔缩小
   D. 增加折光系统的球面像差和色像差
   ［知识点］ 眼的调节
6. 眼充分发挥调节作用后能够看清眼前物体的最近点，称为：
   A. 主点
   B. 节点
   C. 近点
   D. 远点
   ［知识点］ 近点
7. 老视发生的主要原因是：
   A. 玻璃体透明度改变
   B. 晶状体弹性减弱
   C. 角膜透明度改变
   D. 晶状体厚度增加
   ［知识点］ 老视
8. 因眼外肌瘫痪或眼球内肿瘤压迫而产生复视的原因是：
   A. 眼球变形而导致眼内压过高
   B. 人眼光线分别聚焦于不同焦平面
   C. 物像发生球面像差和色像差
   D. 物像落在双眼视网膜的非对称点上
   ［知识点］ 折光异常
9. 视远物和近物都需要眼进行调节的折光异常是：
   A. 近视
   B. 远视
   C. 散光
   D. 老视
   ［知识点］ 折光异常
10. 正常情况下，用手电筒灯光照射左眼时出现的反射性反应是：
   A. 左侧瞳孔缩小，右侧瞳孔不变
   B. 右侧瞳孔缩小，左侧瞳孔不变
   C. 左侧瞳孔明显缩小，右侧瞳孔略有增大
   D. 左、右侧瞳孔同等程度缩小
   ［知识点］ 瞳孔对光反射
11. 视网膜中央凹处视敏度高，其主要原因是：
   A. 感光色素含量高
   B. 感光细胞的兴奋性高
   C. 视觉传递系统呈单线联系
   D. 感光色素处于合成状态
   ［知识点］ 中央凹视觉传递系统呈单线联系
12. 视网膜中央凹外对光敏感性明显提高的主要原因是：
   A. 感光细胞密度大

B. 感光细胞兴奋性高
C. 感光细胞中感光色素含量高
D. 传入通路的汇聚程度小
[知识点] 中央凹外传入通路汇聚程度小

13. 视网膜上只有视锥细胞而没有视杆细胞分布的部位是：
A. 黄斑中央凹
B. 视网膜中心
C. 视网膜周边
D. 视网膜颞侧
[知识点] 视锥细胞分布

14. 视杆细胞中的感光色素是：
A. 视蛋白
B. 视黄醛
C. 视紫红质
D. 视紫蓝质
[知识点] 视杆细胞中的感光色素

15. 与视锥细胞相比，视杆细胞的特点是：
A. 数量少
B. 对光敏感度高
C. 能产生色觉
D. 分辨能力强
[知识点] 视杆细胞的特点

16. 产生夜盲症的原因是：
A. 视蛋白合成障碍
B. 视黄醛合成过多
C. 视紫红质缺乏
D. 视紫蓝质缺乏
[知识点] 夜盲症

17. 暗适应的产生机制主要与视网膜哪种细胞中的视紫红质的合成增强有关：
A. 视锥细胞
B. 视杆细胞
C. 双极细胞
D. 水平细胞
[知识点] 暗适应

18. 视黄醛被消耗后需要哪种维生素来补充：
A. 维生素 A
B. 维生素 B
C. 维生素 C
D. 维生素 D
[知识点] 维生素 A 可转化成视黄醛

19. 三原色学说设想在视网膜中存在对哪三种色光特别敏感的视锥细胞：
A. 蓝、绿、白
B. 红、绿、白
C. 红、绿、黄
D. 蓝、绿、红
[知识点] 三原色学说

20. 安静状态下，眼的折光系统正好把 6 m 以外的物体成像在视网膜之上。来自近于 6 m 的物体的光线经折射后将成像在视网膜之后。但正常眼在看近物时也很清楚，这是由于眼在看近物时发生了：
A. 晶状体弹性变化
B. 近反射
C. 瞳孔缩小
D. 悬韧带放松
[知识点] 近反射

21. 视网膜接受光刺激，由感光细胞产生的电信号经过复杂的细胞网络传递，最后在哪种细胞产生动作电位传向中枢：
A. 水平细胞
B. 双极细胞
C. 无长突细胞
D. 神经节细胞
[知识点] 神经节细胞产生动作电位

22. 单眼固定注视前方不动，此时该眼所能看到的范围称为视野。在同一光照条件下，下列哪种颜色的视野最大：
A. 红色
B. 白色
C. 蓝色
D. 绿色
[知识点] 视野

23. 视觉皮层代表区位于：
A. 颞叶的颞横回
B. 颞叶的颞上回
C. 枕叶距状裂
D. 扣带回
[知识点] 视觉皮层代表区

24. 一侧枕叶皮层接受视网膜的哪侧传入纤维的投射：
A. 同侧眼

B. 对侧眼

C. 同侧眼鼻侧和对侧眼颞侧

D. 同侧眼颞侧和对侧眼鼻侧

[知识点] 视神经投射规律

三、小组测试

四、应用性练习

1. 试述眼的折光异常：近视、远视、散光的机制及矫正方法。
2. 试述视杆细胞感光换能机制。
3. 本例患者为什么发生夜盲？此种夜盲补充维生素 A 有效吗？
4. 本例患者为什么有视野变小？最终会有什么变化？

案例六：突然头晕的杨老太

杨某，女，68 岁，因“突觉头晕，视物模糊 3 天”而来院就诊。

现病史：患者入院前 3 天无明显诱因出现间断头晕，表现为头部闷胀感，当时无头痛、恶心、呕吐，无言语不清、视物不清及视物旋转，无饮水呛咳及吞咽障碍，无耳鸣及听力下降，无眼前一过性黑矇及意识障碍。当时未予以重视，自服感冒药（具体不详）后症状缓解不明显，遂于入院前 2 天，前往我院心内科门诊就诊。心电图示：短暂 P-R 间期综合征，偶发房性期前收缩，未予特殊治疗。患者回家后头晕症状仍间断出现，至入院前 1 天，晨起自觉头晕较前加重，天旋地转，视物模糊，闭眼及平卧后可缓解，当时无意识障碍及大小便失禁。遂于我院急诊就诊。急诊 CT 示：左枕叶低密度影。以“急性脑血管病，脑梗死”收住神经内科。

既往史：高血压病史 5 年，血压最高达 180/115 mmHg，平素服用“利血平片”调控血压，血压控制欠佳；否认糖尿病，心脏病史及青霉素过敏。无家族疾病史。

体格检查：T 37.1 ℃，P 70 次/分，R 22 次/分，BP 145/90 mmHg，神志清，言语流畅，查体合作。双眼球各方向运动自如，双瞳孔等大等圆，两侧瞳孔直径均 3.0 mm，对光反射灵敏，无眼震，右眼复视及颞侧部偏盲。伸舌居中，咽反射在，颈软无抵抗，四肢肌张力正常，肌力 5 级，四肢肌腱反射对称存在，括约肌功能正常，右侧 Babinski 征阳性，左侧掌颏征阳性。感觉系统查体未见明显异常。

实验室检查：

血常规、尿常规、粪常规、血凝检查未见明显异常

影像检查：

头颅 MRI（核磁共振）示：

1. 左顶枕叶脑梗死（亚急性期）
2. 双侧基底节区及半卵圆中心腔隙性梗死
3. 脑白质脱髓鞘改变
4. 脑动脉硬化

颈动脉彩超示：

1. 双侧颈动脉硬化并右侧颈内、左侧颈总动脉斑块形成
2. 双侧椎动脉及锁骨下动脉硬化

TCD（经颅多普勒）示：

左侧大脑中动脉狭窄（轻度）

心脏彩超示：

1. 右心房轻度增大，升主动脉硬化伴瓣钙化
2. 二、三尖瓣反流（轻度）
3. 肺动脉高压（轻度）
4. 左室顺应性减低
5. 左心收缩功能正常

初步诊断：

1. 急性脑血管病（脑梗死）
2. 高血压 3 级，极高危组

治疗过程：

入院第 1 天给予阿司匹林肠溶片（拜阿司匹林）0.1 g 每日 1 次，口服；阿托伐他汀钙 10 mg 每日 1 次口服；0.9%NS 100 ml 依达拉奉 30 mg 每日 2 次静脉滴注；0.9%NS 250 ml 疏血通注射液 6 ml 每日 1 次静脉滴注；5%GS 250 ml 注射用丹参多酚酸盐 200 mg 每日 1 次静脉滴注。入院第 8 天，患者神清、精神可，头晕较前明显减轻，四肢活动如常，饮食、睡眠可，大小便正常。BP 142/86 mmHg，余同前。给予阿托伐他汀钙 20 mg 每日 1 次口服；脑心通胶囊 1.2 g 每日 3 次口服。第 14 天，患者经治疗后已无明显不适，神志清、精神可，饮食、睡眠可，BP 130/80 mmHg，四肢肌张力正常，肌力 5 级，四肢肌腱反射对称存在。病情较前明显好转。

案例七：不能说话的小杨

杨某，女，22 岁，因“突然昏迷 1 h”而急诊入院。

现病史：患者入院时昏迷不醒，近 1 h 后意识逐渐恢复，不能说话。患者家属讲患者昏迷前因“感冒”在家休息，在喝水时突然昏迷，被急救入院。

既往史：19 岁时曾患急性心内膜炎，经大量青霉素治疗了 2 个月。

体格检查：患者意识模糊，T 37 ℃，P 80 次/分，BP 120/70 mmHg，R 20 次/分。右上肢随意运动消失，痉挛性瘫痪，无肌萎缩。右侧眼裂以下面肌麻痹，吐舌舌尖向右侧，无萎缩，右下肢和左侧上下肢无改变，无视觉和躯体感觉障碍。唇、舌能运动，但不能说出规则的言语，只能回答简单的几个字，如“是”或“不是”。

辅助检查：

头颅 MRI 结果：左侧大脑中动脉栓塞

初步诊断：

1. 左侧大脑中动脉栓塞
2. 运动性失语症

一、学习要点

（一）生理学知识

1. 脊休克
2. 姿势反射
3. 屈肌反射与对侧伸肌反射
4. 牵张反射、腱反射、肌紧张
5. 脑干对肌紧张的调节、去大脑僵直
6. 大脑皮层运动区位置、支配特点及功能
7. 巴宾斯基征
8. 运动性失语症
9. 失读症
10. 失写症

（二）相关学科及临床知识

1. 脑梗死时不同部位的梗死产生不同的

症状

2. 预防脑梗死的方法
3. 肌张力的评级标准
4. 运动性失语症临床表现
5. 感觉性失语症临床表现

（三）医生品质培养

临床思维、循证医学、预防医学

二、个人测试

1. 下列关于脊髓 α 运动神经元的描述，正确的是：
   A. 躯体骨骼肌运动反射的最后公路
   B. 大 α 运动神经元及其支配的肌纤维组成大的运动单位
   C. 小 α 运动神经元及其支配的肌纤维组成小的运动单位
   D. 轴突末梢释放的递质是谷氨酸
   [知识点] α 运动神经元
2. γ 运动神经元在牵张反射中的作用是：
   A. 直接诱发梭外肌收缩
   B. 直接发动牵张反射
   C. 使肌梭感受器处于敏感状态
   D. 引起腱器官兴奋
   [知识点] 牵张反射
3. 运动神经元轴突末梢释放的递质是：
   A. 乙酰胆碱
   B. 去甲肾上腺素
   C. 甘氨酸
   D. 5-羟色胺
   [知识点] 运动神经元
4. 下列关于脊休克的描述，正确的是：
   A. 脊休克现象由切断损伤的刺激所引起
   B. 脊休克现象只发生在切断水平以下的部分
   C. 动物进化程度越高，恢复速度越快
   D. 恢复后再次横断脊髓可重现脊休克现象
   [知识点] 脊休克
5. 脊髓高位离断的患者，在脊休克过去后的表现为：
   A. 离断面下伸肌反射增强
   B. 离断面下屈肌反射减弱
   C. 离断面下感觉和随意运动能力永久丧失
   D. 排便、排尿能力恢复正常
   [知识点] 脊休克
6. 下列关于腱反射的叙述，正确的是：
   A. 中枢病变时反射亢进
   B. 反射中枢位于延髓
   C. 效应器为同一关节的拮抗肌
   D. 为多突触反射
   [知识点] 腱反射
7. 下列关于肌紧张的描述，正确的是：
   A. 由快速牵拉肌腱而引起
   B. 感受器是肌梭
   C. 为单突触反射
   D. 反射持久进行时易疲劳
   [知识点] 肌紧张
8. 维持躯体姿势最基本的反射活动是：
   A. 腱反射
   B. 肌紧张
   C. 屈肌反射
   D. 对侧伸肌反射
   [知识点] 肌紧张
9. 肌紧张不易疲劳的原因主要是：
   A. 牵拉肌肉力量较弱，且缓慢
   B. 快肌与慢肌交替收缩
   C. 肌肉中的慢肌纤维交替收缩
   D. 肌肉中的快肌纤维交替收缩
   [知识点] 肌紧张
10. 下列关于肌梭的描述，正确的是：
    A. 与梭外肌纤维呈串联关系
    B. 适宜刺激是骨骼肌张力的变化
    C. 接受 α 运动神经元的支配
    D. 感受并传入有关肌肉活动状态的信息
    [知识点] 肌梭
11. 肌梭的传入冲动增加时，产生的生理效应是：
    A. 兴奋同一肌肉的 α 运动神经元
    B. 抑制同一肌肉的 β 运动神经元
    C. 抑制同一肌肉的 γ 运动神经元
    D. 兴奋其他关节肌肉的 α 运动神经元
    [知识点] 肌梭

12. 下列关于牵张反射的叙述，**错误**的是：
A. 肌梭是其感受器
B. 脊髓是其基本中枢
C. 脊髓横断后将永久消失
D. 是维持姿势的基本反射
［知识点］牵张反射
13. 腱器官传入冲动增加所引起的效应是：
A. 对同一肌肉的 γ 运动神经元起抑制作用
B. 对同一肌肉的 α 运动神经元起抑制作用
C. 使梭外肌收缩增强
D. 使梭内肌收缩增强
［知识点］腱器官反牵张反射
14. 在中脑上、下蝶体之间切断动物脑干，将会出现：
A. 脊休克
B. 去大脑僵直
C. 昏睡不醒
D. 运动共济失调
［知识点］去大脑僵直
15. 出现去大脑僵直现象是由于：
A. 切除了大部分脑干网状结构抑制区
B. 切除了大部分脑干网状结构易化区
C. 切断了网状结构和皮层运动区及纹状体之间的联系
D. 切断了网状结构和小脑之间的联系
［知识点］去大脑僵直
16. 患者出现去大脑僵直，表明病损已侵犯：
A. 大脑皮质
B. 纹状体
C. 脑干
D. 丘脑
［知识点］去大脑僵直
17. 男，28 岁。车祸后昏迷 3 周。查体：昏迷，压眶反射消失，颈后仰伸，四肢强直性伸直，上肢内收、过度旋前和下肢内收、内旋、踝跖屈。该患者的损害水平在：
A. 脊髓
B. 脑干
C. 大脑皮层
D. 基底节
［知识点］去大脑僵直
18. 下列关于大脑皮层运动区的描述，正确的是：
A. 人大脑皮层主要运动区位于中央后回
B. 躯体骨骼肌运动为交叉性支配
C. 头面部肌肉运动均为双侧性支配
D. 躯体和头面部内部均为倒置性安排
［知识点］大脑皮层运动区
19. 女，19 岁，因发热伴头痛，呕吐，烦躁 2 天入院。查体：T 39.8 ℃，BP 130/80 mmHg，精神差，问话不能正确回答，颈抵抗，克氏征及巴氏征均阳性。该患病病变最严重的部位是：
A. 桥脑和小脑
B. 基底核和丘脑
C. 小脑和延髓
D. 大脑皮层及丘脑
［知识点］巴宾斯基征
20. 查体巴宾斯基征阳性提示皮层脊髓侧束损伤的条件是：
A. 婴儿在清醒状态下
B. 成人在熟睡状态下
C. 成人在麻醉状态下
D. 成人在清醒状态下
［知识点］巴宾斯基征
21. 大脑皮层功能一侧优势的产生主要是由于：
A. 两半球结构不同功能差异
B. 胼胝体联合纤维差异
C. 先天性遗传因素
D. 习惯于右手劳动
［知识点］大脑皮层功能一侧优势
22. 右手学会一种技巧运动，左手未学，但在一定程度上也会此运动，这主要靠下列哪种功能活动完成：
A. 皮质运动区
B. 胼胝体
C. 小脑皮质
D. 小脑与大脑之间的环路联系
［知识点］胼胝体有纤维联系左右大脑半球
23. 患者可以听懂别人说话，自己也会讲话，

看懂文字，手的功能正常，但不会写字。其语言中枢损伤部位主要在：

A. 额中回后部

B. 中央前回底部之前

C. 角回

D. 额上回后部

［知识点］失写症

24. 大脑皮层颞上回后部损伤后造成了感觉性失语症，对其语词表达特征的叙述，**错误**的是：

A. 可以讲话

B. 能看懂文字、书写

C. 听不懂别人说话

D. 听不到别人讲话

［知识点］感觉性失语症

三、小组测试

四、应用性练习

1. 牵张反射的类型和特点是什么？
2. 什么是去大脑僵直？
3. 大脑皮层运动区的位置、作用及支配规律是什么？
4. 什么是脑梗死？有什么症状？
5. 脑梗死的高危人群有哪些？
6. 如果你是医生，应该怎样指导患者预防脑梗死复发？
7. 运动性失语症是何处损伤所致？有什么表现？

案例八：走路慢的李老

李某，男，65岁，因“走路慢，动作慢2年，加重5天”而来院就诊。

现病史：患者于2年前无明显诱因逐渐出现走路慢，小步，走路往前冲，越走越快，停不下来，无跌倒，动作慢表现为翻身、起床、起坐、转身、洗漱等动作均慢，但可自行完成，同时出现右手抖，表现为拿东西时出现不自主抖动，曾就诊于医大四院被诊断为“帕金森病”，口服米哆吡后上述症状明显缓解，于1年前改为息宁，于半年前开始症状缓解不明显。患者5天前自觉走路很慢，同时出现左右手偶尔不自主抖动，夜间常流口水，夜间睡眠时常有大喊大叫等，为进一步诊治入院。

既往史：患者嗅觉减退多年，夜间常有流口水。精神状态尚可，饮食可，爱睡觉，夜间睡眠时常有大喊大叫。便秘多年。有高血压病史2年，否认糖尿病及冠心病史，无家族病史。

体格检查：T 36.7 ℃，P 78 次/分，BP 110/65 mmHg，R 20 次/分。神志清醒，言语欠佳，前倾前屈体位，起步缓慢，慌张步态，记忆力、计算力减退，脑神经查体未见明显异常，四肢肌力5级，肌张力正常，右手可见静止性震颤，感觉正常，双侧腱反射对称减退，双侧掌颌反射阳性，病理征阴性，双侧轮替动作欠灵活。心律齐，未闻及病理性杂音，腹软，无压痛，肝脾未触及，四肢无水肿。

辅助检查：

头颅CT示多发性腔隙性脑梗死及脑软化灶；心电图示正常心电图；胸片未见明显异常；腹部彩超示胆囊结石，左肾囊肿；颈动脉彩超示双颈动脉硬化改变并斑块形成，强回声斑块；脑彩超示右大脑中动脉血流速度增快。

初步诊断：

帕金森病

治疗方案及效果：

药物治疗：卡左双多巴（息宁）0.12 g每日3次饭前1 h口服；普拉克索（森福罗）0.125 g每日3次口服。第2周调整治疗方案、换药治疗：息宁0.125 g每日3次饭前1 h口服；美多巴0.125 g早饭前1 h口服。（患者应用森福罗后出现明显的头晕，体位性低血压及嗜睡，严重影响患者的生活质量，后调整为上述治疗方案。）2周后患者震颤症状消失，双侧肢体症状减轻并且无平衡障碍。遂嘱咐患者按时吃药，出现症状加重及时就医，患者出院。

案例九："跳舞"的王老

王某，男，74岁，因"性格改变4年，肢体不自主运动1年"收入院。

现病史：陪伴者反映患者4年前即出现精神症状，主要表现为性格改变，急躁、易激惹，症状渐进加重，主动语言增多，突发急躁，伴有脏话，当时曾按精神行为异常就诊于精神科等相关专科，曾口服劳拉西泮等精神类药物，症状时好时坏。1年前患者出现四肢、面、躯干的突然、快速的跳动或抽动，开始为短暂的不能控制的点头、扮鬼脸，后逐渐加重，表现为头屈曲，步态不稳，并出现白天好睡、夜间失眠。为求进一步诊治入院。

体格检查：T 36.1 ℃，P 80次/分，BP 120/70 mmHg，R 19次/分。神清，轻度构音障碍，饮水呛咳，宽基步态，不自主运动增多；记忆力、计算力等认知功能下降，时间及空间定向能力检查正常，执行功能下降；头部、四肢及躯干舞蹈样不自主运动。运动系统查体：双侧肱二、肱三头肌反射（++），四肢肌力4级，腱反射亢进（+++），双侧指鼻试验、快复动作、跟膝胫试验欠稳准。感觉系统查体：痛、温、触觉检查双侧对称，关节觉、位置觉检查正常，图形辨别觉等高级皮层感觉检查均未见明显异常，左侧霍夫曼（Hoffman）征（+），双侧Babinski征（+）。

辅助检查：

血尿便常规、生化检查正常。甲状腺功能检查TSH（促甲状腺激素）4.493 μIU/ml（0.4～5.0 μIU/ml），叶酸水平：5.5 ng/ml（＞5.3 ng/ml）。

脑电图：未见明显异常。肌电图：周围神经病损。头颅MRI：脑积水，脑室扩大，广泛脑萎缩。颈部及心脏彩超：未见异常。腹部B超：肝、胆囊、胰腺、脾及双肾检查未见异常，前列腺增生伴钙化。

初步诊断：

亨廷顿病

治疗方案及效果：

入院后经神经外科会诊，转至神经外科予腰大池置管引流术缓解脑积水，术后认知及脑室扩大未见明显改善，转入神经内科继续治疗。目前予美金刚5 mg每日2次，丁苯肽0.2 g每日3次改善认知，辅酶Q10 mg每日2次改善细胞代谢，氟哌啶每日3次按1 mg、0.5 mg、0.5 mg顺序口服，酒石酸唑吡坦、阿普唑仑改善睡眠治疗。不自主运动及夜间睡眠较前明显改善，但白天睡眠多。

案例十："醉酒"的老窦

窦某，男，60岁，因"渐进性步态不稳，言语不清4个月"收入院。

现病史：患者4个月前开始渐进出现步态不稳，走路稍有摇晃，但不影响走路，伴有个别字吐字发音不清，交流不受影响。2个月后出现走路左右摇晃，步基增宽，日常生活受到影响，伴有语速缓慢，大部分词语发音不清。至现在发展到走路易跌倒，需要搀扶，讲话内容不清，影响交流。病程中无头晕、发热，无饮水呛咳，无吞咽困难，无一侧肢体麻木无力，无手、头等抖动，无肌肉萎缩，饮食、睡眠可。大小便正常，体重无减轻。

体格检查： T 36.9 ℃，P 80 次/分，BP 120/80 mmHg，R 18 次/分。皮肤黏膜无异常，全身浅表淋巴结未触及，心肺听诊无异常，腹平软，肝、脾无肿大，双下肢无水肿。神清，言语含糊，回答切题。计算能力正常。双侧瞳孔等大等圆，光反应灵敏，眼球运动可。无眼震和 K-F 环。双侧鼻唇沟对称，面部感觉无异常，听觉正常，四肢肌力 5 级，无肌萎缩，肌束颤动，肌张力不高。双下肢膝反射稍亢进，病理反射未引出。双侧指鼻试验（+）、跟膝胫试验（+），共济失调步态，闭目难立征（+），位置觉、振动觉无异常，浅感觉无异常，脑膜刺激征（−）。

实验室检查：

血尿便常规、生化检查正常。

辅助检查：

心脏彩超：正常；腹部彩超：肝、胆囊、胰腺、脾无异常；头颅 MRI：小脑萎缩，脑桥及右侧桥小脑臂病变。

初步诊断：

小脑共济失调

治疗方案：

给予 B 族维生素、胞二磷胆碱肌内注射，卵磷脂口服等，同时进行康复治疗。

一、学习要点

（一）生理学知识

1. 基底神经节与大脑皮层之间的神经回路
2. 帕金森病
3. 亨廷顿病
4. 小脑对运动的调控：前庭小脑、脊髓小脑和皮层小脑

（二）相关学科及临床知识

1. 帕金森病，静止性震颤
2. 共济失调，意向性震颤

（三）医生品质培养

临床思维、循证医学、预防医学

二、个人测试

1. 下列关于基底神经节运动调节功能的叙述，**错误**的是：

   A. 发动随意运动
   B. 调节肌紧张
   C. 处理本体感觉传入信息
   D. 参与运动的设计

   [知识点] 基底神经节

2. 下列哪一神经通路受损可导致帕金森病：

   A. 黑质-纹状体多巴胺能通路
   B. 纹状体内胆碱能通路
   C. 纹状体-黑质 γ-氨基丁酸能通路
   D. 结节-漏斗多巴胺能通路

   [知识点] 帕金森病　黑质-纹状体多巴胺能通路

3. 用左旋多巴治疗**不**能缓解的帕金森病临床表现是：

   A. 肌紧张增高
   B. 动作缓慢
   C. 面部表情呆板
   D. 静止性震颤

   [知识点] 帕金森病

4. 帕金森病的主要发病原因是：

   A. 丘脑底核受损
   B. 纹状体受损

C. 大脑皮层-纹状体通路受损
D. 黑质-纹状体多巴胺通路受损
[知识点] 帕金森病

5. 治疗帕金森病的药物有：
A. 东莨菪碱、左旋多巴
B. 东莨菪碱、右旋多巴
C. 利血平、左旋多巴
D. 利血平、右旋多巴
[知识点] 帕金森病的治疗药物

6. 舞蹈病是由于：
A. 下运动神经元受损
B. 中央前回运动区全部受损
C. 纹状体受损
D. 黑质受损
[知识点] 舞蹈病

7. 下列是舞蹈病症状的是：
A. 肌张力增加、上肢与头部舞蹈样动作
B. 肌张力降低、上肢与头部舞蹈样动作
C. 肌张力增加、手搓丸样动作
D. 肌张力降低、手搓丸样动作
[知识点] 舞蹈病症状

8. 临床用于治疗舞蹈病的药物有：
A. 利血平
B. 安定
C. 氯丙嗪
D. 阿托品
[知识点] 舞蹈病

9. 下列关于小脑对肌紧张调节的描述，正确的是：
A. 前叶蚓部具有易化肌紧张的作用
B. 前叶两侧部具有抑制肌紧张的作用
C. 易化区和抑制区在前叶均呈正立式空间分布
D. 进化过程中，前叶的易化作用逐渐占主要地位
[知识点] 小脑易化区和抑制区

10. 切除猴小脑绒球小节叶后，将出现：
A. 站立不稳
B. 意向性震颤
C. 运动不协调
D. 静止性震颤
[知识点] 小脑绒球小节叶功能

11. 脊髓小脑损伤会引起下列哪一个症状：
A. 意向性震颤
B. 静止性震颤
C. 位置性震颤
D. 位置性眼震颤
[知识点] 脊髓小脑功能

12. 晕车是哪部分的功能紊乱所致：
A. 前庭小脑
B. 脊髓小脑
C. 皮层小脑
D. 大脑皮层
[知识点] 前庭小脑功能

13. 脊髓小脑受损后会出现：
A. 肌张力增加
B. 肌张力减退
C. 肌张力不变
D. 肌张力先增后降
[知识点] 脊髓小脑功能

14. 小脑绒球小结叶受损后的表现是：
A. 运动编程功能受损
B. 运动启动功能障碍
C. 身体平衡功能障碍
D. 运动协调功能受损
[知识点] 小脑绒球小节叶功能

15. 动物小脑受损后可出现一些症状，下列哪一项是不会见到的：
A. 运动共济失调
B. 肌张力降低
C. 平衡失调
D. 安静时出现震颤，做精细运动时震颤消失
[知识点] 小脑作用

16. 小脑损伤后出现小脑性共济失调，可初步判断受损部位是：
A. 前叶蚓部
B. 前叶两侧部
C. 半球中间部
D. 半球外侧部
[知识点] 小脑性共济失调

17. 皮层小脑的主要功能是：
A. 维持身体平衡
B. 调节肌紧张

C. 协调随意运动

D. 参与随意运动设计

[知识点] 皮层小脑作用

18. 男，58 岁。外出途中突然头痛、眩晕，伴呕吐、走路不稳，前来急诊。查体：BP 180/105 mmHg，心率 62 次/分；双眼向右水平眼震，右手指鼻不准，右侧跟膝胫试验阳性。最可能的诊断是：

A. 右小脑半球出血

B. 脑桥出血

C. 基底节区出血

D. 右大脑梗死

[知识点] 小脑对运动调节

19. 男，40 岁走路不稳 2 年，吟诗样言语，眼球震颤，肌力正常。共济失调，受损的部位在：

A. 小脑

B. 大脑

C. 内囊

D. 椎体外系受损

[知识点] 小脑功能

三、小组测试

四、应用性练习

1. 什么是帕金森病？有哪些症状？
2. 帕金森病的病灶部位在哪里？
3. 帕金森病能否治愈，临床上都有哪些治疗方法？
4. 药物治疗帕金森病有什么原则？
5. 什么是亨廷顿病？有哪些症状？
6. 亨廷顿病的病灶部位在哪里？
7. 本例亨廷顿病诊断依据有哪些？
8. 什么是小脑性共济失调？有哪些症状？
9. 分别损伤前庭小脑、脊髓小脑和皮层小脑分别有什么症状？
10. 小脑共济失调应该怎样进行康复治疗？

案例十一：一直呕吐的李女士

李某，女，23 岁，因“连续呕吐 1 个月”来院就诊。

现病史：患者 1 个月前在马路见一交通事故，现场凄惨无比，当时受到了很大的惊吓，当天晚饭在进食后开始出现呕吐。此后呕吐情况几乎每天发生，吃饭时总是想起车祸，然后呕吐，反复发作，平时无明显恶心及其他不适。患者否认自己有怕胖的心理和要求减轻体重的愿望，对自身的健康很关心，常常在呕吐后仍然可以进食，有时可以边吐边吃，呕吐不影响下次进食的食欲。一个月内体重无显著减轻。

既往史：否认过敏史及家族遗传史

体格检查：T 37 ℃，P 75 次/分，BP 120/80 mmHg，R 17 次/分。皮肤黏膜无异常，全身浅表淋巴结未触及，心肺听诊无异常，腹平软，肝、脾无肿大，双下肢无水肿。

辅助检查：

血常规、红细胞沉降率、便常规、粪隐血虫卵和细菌培养等均未见异常，肾功能检测未见异常，血人绒毛膜促性腺激素（hCG）检测显示未孕。

结肠镜、胃镜及气钡双重造影未见胃炎、胃癌及结肠癌等病变，也无憩室炎、痢疾等疾病。脑部 CT 及 MRI 显示未见颅内占位性病变。

初步诊断：

自主神经功能紊乱：神经性呕吐

治疗方案：

指导患者建立良好的生活秩序和生活环境，进行必要的心理治疗，劝慰患者解除顾虑，减少自我暗示等刺激因素；同时进行暗示治疗，给予镇静药、阿托品。

一、学习要点

（一）生理学知识

1. 自主神经系统的功能（对内脏的调节）
2. 自主神经系统的功能特征
3. 下丘脑对内脏的调节

（二）相关学科及临床知识

1. 自主神经功能紊乱
2. 神经性嗳气
3. 弥漫性食管痉挛
4. 肠易激综合征

（三）医生品质培养

临床思维、循证医学、预防医学

二、个人测试

1. 交感神经系统兴奋时，引起的生理效应是：
A. 胃肠运动增强
B. 支气管平滑肌收缩
C. 瞳孔开大肌收缩
D. 促进胰岛素的分泌
［知识点］交感神经作用

2. 副交感神经系统兴奋时，引起的生理效应是：
A. 汗腺分泌增加
B. 支气管平滑肌收缩
C. 瞳孔开大肌收缩
D. 胃肠运动减慢
［知识点］副交感神经作用

3. 交感神经系统**不**具有下列哪一特点：
A. 节前纤维短，节后纤维长
B. 支配几乎所有脏器
C. 在紧张性活动、应激反应中，活动明显加强
D. 刺激节前纤维时反应比较局限
［知识点］交感神经特点

4. 副交感神经系统**不**具有下列哪一特点：
A. 节前纤维长，节后纤维短
B. 不支配某些脏器
C. 在应激反应中，活动明显增强
D. 刺激节前纤维时反应比较局限
［知识点］副交感神经特点

5. 下述关于副交感神经的结构和功能特点的叙述，哪一项是**错误**的：
A. 具有紧张作用且节前纤维长而节后纤维短
B. 刺激节前纤维时反应比较局限
C. 具有促进消化和储备能量的作用
D. 在应激反应中起重要作用
［知识点］副交感神经结构和功能特点

6. 副交感神经对代谢的影响是：
A. 促进甲状旁腺激素分泌
B. 促进胰高血糖素分泌
C. 促进糖原分解
D. 促进胰岛素分泌
［知识点］副交感神经对代谢的影响

7. 下列**不**属于交感神经兴奋作用的是：
A. 心跳加快，瞳孔开大
B. 腹腔内脏血管收缩
C. 支气管平滑肌舒张
D. 胃肠平滑肌收缩
［知识点］交感神经作用

8. 交感神经节前纤维释放的递质是：
A. 肾上腺素
B. 乙酰胆碱
C. 去甲肾上腺素
D. 去甲肾上腺素和乙酰胆碱
［知识点］交感神经节前纤维释放的递质

9. 交感和副交感神经节前纤维释放的递质是：
A. 甘氨酸
B. 乙酰胆碱
C. 乙酰胆碱和肾上腺素
D. 去甲肾上腺素和乙酰胆碱
[**知识点**] 交感和副交感神经节前纤维释放的递质

10. 交感神经节前纤维直接支配的器官是：
A. 汗腺
B. 肾上腺髓质
C. 唾液腺
D. 肾上腺皮质
[**知识点**] 肾上腺髓质只接受交感神经节前纤维支配

11. 乙酰胆碱与M受体结合引起收缩或收缩力增强的肌肉是：
A. 心肌
B. 血管平滑肌
C. 虹膜辐射状肌
D. 支气管平滑肌
[**知识点**] 乙酰胆碱与M受体结合产生的作用

12. 去甲肾上腺素与β受体结合引起收缩或收缩力增强的肌肉是：
A. 心肌
B. 血管平滑肌
C. 虹膜辐射状肌
D. 支气管平滑肌
[**知识点**] 去甲肾上腺素与β受体结合的作用

13. 在周围神经系统中 α_1 肾上腺素能受体被阻断后，可出现的生理功能改变是：
A. 瞳孔开大
B. 气道阻力增加
C. 血压降低
D. 血糖降低
[**知识点**] α_1 受体作用

14. 在周围神经系统中，β_1 肾上腺素能受体被阻断后，可出现的生理功能改变是：
A. 瞳孔开大
B. 气道阻力增加
C. 血压降低
D. 血糖降低
[**知识点**] β_1 受体作用

15. 支配小汗腺的自主神经和其节后纤维末梢释放的递质分别是：
A. 交感神经，乙酰胆碱
B. 副交感神经，乙酰胆碱
C. 副交感神经，肽类递质
D. 交感神经，去甲肾上腺素
[**知识点**] 支配小汗腺的自主神经

16. 下丘脑是皮层下：
A. 较高级的内脏活动调节中枢
B. 较低级的内脏活动调节中枢
C. 较高级的交感中枢
D. 较高级的副交感中枢
[**知识点**] 下丘脑

17. 下述有关下丘脑功能的叙述，哪一项是**错误**的：
A. 调节体温
B. 调节摄食活动和水的平衡
C. 参与对情绪反应的调节
D. 是躯体感觉的重要中枢
[**知识点**] 下丘脑的功能

18. 交感神经起源于：
A. 脊髓骶部灰质侧角
B. 孤束核
C. 脊髓胸腰段灰质侧角
D. 迷走背核、疑核
[**知识点**] 交感神经起源部位

19. 下列自主神经系统对内脏活动调节特点的叙述，**错误**的是：
A. 大多数内脏接受交感和副交感双重神经支配
B. 双重神经对某一器官的作用都是相互拮抗
C. 交感神经活动广泛，主要作用是适应环境急剧变化
D. 副交感神经作用主要是保护机体，促进消化，贮存能量，加强排泄与生殖等
[**知识点**] 自主神经对内脏活动调节的特点

20. 下列哪些组织器官内**不**具有胆碱能M型受体：

A. 胃肠道平滑肌
B. 膀胱逼尿肌
C. 支气管平滑肌
D. 竖毛肌
［知识点］M 型受体分布

21. 下列不属于胆碱能纤维的是：
A. 交感和副交感神经节前纤维
B. 副交感神经节后纤维
C. 躯体运动神经纤维
D. 支配内脏的所有传出神经
［知识点］胆碱能纤维分布

22. 在周围神经系统中，属于胆碱能纤维的是：
A. 所有副交感节后纤维
B. 所有支配血管的交感节后纤维
C. 所有自主神经节前纤维
D. 所有支配汗腺的交感节后纤维
［知识点］胆碱能纤维分布

三、小组测试

四、应用性练习

1. 自主神经系统的结构特征是什么？
2. 自主神经系统的功能有哪些？
3. 下丘脑都调节哪些内脏活动？
4. 什么是自主神经功能紊乱？主要包括哪些疾病？
5. 神经性呕吐可由什么原因引起？
6. 神经性呕吐患者的体重为什么不会减轻？
7. 怎样治疗神经性呕吐？能治愈吗？

案例十二：突然抽搐的林小小

林小小，男，12 岁，因“车祸后间断突然意识缺失伴有全身抽搐发作 3 年，再次发作 1 天”而急诊入院。

现病史：

患者 3 年前玩耍时突然出现双眼凝视、呼之不应，约十几秒后恢复，对发作之事无记忆，以后发作次数见多，直至此次发作。患者在玩耍时突然尖叫然后意识丧失、全身抽搐，被家属送入医院。

既往史：否认家族史，有外伤史，3 年前曾经出车祸撞击过头部致使昏迷 2 天。

体格检查：患者患病时，意识缺失、头向后仰、全身抽搐、口唇青紫，伴有舌咬伤和尿失禁。T 37 ℃，P 100 次/分，BP 125/85 mmHg，R 40 次/分。清醒后：T 37 ℃，P 80 次/分，BP 100/70 mmHg，R 20 次/分。心肺及腹部检查未见异常，神经系统无阳性体征。

辅助检查：

头颅磁共振未见异常。脑电图示额叶和颞叶癫痫样放电，棘波、尖波和多棘波多见，偶见阵发性高幅慢波。

初步诊断：

癫痫

一、学习要点

（一）生理学知识

1. 脑电图的波形和特点
2. 睡眠的分类和特点
3. 脑干网状结构上行激动系统
4. 学习和记忆

（二）相关学科及临床知识

1. 脑电图的临床应用
2. 癫痫脑电的特点
3. 癫痫的症状和分类
4. 癫痫的急救处理
5. 睡眠障碍

（三）医生品质培养

临床思维、循证医学、预防医学

二、个人测试

1. 脑电波产生的机制主要是：
A. 由大量皮层神经组织的突触后电位同步总和所形成
B. 由大量皮层神经元轴突的动作电位同步总和所形成
C. 主要由皮层颗粒细胞电活动总和形成
D. 由皮层电紧张放电形成
[**知识点**] 脑电图产生机制
2. 大脑皮层处于紧张活动时脑电活动主要表现为：
A. δ 波
B. θ 波
C. α 波
D. β 波
[**知识点**] 脑电波 β 波
3. 常见于成年人睡眠时，以及极度疲劳或麻醉状态下的脑电图波形是：
A. α 波
B. β 波
C. θ 波
D. δ 波
[**知识点**] 脑电波 δ 波
4. 记录皮层诱发电位的实际意义为：
A. 了解大脑皮层的功能
B. 了解各种感觉投射到皮层的定位
C. 了解各感觉器的功能
D. 了解大脑皮层与皮质下核团的联系
[**知识点**] 皮层诱发电位
5. 刺激动物右侧坐骨神经，在大脑皮层可见最大幅度诱发电位的部位是：
A. 左侧中央后回顶部
B. 右侧中央后回底部
C. 两侧中央后回顶部
D. 两侧中央后回底部
[**知识点**] 皮层诱发电位部位
6. 刺激动物右侧三叉神经，在大脑皮层可见最大幅度诱发电位的部位是：
A. 左侧中央后回顶部
B. 右侧中央后回底部
C. 两侧中央后回顶部
D. 两侧中央后回底部
[**知识点**] 皮层诱发电位部位
7. 下列哪项**不**是慢波睡眠的特点：
A. 感觉功能暂时减慢肌紧张减弱
B. 血压下降，心率减慢
C. 体温下降、发汗增强
D. 眼球出现快速运动和部分肢体抽动
[**知识点**] 慢波睡眠
8. 对成年人睡眠的叙述，**错误**的是：
A. 睡眠中慢波睡眠与快波睡眠交替出现
B. 异相睡眠可直接转为觉醒状态，而慢波睡眠则不能
C. 异相睡眠时被唤醒的人往往正在做梦
D. 特殊时，从觉醒状态可直接进入异相睡眠
[**知识点**] 睡眠
9. 下列关于睡眠中的表现，哪一种为异相睡眠所特有：
A. 感觉功能减退
B. 眼球快速运动等阵发性表现
C. 交感活动相对减弱
D. 副交感活动相对加强
[**知识点**] 异相睡眠
10. 慢波睡眠的生理意义：
A. 促进生长和精力恢复
B. 促进生长和体力恢复
C. 促进学习记忆和精力恢复
D. 促进学习与体力
[**知识点**] 慢波睡眠
11. 异相睡眠的生理意义：

A. 促进生长和精力恢复
B. 促进生长和体力恢复
C. 促进学习记忆和精力恢复
D. 促进学习与体力
[知识点] 异相睡眠

12. 关于人类记忆过程的描述，正确的是：
A. 分为第一、第二、第三级记忆三个阶段
B. 第一级记忆的保留时间不超过 1 秒
C. 第二级记忆的形成与突触的可塑性有关
D. 第三级记忆的形成与建立新突触有关
[知识点] 记忆的形成

13. 与第三级记忆机制有关的是：
A. 神经元活动的后作用
B. 神经元之间的环路联系
C. 大脑皮质建立新的突触联系
D. 中枢递质合成与释放
[知识点] 第三级记忆

14. 下列关于条件反射的描述，正确的是：
A. 指生来就有的反射活动
B. 数量很多，但并非无限
C. 其建立要有大脑皮层的参与
D. 在长期种系发展中形成
[知识点] 条件反射

15. 关于遗忘的描述，正确的是：
A. 意味着记忆痕迹的消失
B. 有生理性遗忘，也有病理性遗忘
C. 逆行性遗忘多见于酒精中毒
D. 顺行性遗忘多见于脑震荡
[知识点] 遗忘

三、小组测试

四、应用性练习

1. 脑电图的基本波形有哪几种？各有什么特点？
2. 睡眠有几种状态，各有什么生理意义？
3. 癫痫发生的原因是什么？
4. 诊断癫痫的依据有什么？
5. 急性癫痫发作应该如何护理？

附：知识应用

1. 破伤风感染常常引起痉挛性麻痹，试述其机制。

2. 兴奋性神经元释放兴奋性递质会引起哪种后电位？试述该电位的产生过程。

3. 抑制性中间神经元释放抑制性递质会引起哪种后电位？试述该电位的产生过程。

4. 机体的视觉、听觉、痛温觉等感觉最后通过机体的哪个系统投射到大脑皮层？试述该系统的定义、特点和功能。

5. 破坏动物的脑干网状结构上行激动系统，动物会表现为睡眠。试分析脑干网状结构上行激动系统最终通过什么系统来维持觉醒的，并叙述该系统的定义、特点和功能。

6. 传入神经和传出神经的放电频率不同是哪个生理过程的特点？除此之外，该过程还有什么特点？

7. 一侧内囊损伤，对侧肢体感觉障碍，是因为出血损伤了大脑皮层的哪一区的功能？试分析该区对感觉投射的规律及功能。

8. 一侧内囊损伤，对侧肢体运动障碍，是因为出血损伤了大脑皮层的哪一区的功能？试分析该区对运动的调控规律。

（孟凡谋）

第十章　内分泌

本章思维导图：

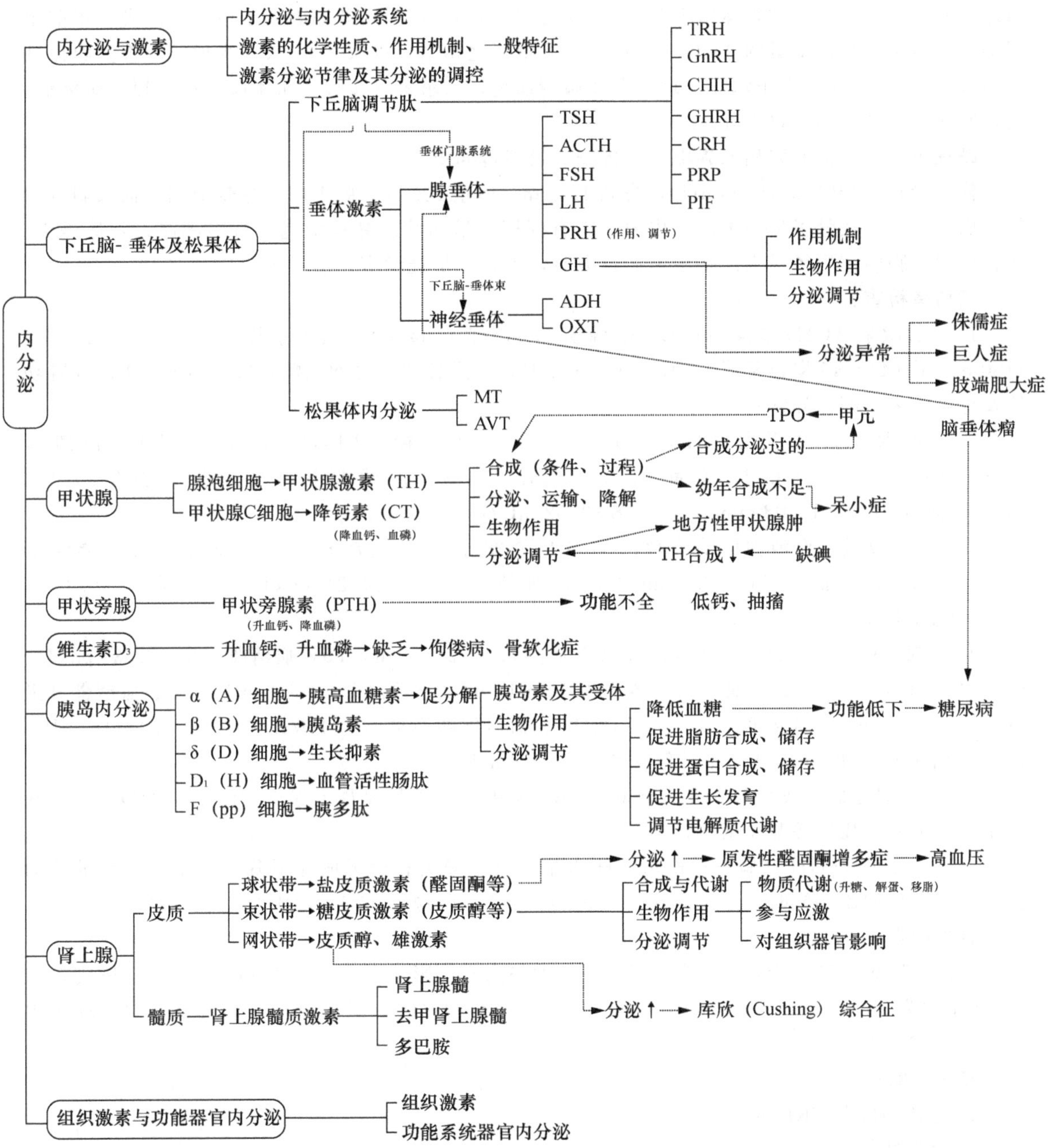

注：TRH，促甲状腺激素释放激素；GnRH，促性腺激素释放激素；CHIH，生长激素抑制激素；GHRH，生长激素释放激素；CRH，促肾上腺皮质激素释放激素；PRP，催乳素释放肽；PIF，催乳素释放抑制因子；TSH，促甲状腺激素；ACTH，促肾上腺皮质激素；FSH，促卵泡素；LH，促黄体素；PRH，催乳素；GH，生长激素；ADH，抗利尿激素；OXT，催产素；MT，褪黑素；AVT，8-精缩宫素

案例一："大手大脚"的老钱

钱某，男，45岁，因"面貌改变、手足增大20年，多饮、多尿2年，近期加重"入院。

现病史：患者20年前无诱因逐渐出现面貌改变，脸型变长、颧骨突出、鼻部增大、嘴唇变厚，手、足增大，伴嗜睡、多汗，头痛，为阵发性胀痛，自行缓解，无视力下降、视野缺损，于当地医院行头颅平片示"垂体增大"，被诊断为"垂体瘤"，因经济原因未予治疗。患者2年前出现多饮、多尿，日饮水量约3000～4500 ml，尿量与之相当，夜尿2～3次，当地医院查空腹血糖（FPG）7.3 mmol/L，未予治疗。近来上述病情加重，为求进一步诊治来本院，门诊以"垂体瘤，肢端肥大症，糖尿病"收入院。

既往史：既往无糖尿病家族史，无传染病及遗传病史。

体格检查：BP 135/105 mmHg，身高190 cm，体重100 kg，眶上嵴、颧骨突出，前额斜度增长，眉弓外突，枕骨粗隆凸出，头皮增生，有深褶，呈回状。鼻翼增宽，口唇肥厚，舌体增大。胸骨突出，胸廓前后径增大。手足增大、宽厚，手指、足趾增宽，扁平足。

实验室检查：

1. 生长激素（GH）＞40 μg/L（基础值0.06～5.0 μg/L），胰岛素样生长因子-1（IGF-1）1180 ng/ml（41～45岁正常值：101～267 ng/ml），三酰甘油（甘油三酯）2.37 mmol/L，肝肾功能及电解质未见明显异常；

2. 全血糖化血红蛋白（HbA1c）7.8%，空腹血糖（FPG）9.76 mmol/L、血清胰岛素（INS）13.40 mU/L、C肽3.15 ng/ml，75 g口服葡萄糖耐量试验（OGTT）2 h后：血糖（PPG）14.08 mmol/L、INS 33.02 mU/L、C肽6.3 ng/ml；

3. 甲状腺功能：血清促甲状腺激素（TSH）0.38 mU/L（正常值0.35～5.50 mU/L），游离T_3 4.69 nmol/L（正常值2.76～6.3 nmol/L），血清游离T_4 14.24 nmol/L（正常值10.42～24.32 nmol/L）；

4. 性腺六项：血清睾酮8.5 nmol/L（正常值8.4～28.7 nmol/L），血清雌二醇128.35 pmol/L（正常值≤353.1 pmol/L），血清促黄体素3.88 mIU/ml（正常值1.5～9.3 mIU/ml）、血清催乳素（PRL）87.23 μg/L（正常值2.1～17.7 μg/L）、血清促卵泡素7.32 IU/L（正常值1.4～18.1 IU/L）、血清孕酮0.96 nmol/L（正常值0.89～3.88 nmol/L）；

5. 24小时尿游离皮质醇356.0 nmol/24 h，基础皮质醇与促肾上腺皮质激素（ACTH）水平在正常范围，血皮质醇节律基本正常。

6. 馒头餐抑制GH试验提示血清GH水平升高，馒头餐后无明显下降，即不受葡萄糖负荷抑制。溴隐亭抑制实验时，口服溴隐亭2.5 mg，抑制效果好，GH、PRL同时被抑制。

辅助检查：

头颅CT见蝶鞍明显扩大，偏左侧见一较大略高密度影，大小约3.4 cm×2.6 cm，密度较均匀，CT值为38 HU，增强后中度均匀强化，CT值约55 HU。其内见颈内动脉被包绕。蝶窦内未见异常密度影。

初步诊断：

1. 垂体GH与PRL混合瘤
2. 继发性糖尿病

治疗方案：

考虑病变累及左侧海绵窦，单纯经鼻或经颅均很难完全切除，达不到内分泌治愈标准，建议使用药物（溴隐亭或生长抑素类似物等）抑制，观察瘤体变化，行术前准备。患者因经济因素选择溴隐亭治疗，予溴隐亭 2.5 mg，每日 1 次口服，每周增加 2.5 mg，建议 1 个月后门诊随访。给予低盐低脂糖尿病饮食，二甲双胍 0.5 g，每日 3 次口服降糖治疗。饮食与运动未变情况下，口服溴隐亭治疗 GH 瘤后，血糖得到良好控制，FPG 在 6 mmol/L 左右，PPG 在 8 mmol/L 左右。

出院后患者继续口服二甲双胍 0.5 g，每日 3 次，溴隐亭调整为 2.5 mg，每日 2 次口服，血糖始终控制平稳。

一、学习要点

（一）生理学知识

1. 激素的概念、化学性质
2. 激素的作用机制、一般特性
3. 下丘脑调节肽（种类、主要作用）
4. 腺垂体激素（种类）
5. 生长激素的作用机制、生物学作用及分泌的调节
6. 催乳素的作用及分泌的调节
7. 神经垂体内分泌

（二）相关学科及临床知识

1. 患者手足增大的常见原因
2. 患者多饮、多尿的常见原因
3. 功能馒头餐试验的测定意义
4. 垂体 GH 与 PRL 混合瘤诊断依据
5. 垂体 GH 与 PRL 混合瘤症状、体征
6. 垂体 GH 与 PRL 混合瘤的治疗原则

（三）医生品质培养

分析医生对该患者的诊疗过程是否合理，治疗方案的确立是否体现出医生的高尚品质？

二、个人测试

1. 激素作用一般特性的共同点是：
   A. 由内分泌细胞粗面内质网合成
   B. 以 cAMP 为第二信使
   C. 受体位于靶细胞膜上
   D. 有高效能的生物放大作用
   [知识点] 激素作用一般特性
2. **不**属于腺垂体分泌的激素是：
   A. GH
   B. 催产素（OT）
   C. ACTH
   D. PRL
   [知识点] 腺垂体激素的种类
3. 下列哪一种激素为腺垂体所分泌：
   A. 促肾上腺皮质激素释放激素
   B. 生长激素
   C. 抗利尿激素
   D. 催产素
   [知识点] 腺垂体激素的种类
4. 下列哪种激素属于下丘脑调节肽：
   A. FSH
   B. 促甲状腺激素释放激素（TRH）
   C. ACTH
   D. TSH
   [知识点] 下丘脑调节肽的种类
5. 神经激素是指：
   A. 使神经兴奋的激素
   B. 作用于神经细胞的激素
   C. 使神经抑制的激素
   D. 神经内分泌细胞分泌的激素
   [知识点] 神经激素概念
6. 下列关于缩宫素的叙述，哪一项是**错误**的：
   A. 由下丘脑合成
   B. 由神经垂体释放
   C. 促进哺乳期乳腺排乳
   D. 促进妊娠期乳腺生长发育
   [知识点] 缩宫素合成及作用
7. 下列哪项**不**属于生长激素的作用：
   A. 促进蛋白质的合成
   B. 大剂量使血糖升高
   C. 促进脂肪分解
   D. 主要促进脑的发育
   [知识点] 生长激素的作用

8. 在幼年时期生长激素分泌不足，将患有：
A. 呆小症
B. 巨人症
C. 侏儒症
D. 肢端肥大症
[知识点] 生长激素的作用

9. 下列哪种疾病是由生长激素分泌过多所导致的：
A. 艾迪生病
B. 呆小症
C. 佝偻病
D. 肢端肥大症
[知识点] 生长激素的作用

10. 下列激素中，能使机体的能量来源由糖代谢向脂肪代谢转移的是：
A. 胰岛素
B. 皮质醇
C. 生长激素
D. 甲状腺激素
[知识点] 生长激素的作用

11. 生长激素可以通过靶细胞生成某种物质间接促进生长发育，这种物质是：
A. 成纤维细胞生长因子
B. 转化生长因子
C. 表皮生长因子
D. 胰岛素样生长因子
[知识点] 生长激素的作用机制

12. 生长激素增多的患者可出现：
A. 尿氮含量增加
B. 血糖升高甚至出现尿糖
C. 血中脂肪酸含量降低
D. 血中氨基酸含量降低
[知识点] 生长激素的作用

13. 生长激素在代谢方面的作用，正确的是：
A. 促进蛋白质的分解
B. 促进脂肪的合成
C. 抑制脂肪酸的氧化
D. 大剂量的生长激素抑制葡萄糖的利用，升高血糖
[知识点] 生长激素的作用

14. 下列哪种状态下生长激素分泌明显增加：
A. 觉醒
B. 轻微运动
C. 进餐
D. 慢波睡眠
[知识点] 生长激素的分泌调节

15. 下列各项中，对生长激素分泌刺激作用最强的是：
A. 血中氨基酸增多
B. 血中脂肪酸增多
C. 低血糖
D. 运动
[知识点] 生长激素的分泌调节

16. 关于催乳素论述**错误**的是：
A. 有始动和维持泌乳的作用
B. 有促进妊娠期乳腺进一步发育的作用
C. 是神经垂体分泌的一种肽类激素
D. 应激状态下，血液中催乳素浓度升高
[知识点] 催乳素的生成与作用

17. 促进女性青春期乳腺发育的主要激素是：
A. 生长激素
B. 催乳素
C. 雌激素
D. 孕激素
[知识点] 催乳素、雌激素的生理作用

18. 分娩前没有乳汁分泌，是因为：
A. 血中催乳素浓度过低
B. 乳腺细胞上催乳素受体发育不足
C. 缺乏催产素的刺激
D. 血中雌激素和孕激素浓度过高
[知识点] 催乳素的生理作用

19. 催乳素引起并维持乳腺泌乳的时期是：
A. 青春期
B. 妊娠早期
C. 妊娠后期
D. 分娩后
[知识点] 催乳素的生理作用

20. 关于催乳素的叙述，**错误**的是：
A. 引起并维持泌乳
B. 对卵巢的黄体功能有一定的作用
C. 在妊娠期 PRL 分泌减少，不具备泌乳能力
D. 吮吸乳头可反射性地引起 PRL 的大量分泌

［知识点］催乳素的生理作用

21. 实现下丘脑与神经垂体之间的功能联系，依靠：
A. 垂体门脉系统
B. 下丘脑促垂体区
C. 下丘脑-垂体束
D. 正中隆起
［知识点］下丘脑与神经垂体之间的功能联系

22. 一昼夜人体血液中生长激素水平最高是在：
A. 觉醒时
B. 熟睡时
C. 饥饿时
D. 寒冷时
［知识点］生长激素的分泌

三、小组测试

四、应用性练习

1. 腺垂体分泌的激素有哪些？
2. 分析生长激素的生理作用及其分泌的调节。
3. 请分析生长激素分泌与糖尿病之间的关系。
4. 生长激素瘤继发性糖尿病的特点是什么？
5. 测定糖化血红蛋白的意义是什么？
6. 对本患者应用溴隐亭及二甲双胍的目的是什么？
7. 对本患者皮质醇测定的意义是什么？
8. 催乳素的生理作用及其分泌的调节是怎样的？

案例二：心悸、多汗的张老师

张某，女，46 岁，教师，主因“间断手抖、心悸 10 余年，加重半年”入院。

现病史：患者自述近半年无明显诱因出现怕热、多汗、心悸、易饥，伴胸闷、乏力，并出现手抖，易怒，皮肤瘙痒，大便次数增多，体重下降 8 kg。

既往史：既往间断手抖、心悸 10 余年，否认冠心病、糖尿病史，否认传染病及遗传病史。

体格检查：T 37.0 ℃，P 90 次/分，BP 150/90 mmHg，R 20 次/分，双眼突出，瞬目减少，双眼辐辏不良，双侧甲状腺Ⅲ度肿大，触及质地硬，边界清楚，无压痛，随吞咽动作而活动，颈部未闻及血管杂音。

实验室检查：

1. 血常规：WBC 4.93×10^9/L，N 2.58×10^9/L；

2. 甲状腺功能：血清总 T_3（TT_3）>12.32 μmol/L，血清总 T_4（TT_4）>387.0 nmol/L，游离 T_3（FT_3）>30.8 pmol/L，游离 T_4（FT_4）158.4 pmol/L，促甲状腺激素（TSH）0.004 mIU/L，促甲状腺激素受体抗体（TR-Ab）67.64 U/L，抗甲状腺过氧化物酶抗体（TPO-Ab）>1300 U/ml，甲状腺球蛋白抗体（TG-Ab）199.9 U/L。摄碘率：3 h，84.6%；6 h，69.6%；24 h，39.7%。

辅助检查：

彩色超声：甲状腺弥漫性病变。

初步诊断：

1. 甲状腺功能亢进
2. 高血压

治疗方案：

普萘洛尔（心得安）20 mg，每日 3 次口服；在完善各项实验室、影像学检查后行^{131}I治疗，治疗剂量 9 μCi。治疗后 3 个月复查甲状腺功能示 TT_3、TT_4、FT_3、FT_4 均正常，TSH 13.318 mU/L，提示亚临床甲减，予口服左甲状腺素钠（优甲乐）片 12.5 μg/d，1 个月后复查甲状腺功能示 TT_3、TT_4、FT_3、FT_4 均正常，TSH 7.08 mU/L，改为口服优甲乐片 25 μg/d。1 月后再复查甲状腺功能示 TT_3、TT_4、FT_3、FT_4 均正常，TSH 0.08 mU/L，故停优甲乐片，嘱 2 月后复查。治疗后 1 年患者复查甲状腺功能、血常规、肝功能均正常。建议继续定期复查（每年复查一次）。

一、学习要点

（一）生理学知识

1. 甲状腺激素的合成过程
2. 甲状腺激素的分泌运输与降解
3. 甲状腺激素的作用
4. 甲状腺功能的调节

（二）相关学科及临床知识

1. 甲亢的典型症状和体征
2. 甲亢的治疗方案有哪些
3. 甲亢时甲状腺摄碘率的变化
4. 手抖、心悸的常见病因

（三）医生品质培养

临床思维、循证医学、预防医学

二、个人测试（与案例三共用）

1. 甲状腺激素的化学本质是：
   A. 糖蛋白
   B. 肽类
   C. 胺类
   D. 类固醇类
   [知识点] 甲状腺激素的化学本质
2. 合成甲状腺激素的主要原料有：
   A. 碘和酪氨酸
   B. 碘和亚铁
   C. 铁和酪氨酸
   D. 球蛋白和类固醇
   [知识点] 甲状腺激素合成原料
3. 由肠吸收的碘以 I^- 的形式存在于血液中，I^- 进入甲状腺上皮细胞内的转运方式是：
   A. 胞吞
   B. 载体介导易化扩散
   C. 通道介导易化扩散
   D. 主动转运
   [知识点] 甲状腺上皮细胞摄 I^- 方式
4. 在甲状腺激素合成中，**不**需要甲状腺过氧化物酶催化的过程是：
   A. 滤泡聚碘
   B. 碘的活化
   C. 酪氨酸碘化
   D. 碘化酪氨酸缩合
   [知识点] 甲状腺激素合成过程
5. 甲状腺激素合成过程中起关键作用的酶：
   A. 甲状腺过氧化物酶
   B. 氨基化酶
   C. 磷酸化酶
   D. 蛋白水解酶
   [知识点] 甲状腺激素合成过程
6. 硫氧嘧啶类药物可用于治疗甲状腺功能亢进，这是由于它能：
   A. 抑制甲状腺腺泡上皮细胞中的 TPO 活性
   B. 抑制肠吸收碘
   C. 抑制甲状腺的聚碘作用
   D. 抑制甲状腺激素的释放
   [知识点] 甲状腺激素合成过程
7. 有关甲状腺激素合成与贮存的叙述，**错误**的是：
   A. 合成甲状腺激素的主要原料是碘和酪氨酸

B. 合成过程中起关键作用的酶是过氧化酶
C. 甲状腺摄取碘的过程需消耗能量
D. 甲状腺激素合成后在甲状腺细胞内贮存
[知识点] 甲状腺激素合成与贮存

8. 正常情况下，储存于腺泡腔内的甲状腺激素可供机体利用多少天：
A. 5～10 天
B. 10～20 天
C. 20～30 天
D. 50～120 天
[知识点] 甲状腺激素的储存

9. 血液中生物活性最强的甲状腺激素是：
A. 四碘甲腺原氨酸
B. 一碘酪氨酸
C. 二碘酪氨酸
D. 三碘甲腺原氨酸
[知识点] 甲状腺激素的生物活性

10. 血液中含量最多的甲状腺激素是：
A. 四碘甲腺原氨酸
B. 一碘酪氨酸
C. 二碘酪氨酸
D. 三碘甲腺原氨酸
[知识点] 甲状腺激素的组成

11. 血液中哪一项物质的浓度最能反映甲状腺功能的高低：
A. 结合型甲状腺激素
B. 游离型甲状腺激素
C. 促甲状腺激素
D. 甲状腺素结合球蛋白
[知识点] 甲状腺激素的生物活性

12. 对脑和长骨的发育最为重要的激素是：
A. 生长激素
B. 促甲状腺激素
C. 甲状腺激素
D. 性激素
[知识点] 甲状腺激素的作用

13. 在胚胎期缺碘或甲状腺功能减退的幼儿可出现：
A. 佝偻病
B. 侏儒症
C. 肢端肥大症
D. 呆小症
[知识点] 甲状腺激素的作用

14. 成年人甲状腺激素分泌不足可出现下列哪种疾病或症状：
A. 呆小症
B. 侏儒症
C. 黏液性水肿
D. 水中毒
[知识点] 甲状腺激素的作用

15. 可使基础代谢率明显增高的主要激素是：
A. 糖皮质激素
B. 甲状腺激素
C. 肾上腺素
D. 甲状旁腺激素
[知识点] 甲状腺激素的作用

16. 下列关于甲状腺激素生理作用的叙述，**错误**的是：
A. 加强心肌收缩力
B. 提高神经系统的兴奋性
C. 促进骨骼和脑的生长发育
D. 减少蛋白质合成
[知识点] 甲状腺激素的作用

17. 下列关于甲状腺激素对于物质代谢的叙述，正确的是：
A. 正常情况下，加强蛋白分解
B. 分泌过多时，使组织间隙中黏蛋白增多
C. 抑制组织利用糖，使血糖轻度升高
D. 促进胆固醇合成
[知识点] 甲状腺激素的作用

18. 甲状腺激素能够降低以下哪项：
A. 血糖浓度
B. 血胆固醇浓度
C. 中枢神经系统的兴奋性
D. 血胰岛素浓度
[知识点] 甲状腺激素的作用

19. 甲亢患者通常可出现：
A. 血糖浓度升高
B. 血胆固醇浓度降低
C. 脉压减小
D. 外周阻力增加
[知识点] 甲状腺激素的作用

20. 甲状腺素在生理浓度范围内对物质代谢的

影响是：

A. 加强蛋白质分解，出现负氮平衡

B. 抑制组织利用糖，使血糖浓度升高

C. 促进胆固醇合成，更加速其转化

D. 促进脂肪酸合成，并抑制其降解

[知识点] 甲状腺激素的作用

21. 寒冷刺激可引起下丘脑促垂体区释放：

A. 促肾上腺皮质激素释放激素（CRH）

B. TRH

C. GnRH

D. 生长激素抑制激素（GHIH）

[知识点] 甲状腺激素分泌调节

22. 在缺乏促甲状腺激素的情况下，甲状腺本身可适应碘的供应变化调节甲状腺激素的合成、释放。这种调节方式称为：

A. 神经调节

B. 体液调节

C. 自身调节

D. 前馈调节

[知识点] 甲状腺激素分泌调节

23. 维持血液中甲状腺激素相对稳定主要依靠：

A. 下丘脑的调节性多肽

B. 腺垂体的促激素

C. 甲状腺的自身调节

D. 下丘脑-腺垂体-甲状腺轴负反馈调节

[知识点] 甲状腺激素分泌调节

24. 食物中长期缺碘可引起：

A. 甲状腺功能亢进

B. 腺垂体功能减退

C. 甲状腺代偿性增生

D. 血浆中 TSH 浓度下降

[知识点] 甲状腺激素分泌调节

25. 腺垂体合成和分泌的促甲状腺激素（TSH）能够：

A. 分泌释放到血液中分布至全身

B. 直接分泌到甲状腺中，只在甲状腺内发现

C. 沿神经轴突纤维移动到甲状腺组织中

D. 经特定血管系统输送到甲状腺组织中

[知识点] TSH 的分泌

26. 能直接刺激甲状腺腺体增生和甲状腺激素分泌的物质是：

A. TRH

B. TSH

C. CRH

D. T_3 和 T_4

[知识点] TSH 的作用

三、小组测试

四、应用性练习

1. 阐述甲状腺激素的合成过程。
2. 阐述甲状腺激素的生物学作用。
3. 分析正常情况下，人体对甲状腺激素分泌的调控过程。
4. 请解释患者怕热、多汗、心悸、易饥、乏力、手抖、易怒的生理机制。
5. 甲亢有哪些治疗手段？
6. ^{131}I治疗甲亢的机制是什么？
7. 为何给患者服用优甲乐？阐述其作用机制。
8. 当甲状腺激素分泌过多时，其对循环系统有何影响？

案例三：常与孩子吵架的孙女士

孙某，女，38 岁，家庭主妇。因“消瘦、甲状腺肿大 3 年，高热、呕吐和神志不清 1 天”急诊入院。

现病史：平素怕热，汗多，不愿过夏天，性格急躁，常与孩子吵架。食量未减却日渐消瘦，

因失眠、心悸曾就诊门诊部，诊断为甲状腺功能亢进症，接受过不正规的甲巯咪唑（他巴唑）治疗，病情未完全控制。昨日与丈夫争执，大哭大闹，异常激动。随后即发热，恶心呕吐，烦躁不安，梦语不停，遂来就诊。

既往史：既往甲状腺肿大 3 年，无糖尿病家族史，无心脏病、传染病及遗传病史。

体格检查：T 39 ℃，P 124 次/分，皮肤多汗，烦躁，眼球突出，甲状腺肿大，并有血管杂音，心音亢进，两侧手指震颤。

实验室检查：

血清甲状腺激素测定 T_3、T_4 明显升高。

初步诊断：

甲状腺危象

治疗方案：

1. 丙硫氧嘧啶（PTU）600 mg 口服或经胃管注入，后给予 250 mg 口服，每 6 h 一次，症状缓解后减至每天 250 mg；

2. 服 PTU 1 h 后，碘化钠 1.0 g 加入 10%葡萄糖盐水溶液中静滴 24 h；

3. 普萘洛尔 1 mg，溶于 25%葡萄糖 20 ml 中，缓慢静注，每 8 h 一次，次日病情好转，改为口服量；

4. 氢化可的松 50～100 mg 加入 5%～10%葡萄糖溶液静滴，每 6～8 h 一次。

一、学习要点

（一）生理学知识

1. 甲状腺激素的合成过程
2. 甲状腺激素的分泌、运输与降解
3. 甲状腺激素的作用
4. 甲状腺功能的调节

（二）相关学科及临床知识

1. 甲亢的典型症状和体征
2. 甲状腺危象的典型症状和体征
3. 甲状腺危象的治疗原则
4. 丙硫氧嘧啶的作用机制

（三）医生品质培养

临床思维、循证医学、预防医学

二、个人测试（见案例二）

三、小组测试

四、应用性练习

1. 阐述甲状腺激素的合成过程。
2. 阐述甲状腺激素的生物学作用。
3. 请解释患者怕热、多汗、不愿过夏天的生理机制。
4. 分析该患者食量未减却日渐消瘦的原因。
5. 他巴唑及丙硫氧嘧啶治疗甲亢的机制是什么？
6. 何为甲状腺危象？其典型的临床表现有哪些？
7. 在甲状腺危象的治疗过程中，为何要应用碘化钠？碘化钠能否长期应用？

案例四：间断抽搐的孟女士

孟某，女，35岁。主因“面部和手足搐搦20年，近年日趋加重”就诊。

现病史：20年前无诱因出现面部和手足搐搦、无意识障碍，持续30 s～2 min可自行缓解，后发作频率逐渐增加，由每年发作2～3次增加至数日发作一次，曾在外院诊断为“癫痫”，口服抗癫痫药物，症状无缓解；后曾查血钙低，不规律口服钙尔奇D 600治疗，症状缓解不明显。患者目前精神状态差，记忆力减退、烦躁、易激动，无骨关节疼痛及骨骼变形，为进一步诊治来我院。

既往史：既往无颈部外伤手术史，无放射性物质接触史。

体格检查：HR 75次/分，律齐，BP 120/75 mmHg，甲状腺未触及，双肺呼吸音清，面神经叩击征（＋）、束臂加压试验（＋）。

辅助检查：

1. 血钙1.4 mmol/L（2.25～2.75 mmol/L）、血钾3.5 mmol/L（3.5～5.5 mmol/L）、血磷1.11 mmol/L（0.89～1.6 mmol/L）、碱性磷酸酶正常；甲状旁腺素（PTH）5.55 pg/ml（15～65 pg/ml）；尿钙2.8 mmol/24 h，尿磷21.2 mmol/24 h。

2. 心电图示：Q-T间期延长，T波低平，甲状腺及颈部淋巴结未见异常；

3. 头颅CT平扫：脑内多发钙盐沉积；脑电图检查：未见异常。

初步诊断：

特发性甲状旁腺功能减退症

治疗方案：

静推10%葡萄糖酸钙2 ml（用葡萄糖100 ml将钙注射液稀释，用5～10 min缓慢静脉推入），后给予骨化三醇胶丸0.25 μg，每日2次，碳酸钙D_3片600 mg，每日2次。3日后复查血钙升至1.8 mmol/L，将碳酸钙D3片加量至600 mg，每日3次，3日后复查血钙升至2.0 mmol/L，监测血钙，将血钙维持在2.0～2.2 mmol/L，24小时尿钙小于400 mg。

一、学习要点

（一）生理学知识

1. 甲状旁腺素的生物学作用及分泌的调节

2. 钙三醇的生物学作用及分泌的调节

3. 降钙素的生物学作用及分泌的调节

（二）相关学科及临床知识

1. 甲状旁腺功能减退症的症状和体征

2. 甲状旁腺功能减退症的治疗原则

3. 束臂加压试验

（三）医生品质培养

临床思维、循证医学、预防医学

二、个人测试

1. 调节血钙浓度最主要的激素是：

A. 降钙素

B. 甲状腺激素

C. 肾上腺皮质激素

D. 甲状旁腺激素

［知识点］甲状旁腺激素的生物学作用

2. 下列哪项属于甲状旁腺激素的作用：

A. 使血糖浓度降低

B. 抑制远曲小管和集合管对钙的重吸收

C. 使血磷升高

D. 促进小肠吸收 Ca^{2+}

[知识点] 甲状旁腺激素的生物学作用

3. 在 PTH 作用后几分钟内可引起血钙升高，其原因是：

A. 刺激破骨细胞活动，增强骨钙释放

B. 促进骨液中的钙转运至血液内

C. 促进肾小管对钙的重吸收

D. 抑制成骨细胞的活动，减少骨钙沉积

[知识点] 甲状旁腺激素的作用机制

4. 在 PTH 作用后 12～14 h 引起血钙升高，其原因是：

A. 促进肾小管对钙的重吸收

B. 促进骨液中的钙转运到血液内

C. 刺激破骨细胞的活动，增强溶骨过程

D. 抑制成骨细胞的活动，减少骨钙沉积

[知识点] 甲状旁腺激素的作用机制

5. 影响 PTH 分泌最重要的因素是：

A. 血磷浓度

B. 血 Ca^{2+} 浓度

C. 血 Mg^{2+} 浓度

D. 血中前列腺素浓度

[知识点] 甲状旁腺激素分泌的调节

6. 活性最高的 1，25-二羟维生素 D_3 的最终生成部位是：

A. 皮肤

B. 肠道

C. 肝

D. 肾

[知识点] 1，25-二羟维生素 D_3

7. 甲状腺手术时不慎将甲状旁腺切除后可出现一系列临床症状，下列哪种现象**不会**出现：

A. 血钙过低

B. 手足抽搐

C. 血磷酸盐过低

D. 呼吸困难

[知识点] 甲状旁腺的功能

8. 下列哪项属于甲状旁腺激素的作用：

A. 抑制骨钙入血

B. 使血磷升高

C. 抑制远曲小管和集合管对钙的重吸收

D. 促进 1，25-二羟维生素 D_3 形成

[知识点] 甲状旁腺激素的生物学作用

9. 调节降钙素分泌的主要因素是：

A. 血钠浓度

B. 血钙浓度

C. 血钾浓度

D. 神经系统

[知识点] 降钙素分泌的调节

10. 降钙素的主要靶器官是：

A. 甲状腺

B. 甲状旁腺

C. 胃肠道

D. 骨组织、肾

[知识点] 降钙素的生物学作用

11. 能显著影响钙的吸收和代谢的维生素是：

A. 维生素 A

B. 维生素 B

C. 维生素 C

D. 维生素 D

[知识点] 影响钙的吸收和代谢的因素

12. 以下激素能升高血钙、降低血磷的是：

A. 甲状腺激素

B. 胰岛素

C. 甲状旁腺激素

D. 肾上腺皮质激素

[知识点] 钙磷代谢

13. 血液中降钙素主要由哪种细胞产生：

A. 胰岛 A 细胞

B. 胰岛 B 细胞

C. 甲状腺 C 细胞

D. 甲状旁腺细胞

[知识点] 降钙素的生成

14. 正常人甲状旁腺素血浆浓度为：

A. 清晨 6 时最高

B. 下午 4 时最高

C. 午夜最高

D. 清晨 6 时最低

[知识点] 甲状旁腺素的生理波动

三、小组测试

四、应用性练习

1. 阐述甲状旁腺素的生物学作用。
2. 低钙为什么会引起手足搐搦？
3. 请解释该患者脑内多发钙盐沉积的机制是什么？
4. 特发性甲状旁腺功能减退症如何与癫痫相鉴别？
5. 补钙的同时为什么要用骨化三醇或维生素 D_3？
6. 请分析该患者心电图异常的机制。
7. 束臂加压试验（+）的临床意义是什么？

案例五：口渴、多尿的赵同学

赵某，男，18 岁，因“口渴、多饮、多尿、体重下降 2 个月”收入院。

现病史：患者 2 个月前因为准备高考，紧张、劳累，并且饮用过多高糖饮料，后出现口渴、多饮、夜尿增多，体重 2 个月内下降 7 kg，伴乏力，无恶心、呕吐。入院前 3 天外院查空腹血糖 14.5 mmol/L，尿酮体≥7.8 mmol/L，为进一步诊治收入院。

既往史：既往身体健康，否认高血压、高血脂、糖尿病病史，祖父有糖尿病、具体分型不详。

体格检查：P 85 次/分，BP 125/75 mmHg，身高 185 cm，体重 100 kg，BMI 29.2 kg/m^2，心肺腹查体未见异常，双下肢无水肿。

实验室检查：

空腹血糖 12.5 mmol/L，餐后 2 h 血糖 18.5 mmol/L，糖化血红蛋白（HbA1c）12.6%，胰岛细胞自身抗体（ICA）（－），谷氨酸脱羧酶自身抗体（GAD）（－），空腹 C 肽（FC-P）0.80 nmol/L，餐后 2 h C 肽（2 hC-P）1.02 nmol/L，CO_2 结合力正常。

初步诊断：

1. 2 型糖尿病
2. 糖尿病酮症

治疗方案：入院后给予胰岛素泵治疗 11 天，空腹血糖 5.6 mmol/L，餐后 2 h 血糖 8.6～10.5 mmol/L，血糖控制满意。出院时给予生活方式干预（饮食控制和运动），未使用口服降糖药。出院后 2 周随访，患者血糖控制满意：空腹血糖 5.2～6.1 mmol/L，餐后 2 h 血糖 6.0～8.5 mmol/L。

一、学习要点

（一）生理学知识

1. 胰岛内分泌细胞
2. 胰岛素的作用机制
3. 胰岛素的生物学作用
4. 胰岛素分泌的调节
5. 胰高血糖素的作用及其分泌的调节

（二）相关学科及临床知识

1. 糖尿病患者尿量及尿液成分变化的机制
2. 糖尿病发病的诱因及其临床表现
3. 2 型糖尿病的发病机制
4. 糖尿病的治疗原则

（三）医生品质培养

临床思维、循证医学

二、个人测试（与案例六、案例七共用）

1. 下列有关几类胰岛细胞分泌激素的叙述，正确的是：
   A. α细胞分泌胰多肽
   B. β细胞分泌胰高血糖素
   C. δ细胞分泌生长抑素
   D. F细胞分泌胰岛素
   [**知识点**] 胰岛内分泌细胞
2. 胰岛素由胰岛中哪种细胞分泌：
   A. α细胞分泌
   B. β细胞分泌
   C. δ细胞分泌
   D. F细胞分泌
   [**知识点**] 胰岛内分泌细胞
3. 通过旁分泌的方式抑制胰岛素分泌的激素是：
   A. 抑胃肽
   B. 肾上腺素
   C. 生长抑素
   D. 胰高血糖素
   [**知识点**] 胰岛激素的调节作用
4. 转导胰岛素对靶细胞生物学作用的共同信号蛋白是：
   A. IRS
   B. 葡萄糖转运体（GLUT）
   C. 磷脂酰肌醇3-激酶（PI3K）
   D. 钙调蛋白（CaM）
   [**知识点**] 胰岛素作用机制
5. 胰岛素降低血糖的作用机制，**错误**的是：
   A. 促进葡萄糖进入细胞内
   B. 促进糖的氧化
   C. 促进糖原合成
   D. 促进糖异生
   [**知识点**] 胰岛素降糖机制
6. 下列关于胰岛素的叙述，**错误**的是：
   A. 促进糖的储存和利用
   B. 促进葡萄糖转变为脂肪
   C. 抑胃肽对胰岛素的分泌有调节作用
   D. 促进脂肪和蛋白质的分解和利用
   [**知识点**] 胰岛素的生物学作用
7. 下列关于胰岛素的作用叙述**错误**的是：
   A. 使钾离子进入细胞内
   B. 促进糖异生
   C. 促进脂肪合成、抑制分解，促进蛋白质合成
   D. 促进糖的贮存和利用，降低血糖
   [**知识点**] 胰岛素的生物学作用
8. 胰岛素缺乏时可导致：
   A. 细胞内葡萄糖增加
   B. 肝糖原合成减少
   C. 血糖浓度下降
   D. 促进蛋白质合成
   [**知识点**] 胰岛素的生物学作用
9. 有关胰岛素作用和调节的叙述，**错误**的是：
   A. 交感神经兴奋时，分泌增加
   B. 促进蛋白质合成
   C. 血糖升高可刺激其分泌
   D. 可使血钾降低
   [**知识点**] 胰岛素的作用和调节
10. 口服葡萄糖比静脉注射等量葡萄糖引起更多的胰岛素分泌，其原因是：
    A. 小肠吸收葡萄糖非常完全
    B. 小肠分泌抑胃肽刺激胰岛素分泌
    C. 流经胰岛的血流量很少
    D. 血流经胰岛时葡萄糖浓度已很低
    [**知识点**] 胰岛素分泌的调节
11. 引起血糖降低的激素是：
    A. 生长激素
    B. 胰岛素
    C. 肾上腺素
    D. 糖皮质激素
    [**知识点**] 胰岛素的生物学作用
12. 调节胰岛素分泌最重要的因素是：
    A. 血中氨基酸浓度
    B. 血糖浓度
    C. 血中脂肪酸浓度
    D. 胰高血糖素

[知识点] 胰岛素分泌的调节

13. 下列哪种物质具有抑制胰岛素分泌的作用：

A. 去甲肾上腺素

B. 糖皮质激素

C. 抑胃肽

D. 甲状腺激素

[知识点] 胰岛素分泌的调节

14. 胰岛素分泌不足可导致：

A. 肢端肥大症

B. 侏儒症

C. 糖尿病

D. 佝偻病

[知识点] 胰岛素的生物学作用

15. 抑制胰岛素分泌的因素是：

A. 血糖降低

B. 胃肠激素

C. 胰高血糖素

D. 迷走神经兴奋

[知识点] 胰岛素分泌的调节

16. 胰高血糖素调节糖代谢的主要靶器官或靶组织是：

A. 脑组织

B. 肝

C. 肾

D. 骨骼肌

[知识点] 胰高血糖素的生物学作用

17. 调节胰高血糖素分泌最重要的因素是：

A. 血糖浓度

B. 血中氨基酸浓度

C. 胰岛素分泌量

D. 生长抑素分泌量

[知识点] 胰高血糖素分泌的调节

18. 蛋白餐可使胰高血糖素分泌增多，原因是：

A. 生长激素分泌减少而致血糖降低

B. 小肠对糖的吸收减少而致血糖降低

C. 小肠吸收较多的氨基酸而致血中氨基酸增多

D. 糖皮质激素分泌减少而致血糖降低

[知识点] 胰高血糖素分泌的调节

19. 关于胰高血糖素的叙述，**错误**的是：

A. 促进糖原分解和葡萄糖异生

B. 促进氨基酸转运入肝细胞，为糖异生提供材料

C. 促进脂肪的合成

D. 使脂肪酸释放入血并进行氧化

[知识点] 胰高血糖素的生物学作用

20. 胰高血糖素的主要生理作用是：

A. 促进肝糖原分解和糖异生

B. 促进葡萄糖利用

C. 促进脂肪合成

D. 促进胃液和胆汁分泌

[知识点] 胰高血糖素的生物学作用

21. 下列激素中，能最显著地促进胰岛素分泌的是：

A. 抑胃肽

B. 促胃液素

C. 促胰液素

D. 生长激素

[知识点] 胰岛素分泌的调节

三、小组测试

四、应用性练习

1. 请分析该患者为 2 型糖尿病的诊断依据。
2. 结合生理学知识解释该患者为什么会出现多饮多尿现象。
3. 请解释该患者尿酮体升高的原因。
4. 为很好的控制血糖，请为该患者规划合理的生活方式。
5. 该患者发病与精神因素是否有关？
6. 分析胰岛素的生物学作用及其分泌的调节。
7. 该病例各项辅助检查的临床意义是什么？

案例六：嗜睡、昏迷的李先生

李某，男，38 岁，因“意识不清、抽搐、昏迷半小时，嗜睡 2 天”入院。

现病史： 患者曾患有糖尿病，胰岛素注射治疗，3 天前因劳累后出现烦渴、乏力、恶心、呕吐、纳差、腹痛，未进食，停用胰岛素。2 天前出现意识不清、抽搐、昏迷半小时，随后处于嗜睡状态。为求诊治今日来我院。

既往史： 1 型糖尿病（T1DM）病史 15 年，饮食未控制，平素规律使用诺和灵 50R 注射液，血糖未监测。

体格检查： T 36.2 ℃，P 88 次/分，BP 80/50 mmHg，R 27 次/分，神志恍惚，呈嗜睡状，重度脱水貌，深大呼吸，呼气时可闻及烂苹果味，双肺听诊呼吸音清，双肺未闻及干湿性啰音，心律齐，心音低钝，未闻及杂音，腹软，全腹压痛阳性，无反跳痛，肠鸣音弱，四肢肌力 4 级，双侧腱反射减弱，双侧巴氏征阴性。

辅助检查：

1. 急查电子血糖：Hi（超出量程范围）；
2. 血常规：WBC 13.0×10^9/L，Hb 135 g/L，血小板（PLT）170×10^9/L；
3. 尿常规：葡萄糖（Glu）＋＋＋＋、酮体（KET）＋＋＋＋；
4. 血气分析：pH 值 6.76、HCO_3^- 2.5 mmol/L，标准剩余碱（SBE）－32.8 mmol/L；
5. 血生化：尿素氮（BUN）28.48 mmol/L，肌酐（Cr）560 μmol/L，尿酸（UA）790 μmol/L，葡萄糖（Glu）72.00 mmol/L，谷草转氨酶（AST）156 U/L，肌酸激酶（CK）1020 U/L，K^+ 8.3 mmol/L，Cl^- 88.0 mmol/L，Na^+ 127 mmol/L。
6. 心电图：窦室传导心律，T 波高尖。

初步诊断：

1. 1 型糖尿病；
2. 糖尿病酮症酸中毒-高渗性昏迷；
3. 横纹肌溶解；
4. 急性肾衰竭，肝功能受损。

治疗过程：

患者入院后 5 min 突然出现四肢抽搐、意识丧失、心跳呼吸骤停，立即给予持续胸外心脏按压，呼吸气囊辅助呼吸，反复静推肾上腺素、多巴胺、“呼三联”。2 min 后患者心跳、呼吸恢复，仍处于昏迷状态，血压升至 100/60 mmHg，留置尿管，流出清亮尿液约 1000 ml。立即给予多个静脉通道输入生理盐水 1000 ml/h，胃管内注入温水 200 ml/h，胰岛素泵 0.1 U/（kg・h）控制血糖，静脉滴注碳酸氢钠 200 ml。2 小时后，患者仍处于昏迷状，心率升至 110 次/分，双肺听诊呼吸音粗，可闻及中等量湿性啰音，急查脑尿钠肽（BNP）：787 pg/ml，考虑因患者心功能不全，快速补液后，出现急性左心衰竭，同时合并急性肾衰竭、肝功能异常，严重高钾血症、低钠血症、肌酶明显升高，横纹肌肌溶解，故行连续血液净化治疗。血液净化 16 小时，持续泵入胰岛素 0.1 U/（kg・h）控制血糖，继续胃管内注入温开水 200 ml/h，24 小时后患者意识恢复，神志转清，可进流食，生命体征平稳，脱水已纠正。复查血气分析：pH 值 7.33、HCO_3^- 15.9 mmol/L、标准剩余碱（SBE）－8.5 mmol/L；血生化示：尿素氮（BUN）12.15 mmol/L，肌酐（Cr）220 μmol/L，尿酸（UA）310 μmol/L，葡萄糖（Glu）15.90 mmol/L，肌酸激酶（CK）755 U/L，K^+ 3.6 mmol/L，Cl^- 103 mmol/L。继续给予血液透析、补液、降糖治疗。入院 48 h：神志清楚，精神好，可正常进食，肝肾功能明显恢复，代谢性酸中毒已纠正，尿量 2000 ml/d。停止胰岛素泵入，改诺和锐早中晚各12 U皮下注射，甘精胰岛素6 U睡前皮下注射，并继续予以补液治疗。患者血糖逐渐平稳，1周后出院。

一、学习要点

（一）生理学知识

1. 胰岛内分泌细胞
2. 胰岛素的作用机制
3. 胰岛素的生物学作用
4. 胰岛素分泌的调节
5. 胰高血糖素的作用及其分泌的调节

（二）相关学科及临床知识

1. 糖尿病酮症酸中毒的临床表现
2. 糖尿病酮症酸中毒合并高渗性昏迷的诊断依据
3. 糖尿病酮症酸中毒的治疗原则
4. 糖尿病酮体升高的机制

（三）医生品质培养

临床思维、循证医学、预防医学

二、个人测试（见案例五）

三、小组测试

四、应用性练习

1. 请分析该患者初步诊断的诊断依据。
2. 结合生理学知识解释糖尿病患者为什么会出现多饮多尿现象？
3. 请解释该患者尿酮体升高的原因。
4. 请解释该患者横纹肌溶解、急性肾衰竭、肝功能受损的可能原因。
5. 如何纠正高渗性昏迷？
6. 分析胰岛素的生物学作用及其分泌的调节。
7. 该病例各项辅助检查的临床意义。

案例七：神志不清的石奶奶

石某，女，60岁，因“呕吐、腹泻2天，神志不清、呼之不应4 h”入院。

现病史：患者2天前出现纳差，伴恶心、呕吐、腹泻，2～4次/天，排较多黄色稀水样大便，未予诊治。4 h前在家被发现神志不清，呼之不应，大便失禁，伴呕吐2次，呼吸困难，送至我院急诊。

既往史：既往2型糖尿病病史20余年，近来服用“二甲双胍片1.5 g，每日3次；格列齐特片80 mg，每日2次”控制血糖。否认传染病及遗传病史。

体格检查：P 45次/分，BP 80/40 mmHg。神志不清。

辅助检查：

1. 血气分析示pH值6.98，PO_2 67.8 mmol/L，PCO_2 31.2 mmol/L，剩余碱（BE）−23.2 mmol/L，血乳酸（LAC）10.8 mmol/L（正常值≤2.2 mmol/L），血糖0.5 mmol/L，血肌酐（Cr）380 μmol/L。

2. 胸部CT示双肺纹理增粗（考虑感染），头颅CT未见异常。

初步诊断：

1. 低血糖昏迷；
2. 乳酸性酸中毒；
3. 急性肾衰竭；
4. 休克；
5. 肺部感染；
6. 2 型糖尿病。

治疗过程：

给予高糖静推后神志转清，但患者持续酸中毒、乳酸高，无尿，转入重症监护治疗病房（ICU）。予肾上腺素 1 mg 静推后心率升至 128 次/分。继续加快补液、多巴胺及去甲肾上腺素针维持血压，气管插管，呼吸机支持。停用二甲双胍，予亚甲蓝针 10 mg，每日 2 次静推，促使乳酸脱氢氧化为丙酮酸，碳酸氢钠针静滴纠正酸中毒，采用静脉血液透析滤过、持续床边血液净化治疗，以及保护胃黏膜、抗感染等对症治疗。入院后多次动脉血气分析提示严重代谢性酸中毒。20 h 共补液 7000 ml，动脉血气分析提示代谢性酸中毒已纠正，血乳酸（LAC）下降。30 h 后 LAC 正常，血压正常，停用升压药。但患者无尿，继续床边血液净化治疗（≥12 h/d）。后患者病情好转，尿量逐渐增多，1 周后拔除气管插管，停止血液净化治疗。10 天后病情稳定，转出 ICU。

一、学习要点

（一）生理学知识

1. 胰岛内分泌细胞
2. 胰岛素的作用机制
3. 胰岛素的生物学作用
4. 胰岛素分泌的调节
5. 胰高血糖素的作用及其分泌的调节

（二）相关学科及临床知识

1. 糖尿病乳酸性酸中毒的临床表现
2. 2 型糖尿病的发病机制
3. 二甲双胍的作用及副作用
4. 糖尿病乳酸性酸中毒的治疗原则

（三）医生品质培养

临床思维、循证医学、预防医学

二、个人测试（见案例五）

三、小组测试

四、应用性练习

1. 请分析该患者为糖尿病乳酸性酸中毒的诊断依据。
2. 请分析糖尿病乳酸性酸中毒的治疗方案。
3. 肺部感染和乳酸性酸中毒是否有相关性？
4. 你作为医生是否需要对该患者补充相关实验室检查？
5. 服用二甲双胍是否与乳酸性酸中毒有关？
6. 胰岛素对物质代谢的作用是什么？

案例八：发福的徐先生

徐某，男，35岁，因“头痛1年，视力下降、乏力、夜尿增多半年”而入院。

现病史：患者于1年前出现痤疮增多，脱发、颜面变圆、面色变红，皮肤瘀斑、四肢变细，毳毛，当时未在意，症状逐渐加重。半年前因头痛就诊当地医院，测血压180/110 mmHg，给予降压药物治疗（具体药物及剂量不详），血压控制欠佳，自觉视力下降，乏力，夜尿增多。患者入院时精神、食欲可，体力下降，睡眠一般，大便正常，夜尿3～4次/天，无复视、视野缺损，无恶心、呕吐，无多饮、多食，无情绪低落及亢奋。

既往史：既往有肾结石病史，否认家族遗传病史。

体格检查：BP 180/100 mmHg，满月脸，水牛背，皮肤变薄，双腋窝、腹部及腹股沟均可见紫纹，散在瘀斑，心肺腹无明显异常，双下肢凹陷性水肿。

辅助检查：

血钾3.60 mmol/L，二氧化碳22.7 mmol/L；行内分泌实验检查示糖负荷后高胰岛素血症、高皮质醇血症、ACTH被抑制，地塞米松抑制试验示大、小剂量均不抑制。

肾上腺CT可见右侧肾上腺外侧肢可见椭圆形软组织结节影，大小约2.8×2.8 cm，CT至27 HU，病灶边缘光滑，界线清楚，双肾可见点状高密度影；增强扫描，动脉期左侧肾上腺病灶中度强化，强化CT值约70 HU，门静脉期强化CT值约65 HU；印象：左侧肾上腺腺瘤；双肾结石。

初步诊断：

1. 库欣（Cushing）综合征（肾上腺皮质腺瘤）
2. 肾结石

治疗方案：

经硝苯地平（拜新同）20 mg口服，每日2次；美托洛尔口服25 mg，每日2次，血压控制在140～150/90～100 mmHg；转泌尿外科，行后腹腔镜右侧肾上腺腺瘤切除术，术后给予泼尼松替代治疗：20 mg/d，每4周减5 mg，直至停用。

一、学习要点

（一）生理学知识

1. 肾上腺皮质激素的合成
2. 糖皮质激素的生物学作用
3. 糖皮质激素分泌的调节
4. 盐皮质激素的生物学作用及分泌的调节
5. 肾上腺髓质激素

（二）相关学科及临床知识

1. Cushing综合征的症状和体征
2. Cushing综合征的诊断依据
3. Cushing综合征的治疗原则
4. 高血压与Cushing综合征的关系
5. 糖皮质激素的用药原则

（三）医生品质培养

临床思维、循证医学、预防医学

二、个人测试（与案例九共用）

1. 糖皮质激素本身没有缩血管效应，但能加强去甲肾上腺素的缩血管作用，这称为：
   A. 协同作用
   B. 致敏作用
   C. 增强作用
   D. 允许作用

［知识点］允许作用

2. 机体在发生应激反应时，血中浓度明显升高并起关键作用的激素是：
   A. FSH，LH
   B. GHRH，GH
   C. TSH，T_3，T_4
   D. ACTH，GC
   ［知识点］应激反应
3. 机体处于应急反应时，血中主要升高的激素是：
   A. 儿茶酚胺
   B. ACTH
   C. 糖皮质激素
   D. 醛固酮
   ［知识点］应急反应
4. 机体受到刺激而发生应急反应的系统是：
   A. 下丘脑-腺垂体-肾上腺皮质系统
   B. 下丘脑-神经垂体系统
   C. 交感-肾上腺髓质系统
   D. 迷走-胰岛素系统
   ［知识点］应激反应
5. 呈现圆脸、厚背、躯干发胖而四肢消瘦的“向心性肥胖”的特殊体形，提示：
   A. 甲状腺激素分泌过多
   B. 生长激素分泌过多
   C. 肾上腺糖皮质激素分泌过多
   D. 肾上腺素分泌过多
   ［知识点］糖皮质激素的作用
6. 下列关于糖皮质激素作用的叙述，**错误**的是：
   A. 减弱机体对有害刺激的耐受
   B. 促进蛋白质分解，抑制其合成
   C. 分泌过多时可引起脂肪重新分布
   D. 对于保持血管对儿茶酚胺的正常反应有重要作用
   ［知识点］糖皮质激素作用
7. 正常情况下，哪种激素能促进蛋白质分解：
   A. 糖皮质激素
   B. 雄激素
   C. 胰岛素
   D. 生长激素
   ［知识点］糖皮质激素作用
8. 下列关于糖皮质激素对血细胞作用的描述，正确的是：
   A. 使红细胞减少
   B. 使血小板减少
   C. 使中性粒细胞减少
   D. 使淋巴细胞减少
   ［知识点］糖皮质激素作用
9. 生理剂量时能促进肝外组织蛋白质分解的激素是：
   A. 糖皮质激素
   B. 生长激素
   C. 胰岛素
   D. 甲状腺激素
   ［知识点］糖皮质激素作用
10. 糖皮质激素对物质代谢的影响是：
    A. 促进肝内蛋白质分解
    B. 促进肝外蛋白质合成
    C. 促进糖原合成
    D. 使脂肪重新分配，四肢脂肪分解
    ［知识点］糖皮质激素作用
11. 肾上腺皮质功能低下时出现的变化是：
    A. 血容量减少
    B. 血压升高
    C. 血浆 Na^+ 浓度升高
    D. 血浆 K^+ 浓度降低
    ［知识点］肾上腺皮质激素的作用
12. 切除双侧肾上腺后动物很快死亡的原因是缺乏：
    A. 肾上腺素
    B. 血管紧张素
    C. 去甲肾上腺素
    D. 肾上腺皮质激素
    ［知识点］糖皮质激素作用
13. 肾上腺皮质功能不足的患者，排除水分的能力大为减弱，可出现“水中毒”，补充下列哪种激素可缓解症状：
    A. 胰岛素
    B. 糖皮质激素
    C. 醛固酮
    D. 肾上腺素
    ［知识点］糖皮质激素作用
14. 关于 ACTH 分泌的调节，下列哪项是**错**

误的：

A. 有日周期节律

B. 受肾上腺皮质分泌糖皮质激素的反馈调节

C. 受醛固酮的反馈调节

D. 受下丘脑促皮质激素释放激素的调节

[知识点] 下丘脑-腺垂体-肾上腺皮质轴

15. 能促进ACTH释放的下丘脑调节肽是：

A. TRH

B. GHRH

C. GnRH

D. CRH

[知识点] 下丘脑-腺垂体-肾上腺皮质轴

16. 长期服用糖皮质激素的患者：

A. 血中淋巴细胞和嗜酸性粒细胞增多

B. 可以突然停药

C. 血压往往低于服药前的水平

D. 可引起肾上腺皮质束状带萎缩

[知识点] 下丘脑-腺垂体-肾上腺皮质轴

17. 长期使用大量糖皮质激素可引起肾上腺皮质萎缩，其原因是：

A. 直接使束状带与网状带细胞凋亡

B. 负反馈抑制腺垂体分泌ACTH

C. 促进肾上腺皮质细胞脂肪分解

D. 抑制肾上腺皮质细胞蛋白质合成

[知识点] 下丘脑-腺垂体-肾上腺皮质轴

18. 糖皮质激素**不**宜用于胃溃疡患者是因为糖皮质激素能：

A. 抑制成纤维细胞的增殖和功能，延长溃疡愈合

B. 使胃肠道血管收缩，血供减少

C. 促进盐酸和胃蛋白酶原的分泌，加剧溃疡病变

D. 分解蛋白质，影响伤口愈合

[知识点] 糖皮质激素作用

19. 长期应用糖皮质激素治疗，停药时应注意：

A. 检查患者血细胞

B. 了解胃黏膜有无损伤

C. 补充蛋白质

D. 应逐次减量停药

[知识点] 下丘脑-腺垂体-肾上腺皮质轴

20. 长期大量注射氢化可的松时主要可引起血中：

A. 红细胞减少

B. ACTH下降

C. 血糖下降

D. CRH升高

[知识点] 下丘脑-腺垂体-肾上腺皮质轴

21. 长期使用糖皮质激素**不**会引起下列哪种不良反应：

A. 诱发消化道溃疡

B. 引起高血压

C. 骨质疏松

D. 引起再生障碍性贫血

[知识点] 糖皮质激素的作用

22. 长期应用糖皮质激素可引起：

A. 低血钾

B. 钙、磷排泄减少

C. 高血磷

D. 高血钙

[知识点] 糖皮质激素的作用

23. 促使远曲小管重吸收Na^+和分泌K^+的激素是：

A. 抗利尿激素

B. 醛固酮

C. 肾上腺素

D. 皮质醇

[知识点] 醛固酮作用

24. 关于醛固酮的分泌，下列说法正确的是：

A. 醛固酮分泌过多可引起低血压

B. 醛固酮分泌过多可引高血钾

C. 醛固酮分泌过多可引高血钠

D. 醛固酮分泌过多可引酸中毒

[知识点] 醛固酮的作用

25. 关于肾上腺髓质的叙述，下列哪项是**错**误的：

A. 受交感神经节前纤维支配

B. 神经末梢释放乙酰胆碱

C. 神经递质作用于嗜铬细胞上的M型受体

D. 在应急反应时激素释放增加

[知识点] 肾上腺髓质激素

三、小组测试

四、应用性练习

1. Cushing 综合征的分类是怎样的？
2. Cushing 综合征的诊断要点有哪些？
3. 大量应用糖皮质激素的患者为何不能突然停药？
4. 请解释该患者患病后血压升高的机制。
5. CT 示该患者双肾结石，其发病是否与 Cushing 综合征有关？
6. 该患者有哪些阳性体征？
7. 拜新同、美托洛尔的降压机制是什么？

案例九：血压怎么就降不下来

患者，男，55 岁，主因“高血压 15 年，控制不良，加重 1 月”，为求进一步诊治来院就诊。

现病史：患者 15 年前体检发现血压升高，测血压最高达 170/100 mmHg，未予重视及诊治。患者 1 个月前无明显诱因出现血压升高，血压波动在 200～220/100～110 mmHg，伴反复双下肢水肿，无头晕、头痛、黑矇、心悸等不适，就诊我院，查血浆醛固酮浓度/肾素活性比值（ARR）卧位：ARR 28.58（ng/dl）/（ng · ml^{-1} · h）；立位：53.53（ng/dl）/（ng · ml^{-1} · h）；生化：“甘油三酯（TG）1.77 mmol/L，总胆固醇（TC）5.62 mmol/L，低密度脂蛋白（LDL）3.69 mmol/L”；心脏彩超：“左室射血分数（LVEF）67%，左心室体积指数（LVMI）158.01 g/m^2，室间隔及左心室壁增厚”；双肾及肾上腺 CT：“双侧肾上腺区结节，以右侧为著，多考虑肾上腺腺瘤，增生结节待排”；予“硝苯地平控释片 60 mg 每日 1 次口服、多沙唑嗪缓释片 4 mg 每晚 1 次口服”降压，抗血小板、调脂等治疗后出院，建议再入院行卡托普利试验、肾上腺静脉采血（AVS）检查。出院后规律服药，血压波动在 160～180/80～90 mmHg。今为进一步诊疗，门诊拟“原发性醛固酮增多症可能”收住入院。

既往史：6 年前因言语含糊、左侧偏瘫就诊外院，诊断“急性脑梗死”，予输液治疗（具体不详），出院后右侧肢体仍感麻木、无力。5 年前就诊外院，诊断“高血压”，规律口服“硝苯地平控释片 30 mg 每日 1 次、厄贝沙坦片 150 mg 每日 1 次”，血压控制在 160～170/90～95 mmHg。

体格检查：T 36.5 ℃，P 78 次/分，律齐，BP 170/90 mmHg，R 18 次/分，双下肢无水肿。

实验室检查：

血钾 3.4 mmol/L，血钙 2.23 mmol/L。第 3 日行卡托普利试验，试验前，肾素活性立位 0.56 Ug/（L · h），醛固酮立位 191.00 ng/L；试验后：肾素活性立位 0.44 Ug/（L · h），醛固酮立位 182.00 ng/L。第 17 日复查血钾 4.5 mmol/L，行双肾上腺静脉采血（AVS），结果：双侧肾上腺未见明显单侧醛固酮优势分泌。

初步诊断：

1. 原发性醛固酮增多症
2. 原发性肾上腺皮质增生，双侧肾上腺结节
3. 继发性高血压，高血压性心脏病
4. 脑梗死后遗症

治疗方案：入院后予“硝苯地平控释片 60 mg 每日一次口服、多沙唑嗪缓释片 4 mg 每晚 1 次口服”降压，“氢氯吡格雷、阿托伐他汀、氯化钾”等治疗。第 18 日根据 AVS 结果，停氯化钾片，加用“螺内酯片 40 mg 每日 3 次口服”，办理出院。出院 2 周后患者门诊复诊，血压较前

降低，波动于 130～140/70～85 mmHg，调整螺内酯剂量为“20 mg 每日 3 次口服”。

一、学习要点

（一）生理学知识

1. 肾上腺皮质激素的合成
2. 糖皮质激素的生物学作用及分泌的调节
3. 盐皮质激素的生物学作用及分泌的调节
4. 肾上腺髓质激素

（二）相关学科及临床知识

1. 原发性醛固酮增多症的症状和体征
2. 原发性醛固酮增多症的诊断标准
3. 原发性醛固酮增多症的治疗原则
4. 行双肾上腺静脉采血的意义
5. 血钙降低的病因
6. 高血压的诊断标准

（三）医生品质培养

临床思维、循证医学、预防医学

二、个人测试（见案例八）

三、小组测试

四、应用性练习

1. 原发性醛固酮增多症有哪几种亚型？
2. 原发性醛固酮增多症的诊断依据是什么？
3. 原发性醛固酮增多症的治疗原则是什么？
4. 简述醛固酮的生物学作用及其分泌的调节。
5. 该患者高血压、心脏病的发病机制是什么？
6. 本病例卡托普利实验的目的是什么？
7. 本病例双肾上腺静脉采血的目的是什么？

附：知识应用

1. 何某，男，21 岁，身高 76 cm，体重 15 kg，智力正常。请问该患者可能是儿童时期缺乏哪种激素而导致矮身材？请阐述该激素的主要生理作用。

2. 李某，女，32 岁。月经量进行性减少，现闭经半年，泌乳 3 个月，请问该患者是哪种激素分泌过多所致？该激素的主要生理作用有哪些？

3. 患者，男，42 岁，农民。半年前出现心慌、怕热、多汗，食欲亢进，消瘦、体重下降，疲乏无力及情绪易激动，失眠，思想不集中，眼球突出、甲状腺肿。曾就诊乡镇卫生院，医生建议其服用他巴唑治疗，请问该患者的症状是何种激素分泌过多所致？该激素的生理作用有哪些？阐述他巴唑治疗该病的作用机制。

4. 患者王某糖尿病史 10 年，口服降糖药控制不佳，近期多饮、多尿、多食和消瘦，尿糖（++），医生建议注射胰岛素进行治疗。请问胰岛素的生物学作用是什么？胰岛功能减退的患者尿液的成分及尿量有何变化？简述其机制。

5. 患者刘某 13 岁，因患肾病综合征曾应用大量糖皮质激素进行抑制免疫与炎症反应，近期症状明显好转。为减少其副作用，医生建议逐渐减少糖皮质激素的用量，直至停药。请问糖皮质激素的作用有哪些？长期大量使用糖皮质激素类药物的患者，为什么不能突然停药？

（卢长柱）

第十一章　生殖

本章思维导图：

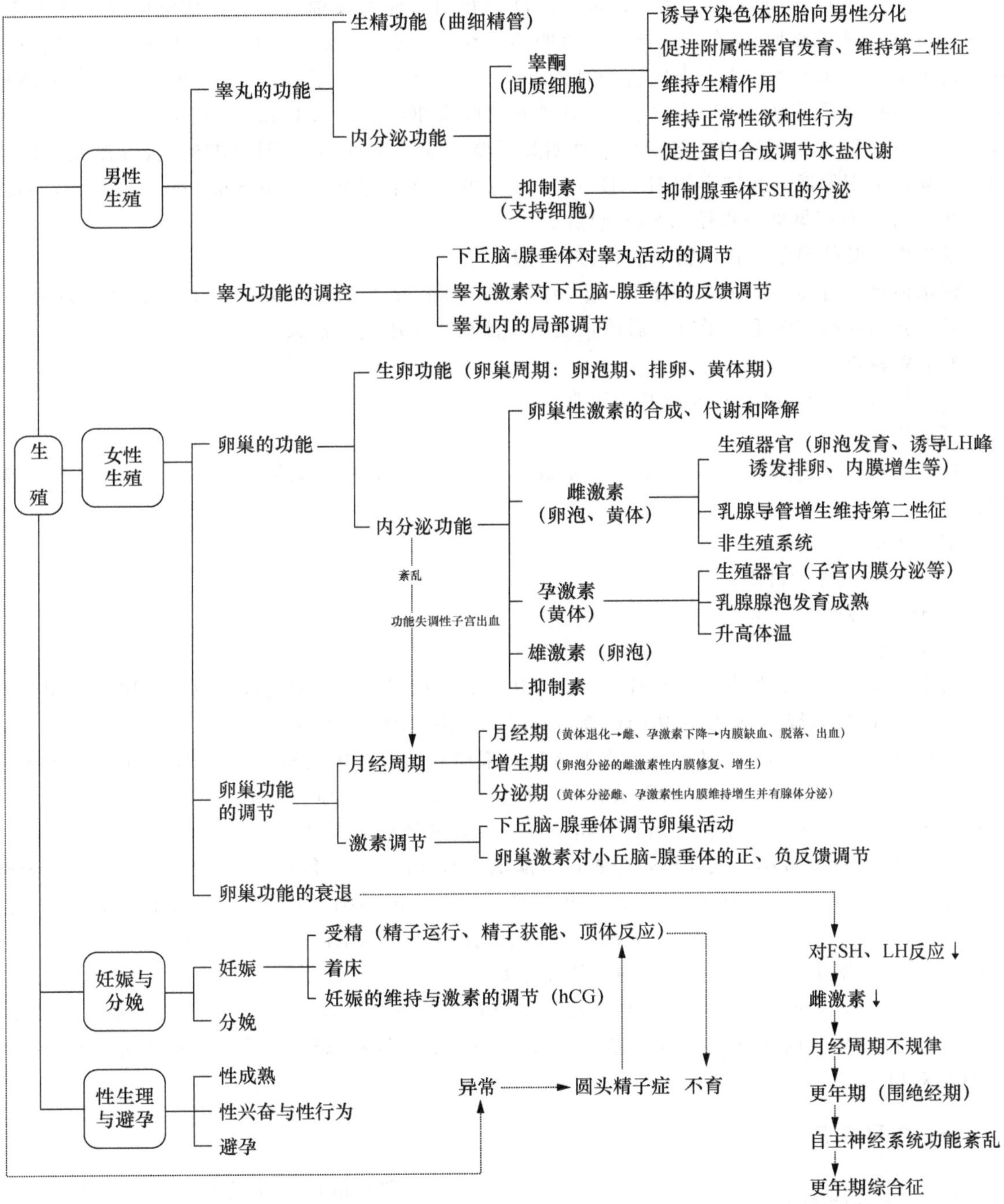

案例一：满脸痤疮的小王

患者，王某，女，18岁，学生。因“初潮起月经不规律5年，经期长、经血量多2年余，加重半年”，于2015-8-12日就诊。

现病史：患者13岁初潮，13～17岁月经4～5/40^+天，量少，色黑。17～18岁月经10～14/20^+天，量多，中药调理无效。量多，色红。自青春期后面部及前胸、后背痤疮明显，体毛重，13岁时1年内体重增加20余斤，此后未再明显增加。无头痛、恶心、呕吐，无泌乳，无视力变化。近半年月经30^+/40^+天，末次行经日期2015年7月6日，至今已38天未净，近几天经量多，无明显头晕及乏力。2015年4月26日外院盆腔彩超：子宫4.4 cm×4.0 cm×3.5 cm，内膜厚度0.7 cm，肌层回声均匀，双附件未见明显异常。2015年7月30日（d25）查性激素：睾酮明显升高，孕酮偏低。2015年8月6日（d31），盆腔彩超：子宫6.3 cm×6.4 cm×5.1 cm，内膜厚度2.5 cm，右卵巢见一直径2.2 cm囊肿。

既往史：既往健康，否认精神病、遗传病史。

体格检查：身高162 cm，体重55 kg，BMI 22.4 kg/m^2。双乳Tanner分期V，乳头发育好，无溢乳。乳周及脐下多毛。子宫：后位，质中，活动，无压痛，常大。

实验室检查：

血红蛋白为130 g/L，甲状腺功能正常。

辅助检查：

盆腔彩超：子宫6.9 cm×6.7 cm×4.4 cm，内膜2.4 cm，右卵巢见一直径3.9 cm×3.2 cm囊肿。

初步诊断：

1. 功能失调性子宫出血
2. 卵巢囊肿

治疗方案：

给予黄体酮40 mg肌内注射每日1次，连用5天；丙睾25 mg肌内注射每日1次，连用3天（末3天）。行盆腔彩超和甲状腺功能检查，同时要求患者测基础体温。

2015年9月2日第一次随诊：上次就诊后遵嘱肌内注射黄体酮和丙睾，用药后血止，停药1天后于2015-8-18撤血，量多，加服止血药后血量减少，12天干净。给予口服醋酸甲羟孕酮6 mg每日2次×12天。嘱患者下次经后行盆超检查。继续测量基础体温。

2015年9月30日第二次随诊：患者口服醋酸甲羟孕酮6 mg每日2次×12天，停药3天撤血，经量多，9天血净。基础体温：2015年8月、9月单相。2015年09月28日盆腔彩超：子宫5.3 cm×4.8 cm×4.0 cm，内膜0.84 cm。继续服用醋酸甲羟孕酮6 mg每日2次×12天，每月月经第15天开始服用。要求患者一直测量基础体温。

患者从2015年9月—2016月7月每月规律撤血，2015年9月及2016年1、2月撤血量较多，其余月撤血量中。随后停药4周期，停药后每月均较规律行经，经量中等。基础体温2016年7—10月呈双相。

一、学习要点

（一）生理学知识

1. 卵巢的生卵作用

2. 卵巢的内分泌功能（雌、孕激素的生理作用）

3. 月经周期、体温与月经周期的关系

4. 下丘脑-垂体-卵巢轴

（二）相关学科及临床知识

1. 功能失调性子宫出血的临床表现
2. 功能失调性子宫出血的诊断依据
3. 功能失调性子宫出血的治疗原则

（三）医生品质培养

临床思维、循证医学

二、个人测试（与案例二共用）

1. 在月经周期的卵泡期，唯有一个优势卵泡能最终发育成熟的主要原因是：
A. 该卵泡分泌较多雌二醇（E_2），使之摄取更多的促卵泡素（FSH）
B. 该卵泡分泌较多的孕激素（P），使之摄取更多的促黄体素（LH）
C. 该卵泡分泌较少抑制素，抑制 FSH 分泌的作用较弱
D. 该卵泡分泌较少抑制素，抑制 LH 分泌的作用较弱
［知识点］卵泡的生长发育

2. 孕激素对子宫的生理作用是：
A. 促进子宫内膜增厚和分泌
B. 提高子宫平滑肌的兴奋性
C. 提高子宫肌对缩宫素的敏感性
D. 促进子宫颈分泌黏液
［知识点］孕激素的作用

3. 对孕激素生理作用的叙述，正确的是：
A. 使子宫和输卵管平滑肌活动增强
B. 使子宫颈腺分泌多而稀的黏液
C. 使排卵后基础体温降低
D. 降低子宫和输卵管平滑肌对催产素的敏感性
［知识点］孕激素的作用

4. 女性月经周期中出现两次分泌高峰的激素是：
A. E_2
B. FSH
C. LH
D. P
［知识点］月经周期

5. 雌激素和孕激素作用的相同点是：
A. 促进乳腺导管增生和延长
B. 使子宫内膜变厚
C. 使子宫输卵管平滑肌活动减弱
D. 减少宫颈黏液的分泌
［知识点］雌激素、孕激素的作用

6. 女性月经来潮是由于：
A. 血中的 E_1 水平降低，P 水平升高
B. 血中的 E 水平升高，P 水平降低
C. 血中的 E_2 和 P 水平均降低
D. 血中的 FSH 和 LH 水平均降低
［知识点］月经产生机制

7. 下列哪种激素能在排卵前一天左右诱发排卵所需的 LH 增高的激素是：
A. 雌二醇
B. 孕酮
C. 促卵泡素
D. 雄激素
［知识点］月经周期激素水平变化

8. 下列关于雌激素生理作用的叙述，正确的是：
A. 抑制输卵管运动
B. 促进子宫内膜腺体增生和分泌
C. 促进阴道上皮细胞增生和角化
D. 促进乳腺发育并引起泌乳
［知识点］雌激素的作用

9. 促使卵泡生长发育成熟的主要激素是：
A. 孕激素
B. 雌激素
C. FSH
D. GH
［知识点］FSH 的作用

10. 增生期子宫内膜的变化主要是由于下列哪种激素的作用：
A. 雌激素
B. 孕激素
C. 雌、孕激素
D. 催乳素
［知识点］雌激素的作用

11. 促使颗粒细胞产生芳香化酶并增强其活性的是：
A. 促性腺激素释放激素（GnRH）
B. LH
C. FSH
D. 雌激素
[知识点] FSH 的作用
12. 引起成熟卵泡排卵的关键因素是：
A. GnRH 的升高
B. FSH 的升高
C. LH 峰的出现
D. 雌激素第一高峰的出现
[知识点] LH 的作用
13. 使子宫内膜由增殖期转变为分泌期的关键激素是：
A. P
B. E_2
C. FSH
D. LH
[知识点] 孕激素的作用
14. 黄体退化、萎缩是由于：
A. E_2 下降
B. E_3 下降
C. P 下降
D. FSH 和 LH 下降
[知识点] 黄体退化、萎缩的原因
15. 生物活性最强的雌激素是：
A. 雌二醇
B. 雌酮
C. 雌三醇
D. 孕酮
[知识点] 雌激素的活性
16. 排卵后形成的黄体可分泌：
A. P
B. LH
C. FSH
D. E 和 P
[知识点] 黄体的作用
17. 女性基础体温在排卵后升高 0.5 ℃左右，并在黄体期维持在此水平，基础体温的升高与下列哪种激素有关：
A. 雌激素
B. 孕激素
C. 促卵泡素
D. 促黄体素
[知识点] 孕激素的作用
18. 排卵发生在：
A. 月经期
B. 增生期
C. 增生期末
D. 分泌期末
[知识点] 月经周期
19. 在月经周期中，形成雌激素分泌第二个高峰的直接原因是：
A. 促卵泡素分泌增加
B. 促黄体素分泌增加
C. 雌激素的正反馈作用
D. 雌激素的负反馈作用减弱
[知识点] 雌激素分泌
20. 促黄体素来源于：
A. 下丘脑
B. 腺垂体
C. 卵巢
D. 子宫
[知识点] 促黄体素的生成
21. 促性腺激素释放激素来源于：
A. 下丘脑
B. 腺垂体
C. 卵巢
D. 子宫
[知识点] 促性腺激素释放激素来源
22. 排卵前促黄体素出现高峰的原因是：
A. FSH 的作用
B. 少量 LH 本身的短反馈作用
C. 血中高水平的雌激素对腺垂体的正反馈作用
D. 血中孕激素对腺垂体的正反馈作用
[知识点] 月经周期
23. 妊娠期内不排卵是由于下列哪种激素的作用：
A. 雌激素
B. 孕激素
C. 雌激素和孕激素
D. 催乳素

［知识点］雌激素和孕激素的负反馈作用

24. 成熟的卵泡能分泌大量的：

A. 促卵泡素

B. 促黄体素

C. 人绒毛膜促性腺激素

D. 雌激素

［知识点］卵泡的分泌功能

三、小组测试

四、应用性练习

1. 结合病例解释孕激素的生理作用。
2. 简述月经周期的形成机制。
3. 分析月经周期过程中体内激素水平和子宫内膜之间的变化关系。
4. 如何排除本患者子宫内膜病变？
5. 请分析引起该患者面部及前胸、后背痤疮明显，体毛重的原因。
6. 该患者是否适用子宫内膜脱落法治疗功能失调性子宫出血？
7. 在该患者治疗过程中测量体温的意义是什么？

案例二：爱发脾气的王阿姨

王某，女，51 岁，主因“月经不规律半年，阵发性潮红、潮热，烦躁易怒、失眠多梦 2 月”来院就诊。

现病史： 半年前，患者月经开始变得无规律，有时两个月来一次，有时一个月来两次。近 2 个月出现阵发性潮红、潮热，常感胸部、颈部一阵阵发热。无缘无故发脾气，见老公、儿子都烦，弄得一家人都不安生。自己也常常生自己的闷气。晚上，整夜整夜地睡不着觉，怀疑自己是否得了神经病。

既往史： 既往健康，否认精神病、遗传病史。

体格检查： T 36.8 ℃，P 75 次/分，BP 130/70 mmHg，R 19 次/分。患者应答自如，甲状腺无肿大。神经系统检查未见异常。

初步诊断：

更年期（围绝经期）综合征

治疗方案：

药物对症治疗，改善、减轻和消除症状，通过语言、音乐、生物反馈等心理治疗改善精神状况。

一、学习要点

（一）生理学知识

1. 卵巢的生卵作用
2. 卵巢的内分泌功能（雌、孕激素的生理作用）
3. 月经周期
4. 下丘脑-垂体-卵巢轴
5. 卵巢功能的衰退

（二）相关学科及临床知识

1. 更年期综合征的临床表现
2. 更年期体内激素变化水平
3. 更年期综合征和器质性疾病的鉴别

（三）医生品质培养

临床思维、循证医学

二、个人测试（见案例一）

三、小组测试

四、应用性练习

1. 试分析该患者月经无规律的原因。
2. 试分析更年期患者体内性激素水平变化及其机制。
3. 用所学的生理学知识解释该患者潮红、潮热，烦躁易怒、失眠多梦等症状的病因。
4. 请为该患者制定详细的治疗方案。
5. 能否排除该患者其他系统疾病？如需与精神或神经系统疾病相鉴别，还需要做哪些相关检查？

案例三：做梦都想要个孩子

患者，男，34 岁，性生活正常，因“婚后 6 年未避孕而不育”就诊。

现病史：患者 6 年前未避孕，正常性生活，至今未育。自述身体健康，个人无不良生活习惯，从事工作环境无污染，女方生殖内分泌及妇科检查正常。

既往史：患者父母为表兄妹的近亲结婚，患者有两个妹妹，现各生育 1 子，孩子生长发育正常。

体格检查：T 37.0 ℃，P 75 次/分，BP 125/80 mmHg，R 19 次/分，生殖器检查正常，双侧睾丸大小正常，双侧精索静脉未触及异常。

实验室检查：

1. 精液常规分析：两次结果差异在可接受范围内，均值为：精子浓度 42.4×10^6/ml，精液 pH 值 7.4，精液体积 7. ml，前向运动精子（PR）32%，非前向运动精子（NP）4%。精子形态分析发现精子头部有圆形无顶体和小顶体两种类型，未发现正常精子。其中各部分异常率分别为：精子头部 100%，颈部及中段 22%，尾部缺陷 1%，胞质小滴缺陷 1%。精子畸形指数 1.24，多种异常指数 1.24；精子头部异常中圆头精子占 84%，小顶体精子占 16%。

2. 精浆生化检测结果：精子顶体酶活性为 0（参考值：48.2～218.7 μIU/10^6 精子），精浆锌为 6.79 μmol/1 次射精（参考值≥2.4 μmol/1 次射精），精浆中性 α-葡糖苷酶为 71.8 mU/1 次射精（参考值≥20 mU/1 次射精），精浆柠檬酸为 248 μmol/L 次射精（参考值≥52 μmol/1 次射精），精浆乳酸脱氢酶 X 同工酶为 229 U/L（参考值 248～1376 U/L）。

3. 精子功能检测结果：精子核成熟检测的两种染色方法比较，其中改良的苯胺蓝染色方法中，精子核蛋白转换异常率为 15%（参考值≤30%）；单独苯胺蓝染色检测中精子核蛋白转换异常率为 17%。精子碎片率（DFI）检测，其中大晕环为 50.9%，中晕环为 21.2%，小晕环为 14.5%，无晕环为 13.4%，精子 DFI 为 27.9%（参考值≤30%）。

4. 染色体核型分析及 Y 染色体微缺失检测：外周血淋巴细胞遗传学分析核型为 46，XY，未见异常，Y 染色体微缺失检测结果未见缺失。

初步诊断：

圆头精子症

一、学习要点

（一）生理学知识

1. 精子的生成过程
2. 睾酮的作用
3. 下丘脑-垂体-睾丸轴
4. 受精、着床、妊娠维持

（二）相关学科及临床知识

1. 圆头精子的形态学特征
2. 圆头精子不育的机制
3. 圆头精子不育的最新治疗方案
4. 人体生命的孕育过程

（三）医生品质培养

临床思维、循证医学

二、个人测试

1. 睾酮的化学本质是：
   A. 胺类
   B. 类固醇类
   C. 肽类
   D. 蛋白质
   [知识点] 睾酮的化学本质
2. 灭活睾酮的器官是：
   A. 肝
   B. 肾
   C. 肺
   D. 靶组织细胞
   [知识点] 睾酮灭活部位
3. 下列关于睾丸生理功能的叙述，正确的是：
   A. 储存精子
   B. 促使精子成熟
   C. 输送精子
   D. 分泌雄激素
   [知识点] 睾丸的功能
4. 精子的发育过程正确的是：
   A. 精原细胞→初级精母细胞→次级精母细胞→精子细胞→精子
   B. 初级精母细胞→精原细胞→次级精母细胞→精子细胞→精子
   C. 精原细胞→初级精母细胞→精子细胞→次级精母细胞→精子
   D. 精原细胞→精子细胞→初级精母细胞→次级精母细胞→精子
   [知识点] 精子的发育过程
5. 体内精子储存在：
   A. 睾丸
   B. 前列腺
   C. 精囊腺
   D. 附睾和输精管
   [知识点] 精子储存
6. 睾酮的主要产生部位是：
   A. 睾丸生精细胞
   B. 睾丸间质细胞
   C. 睾丸支持细胞
   D. 曲细精管上皮细胞
   [知识点] 睾酮生成
7. 下列哪项**不**属于睾酮的生理作用：
   A. 促进红细胞生成
   B. 维持生精作用
   C. 溶骨作用
   D. 维持正常性欲
   [知识点] 睾酮的生理作用
8. 直接促进睾丸间质细胞合成与分泌睾酮的激素是：
   A. FSH
   B. TSH
   C. ACTH
   D. LH
   [知识点] LH 的作用
9. 下列关于睾丸功能调节的叙述，哪一项是**错误**的：
   A. FSH 对生精过程有启动作用
   B. LH 刺激间质细胞分泌睾酮
   C. 睾酮对 FSH 分泌有负反馈作用
   D. 抑制素对 FSH 分泌有负反馈作用
   [知识点] 下丘脑-垂体-睾丸轴
10. 下列哪项组织**不**能合成雌激素：
    A. 卵巢

B. 黄体
C. 胎盘
D. 子宫
[知识点] 雌激素的合成

11. 维持妊娠黄体功能的主要激素是：
A. 雌激素
B. 孕激素
C. 人绒毛膜促性腺激素
D. 促黄体素
[知识点] hCG 的作用

12. 妊娠后期孕妇血中雌激素和孕激素处于高水平的原因是：
A. 下丘脑促垂体区分泌活动加强
B. 腺垂体分泌活动加强
C. 卵巢分泌活动加强
D. 胎盘分泌活动加强
[知识点] 胎盘的功能

13. 诊断早期妊娠需测定的血或尿中的激素是：
A. 孕激素
B. 雌激素
C. 促卵泡素
D. 人绒毛膜促性腺激素
[知识点] hCG 的产生

14. 大多数哺乳动物和人类，精子必须在雌性生殖道内停留一段时间方能获得使卵子受精的能力，这种现象称为：
A. 受精
B. 着床
C. 顶体反应
D. 精子获能
[知识点] 精子获能

15. 精子获能的部位是：
A. 睾丸曲细精管
B. 附睾
C. 子宫或输卵管
D. 子宫颈
[知识点] 精子获能的部位

16. 正常情况下精子与卵子在何处相遇而发生受精：
A. 输卵管壶腹部
B. 输卵管伞部
C. 输卵管漏斗部
D. 子宫腔
[知识点] 受精过程

17. 妇女妊娠过程中妊娠黄体能维持多长时间：
A. 6 周左右
B. 8 周左右
C. 10 周左右
D. 12 周左右
[知识点] 妊娠黄体

18. 妊娠 3 个月后，诊断死胎的化验指标是孕妇尿中的：
A. 雌醇突然减少
B. 孕酮突然减少
C. 雌二醇突然减少
D. 雌三醇突然减少
[知识点] 雌三醇产生

19. 在妊娠过程中胎盘分泌的 hCG 何时达高峰：
A. 妊娠 8～10 周
B. 妊娠 2～3 周
C. 妊娠 4～5 周
D. 妊娠 6～7 周
[知识点] hCG 合成

三、小组测试

四、应用性练习

1. 简述精子生成过程。
2. 睾酮的作用是什么？
3. 圆头精子症的诊断依据是什么？
4. 精浆生化检测的意义是什么？
5. 精子功能检测的意义是什么？

6. 圆头精子症患者在现代医疗技术水平基础上是否有生育可能？
7. 请分析圆头精子症与遗传的关系。
8. 卵子受精、受精卵着床、妊娠维持的过程是怎样的？

附：避孕药物小常识

避孕药一般包括女性口服避孕药，男性口服避孕药和外用避孕药等。

人体的下丘脑分泌“促性腺激素释放激素”（GnRH）。GnRH 促进腺垂体（垂体前叶）分泌 FSH 和 LH。在女性体内，FSH 促进卵巢的卵泡生长发育。而在 FSH 和 LH 共同作用下，使成熟的卵泡分泌雌激素和孕激素。女性体内的孕激素水平和雌激素水平都是在月经期降到最低。月经结束后，这两种激素就开始分泌增加。首先是雌激素增加得较快。在排卵前，雌激素水平较高可直接或通过下丘脑促进垂体分泌 LH（正反馈），导致排卵。而在排卵过后，孕激素含量开始达到峰值（黄体期），这个时候由于血中雌激素、孕激素都高，孕激素就减少了下丘脑 GnRH 的分泌，从而抑制排卵，并且抑制了女性自身孕激素和雌激素的分泌（负反馈）。因此，在排卵过后，孕激素达到峰值之后，女性体内的雌激素水平和孕激素水平都会开始下降，下降到一定程度就是月经。通常所说的“安全期”就包括了黄体期。黄体期时女性体内孕激素水平较高，所以既不会排卵也不会怀孕。

女性口服避孕药作用机制是多环节和多方面的，且因其所含成分、制剂、剂量和用法的不同而各异。女性口服避孕药的主要作用：抑制排卵，并改变子宫颈黏液，使精子不易穿透，或使子宫腺体减少肝糖的制造，让囊胚不易存活，或是改变子宫和输卵管的活动方式，阻碍受精卵的运送。如雌激素和孕激素的复方制剂以抑制排卵为主，小剂量孕激素以阻碍受精为主，大剂量孕激素以抗着床为主。

女性口服避孕药又分为短效口服避孕药、长效口服避孕药、紧急避孕药等，针对不同的避孕需求，可有针对性服用。

短效口服避孕药又可以分为复方短效口服避孕药和复方三相口服避孕药等。复方短效口服避孕药由雌激素与孕激素配伍而成，作用机制为抑制排卵。药物可抑制下丘脑释放 GnRH，使垂体分泌 FSH 和 LH 减少，同时直接影响垂体对 GnRH 的反应，不出现排卵前 LH 峰，故不发生排卵；改变宫颈黏液性状，宫颈黏液受孕激素影响，量变少而黏稠度增加，拉丝度减小，不利于精子穿透；改变子宫内膜形态与功能，避孕药中孕激素成分干扰了雌激素效应，子宫内膜增殖变化受抑制；又因孕激素作用使腺体及间质提早发生类分泌期变化，形成子宫内膜分泌不良，不适于受精卵着床。

服用方法为自月经周期第 5 日开始，每晚 1 片，连服 22 日，不能间断，若漏服可于次晨补服 1 片。一般在停药后 2～3 日发生撤药性出血，犹如月经来潮。

复方三相口服避孕药由炔雌醇和左旋 18-甲基炔诺酮组成。模仿正常月经周期中内源性雌、孕激素水平变化，将 1 个周期服药日数分成 3 个阶段，各阶段雌、孕激素剂量均不相同，顺序服用，每日 1 片，共 21 日，具体如下：①第一相：即月经周期早期给予两种激素量均低的药片，计 1～6 片，浅黄色；②第二相：即月经周期中期给予两种激素量均高的药片，计 7～11 片，白色；③第三相：即月经周期后期用孕激素量高而雌激素量低的药片，计 12～21 片，棕色。第一周期从月经周期第 1 日开始服用，第二周期后改为第 3 日开始。

长效口服避孕药由长效雌激素和人工合成的孕激素配伍制成，这类药物主要是利用长效雌激素从胃肠道吸收后，储存于脂肪组织内缓慢释放起长效避孕作用。孕激素促使子宫内膜转化为分泌反应，作用消退时引起撤退出血。外源性甾体激素通过反馈抑制下丘脑-垂体-卵巢轴功能发生抗排卵作用。服药 1 次可避孕 1 个月。在月经来潮第 5 日服第 1 片，第 10 日服第 2 片。以后按第1次服药日期每月服1片。

紧急避孕药（探亲避孕药），这类药物为甾体化合物，除双炔失碳酯外均为孕激素类制剂或雌、孕激素复合制剂。服用时间不受经期限制，适用于短期探亲夫妇。其作用机制主要改变子宫内膜形态与功能，不利于受精卵着床。宫颈黏液变黏稠，不利于精子穿透。月经周期前半期服药还有抗排卵作用。左炔诺孕酮片，只需在避孕失败和无保护同房后的72小时内服用一片，即可有效地防止非意愿妊娠的发生。

男性口服避孕药可以通过下述不同途径发挥作用：a. 长期大量使用促性腺激素释放激素，通过降调解导致垂体促性腺激素（促卵泡素及促黄体素）的分泌减少而抑制生精作用；b. 采用促卵泡素及促黄体素的相应抗体，阻断该种激素的作用。但由于此两种激素均含有相同的α亚单位，且与促甲状腺激素的α亚单位相同，当抗体的作用不能达到专一地对抗该种激素时，可能引起不必要的副作用；c. 使用自体激素，如单独使用睾酮，或与孕激素联合使用，通过负反馈，抑制垂体分泌促性腺激素而抑制生精作用；d. 选择性抑制生精上皮的药物：棉酚，是中国学者最先发现它的抗生育作用，并在中国进行大量研究及临床试用。

外用避孕药多具有较强的杀精子作用，一般制成胶冻、片剂或栓剂等，放入阴道后，发挥杀精子作用。目前常用的避孕药膜以壬苯醇醚为主药，聚乙烯醇为水溶性成膜材料制成。壬苯醇醚具有快速高效的杀精能力，最快者5秒钟内使精细胞膜产生不可逆改变；每张药膜含主药50 mg，但其1/30剂量即足以杀灭一次射精中的全部精子。性交前5分钟将药膜揉成团置阴道深处，待其溶解后即可性交。正确使用的避孕效果成功率达95%以上。一般对局部黏膜无刺激或损害，少数女性自感阴道灼热。

（王月飞　孟凡谋）

附录

齐齐哈尔医学院

生理学 TBL 教学成绩册

专　　业：临床医学
班　　级：四班　　小组：第一小组
负 责 人：赵祖东
成　　员：于咏峻、李峻杰、王长杰、孟金、王亮、卢昕宇
指导教师：王月飞、李雪
联系电话：045-××××××××

生理教研室
2013 年 11 月

《生理学 TBL 教学成绩册》 目录

TBL 流程

一、课前准备

1. 分组：8 人/组，并选出组长及记录员
2. 布置案例及学习要点
3. 根据学习要点预习相关知识

二、课堂实施

1. TBL 培训（1 学时）：TBL 的教学流程和注意事项
2. 个人测试（1 学时）：20 个单选题，每人一卷，闭卷考试
3. 小组测试（1 学时）：10 个单选题，每组一卷，小组讨论得出答案
4. 应用性练习（1 学时）：结合案例进行。具体步骤如下：宣读案例→提出问题→组内讨论→达成共识→组间讨论（采用抢答形式）→教师总结
5. 教学评价及总结（1 学时）：
（1）各组总结，完成教学评价表
（2）记录员整理课堂讨论记录（当堂上交）
（3）填写反馈调查表
（4）教师总结、点评

案例及学习要点

案例：危险的咳嗽

初冬的一个早晨，天空中飘着鹅毛大雪，天气异常寒冷。北方医院的急诊室里，刚刚接班完毕的医生和护士们正紧张地忙碌着。这时，一位表情痛苦、面色发青的中年男性在家属的搀扶下走进急诊室。南医生和李护士急忙走过来，把患者安置在诊查床上，一边安慰患者和家属，一边询问患者的情况，得知：患者姓刘，50 岁，在某公司做营销工作，2 h 前突然感到右胸痛，气短、头晕、出冷汗、心悸，有窒息感，家人急忙叫车，送患者来到医院急诊室。南医生进一步询问老刘在发病前是否从事体力劳动和剧烈运动、是否有精神刺激、是否有饮酒及暴饮暴食，老刘均摇头表示没有。

老刘的儿子说，老刘有慢性支气管炎，已经有 5 年多了，患肺气肿 2 年多，曾诊断右肺上部有多个肺大泡。连续多年入冬时节，气管炎时轻时重，加重时吃点消炎药和治疗咳喘的药就能缓解。前两天可能是由于天气突然变冷，咳嗽加重，咳白痰，无发热；今早一阵剧烈咳嗽后出现上述症状。南医生又询问老刘是否患过肺结核病，有没有高血压及心脏病，胸部是否受过外伤，均得到否定回答。经过上述询问，南医生心中已经有了初步的印象诊断。

南医生为老刘查体后，记录如下：T 36.1 ℃，BP 92/54 mmHg，HR 118 次/分，R 28 次/分。心律不齐，神志清醒，有汗，消瘦，半平卧，表情痛苦，发绀，端坐张口呼吸，呼吸窘迫，颈静脉轻度怒张，气管偏左，无淋巴结肿大，桶状胸，胸壁无外伤，呼吸时胸部不对称，右肋间隙饱满、增宽，呼吸运动减弱，叩诊呈鼓音，肺肝界在锁骨中线 10 肋间，听诊呼吸音消失，语颤减弱，心界缩小，心尖搏动点在左锁骨中线外 1.5 cm。腹部平软，肝脾未触及，双下肢水肿（—），病理反射（—）。

查体结束后，南医生为患者开出检查单：血常规，胸部正、侧位像，心电图，血气分析。

检查结果如下：

血常规：RBC 4.0×10^{12}/L，Hb 135 g/L，WBC 10×10^{9}/L

N 0.86（0.50～0.70），L 0.1（0.50～0.70）

胸片：右肺塌陷约 1/3，其下、外缘可见透明区，肺纹理消失，肋膈角稍钝，未见明显胸水，左肺透过度增强，纵隔向左侧偏移，随呼吸摆动，心影无扩大。

心电图：窦性心动过速，无其他异常。

血气分析：PaO_2：90 mmHg，P_aCO_2：42 mmHg.

老刘被送入病房，医生首先对患者行胸腔闭式引流，同时进行升压、吸氧、镇静、止咳、抗感染等治疗。

住院期间，南医生经常与老刘沟通，耐心地交代病情，以缓解精神紧张，舒缓情绪。2 天后，老刘的心率、血压和呼吸频率恢复正常，呼吸困难明显减轻，查体桶状胸，两侧胸部对称，右肋间隙未见饱满和增宽，呼吸运动正常，叩诊呈过清音，肺肝界在锁骨中线 7 肋间，可听到呼吸音，心界正常，心尖搏动点在左锁骨中线内 1 cm。引流瓶内无气泡溢出。胸片：左肺全部复张。夹闭引流管观察，24 小时后复查胸片，肺复张良好，拔出引流管。患者停止胸腔闭式引流后，又连续观察 2 天，未出现异常。南医生又嘱咐了一些注意事项后，老刘治愈出院了。

学习要点：

一、理论知识

1. 呼吸系统的基本结构与功能
2. 胸膜腔内压的形成和生理作用
3. 胸痛、气短、心悸和有窒息感的常见原因
4. 咳嗽、咳痰的常见原因和机制
5. 慢性阻塞性肺疾病的病因及机制、临床表现和体征、治疗及预后
6. 肺大泡形成原因及其危害
7. 体格检查：生命体征、发绀、肺气肿的胸部体征、颈静脉怒张和语颤减弱的临床意义
8. 血常规的指标及临床意义
9. 肺部的正常 X 线表现及基本病变的 X 线表现
10. 正常心电图的产生机制及其意义
11. 心动过速的原因和分类
12. 肺功能主要辅助检查的意义及结果评价
13. 气胸的病因、临床表现和治疗原则
14. 胸腔闭式引流术
15. 吸氧的原则和注意事项
16. 肺气肿伴有肺大泡患者的健康指南

二、医生品质培养

临床思维、循证医学、医德培养、预防医学

个人测试试题

以下每一道题下面有 A、B、C、D、E 五个备选答案。请从中选择一个最佳答案，并在答题卡上将相应题号的相应字母所属的方框涂黑。

1. 下列关于平静呼吸的叙述，**错误**的是（　　）
   A. 吸气时肋间外肌收缩
   B. 呼气时呼气肌收缩
   C. 吸气时膈肌收缩
   D. 呼气时膈肌和肋间外肌舒张
   E. 呼气时胸骨和肋骨恢复原位
2. 关于肺内压的描述 ，正确的（　　）
   A. 肺内压在吸气过程中始终高于大气压
   B. 肺内压＝大气压－肺回缩力
   C. 肺内压不利于静脉回流
   D. 肺内压的变化导致气体进出肺
   E. 肺内压在呼过程中始终低于大气压
3. 有关胸膜腔内压的舒述，正确的是（　　）
   A. 胸膜腔内存有少量气体
   B. 胸膜腔内压大于肺回缩力
   C. 在呼吸过程中胸膜腔内压无变化
   D. 有利于胸腔内静脉血回流
   E. 有利于肺回缩
4. 维持胸膜腔内负压的必要条件是（　　）
   A. 肺内压高于大气压
   B. 肺内压高于胸膜腔内压
   C. 胸膜腔密闭
   D. 气道内压高于大气压
   E. 气道跨壁压等于大气压
5. 合成肺表面活性物质的细胞是（　　）
   A. 肺泡Ⅰ型上皮细胞
   B. 肺泡Ⅱ型上皮细胞
   C. 气道上皮细胞
   D. 肺成纤维细胞
   E. 肺泡巨噬细胞
6. 关于肺泡表面活性物质生理作用的叙述，正确的是（　　）
   A. 增加肺泡表面张力
   B. 降低肺的顺应性
   C. 阻止血管内水分滤入肺泡
   D. 增强肺的回缩力
   E. 有利于血管内水分滤入肺泡
7. 有关肺顺应性的叙述，**错误**的是（　　）
   A. 表示在外力作用下肺的可扩展性
   B. 容易扩张的肺顺应性大
   C. 可用单位压力所引起的容积变化来衡量
   D. 其大小与肺的表面扩张有关
   E. 与肺弹性阻力成正变关系
8. 胸廓向内回位的弹性阻力表现在（　　）
   A. 深吸气时
   B. 深呼气时
   C. 平静吸气时
   D. 平静呼气时
   E. 胸廓处于自然位置时
9. 平静呼气末肺内的气体量为（　　）
   A. 肺活量
   B. 时间肺活量
   C. 补呼气量和潮气量
   D. 补吸气量和余气量
   E. 功能余气量
10. 关于每分通气量的叙述，**错误**的是（　　）
    A. 是指每分钟进或出肺的气体总量
    B. 随性别、年龄不同而有差异
    C. 随活动量的不同而有差异
    D. 与身材大小无关
    E. 没有考虑肺泡无效腔
11. 每分通气量和每分肺泡通气量之差为（　　）
    A. 肺活量×呼吸频率
    B. 潮气量×呼吸频率
    C. 功能余气量×呼吸频率
    D. 余气量×呼吸频率

E. 无效腔气量×呼吸频率

12. 反映单位时间内充分发挥全部通气能力所达到的通气量称为（　　）
A. 通气储量百分比
B. 最大随意通气量
C. 用力肺活量
D. 肺泡通气量
E. 深吸气量

13. 影响气道阻力最重要的因素是（　　）
A. 气流速度
B. 气流形式
C. 呼吸时相
D. 呼吸道口径
E. 呼吸道长度

14. 关于影响肺换气的因素，**错误**的是（　　）
A. 气体扩散速率与呼吸膜厚度成反比
B. 扩散速率与呼吸膜面积成正比
C. 通气/血流比值增大有利于换气
D. 通气/血流比值减小不利于换气
E. 各气体的扩散速率是一致的

15. 决定肺内气体交换方向的主要因素是（　　）
A. 气体的分压差
B. 气体的分子量
C. 气体的溶解度
D. 气体与血红蛋白亲和力
E. 呼吸膜通透性

16. 关于肺泡通气/血流比值描述正确的是（　　）
A. 安静时正常值是 0.81
B. 比值增大，如同发生动-静脉短路
C. 肺尖部比值可增至 3.3
D. 比值减小，使生理无效腔增大
E. 肺底部比值升高

17. 当氧离曲线左移时，氧合血红蛋白解离氧（　　）
A. 增多
B. 减少
C. 先增加后减少
D. 不变
E. 先减少后增加

18. 在单位分压差下，每分钟通过呼吸膜扩散的某种气体的毫升数称为（　　）
A. 肺扩散能力
B. 肺扩散容量
C. 呼吸膜通透性
D. 肺扩散指数
E. 肺通气/血流比

19. 通过兴奋中枢化学感受器增强肺通气的有效刺激是（　　）
A. 脑脊液 H^+ 浓度升高
B. 脑脊液 CO_2 分压升高
C. 脑脊液 O_2 分压降低
D. 动脉血 H^+ 浓度升高
E. 动脉血 O_2 分压降低

20. 关于外周化学感受器的叙述，**错误**的是（　　）
A. 指颈动脉体和主动脉体
B. 颈动脉体主要调节循环，主动脉体主要调节呼吸
C. 颈动脉体中的Ⅱ型细胞数量少起支持作用
D. 能感受动脉血中 O_2、CO_2、H^+ 的变化
E. 传入纤维是迷走神经

小组测试试题

以下每一道题下面有 A、B、C、D、E 五个备选答案。请从中选择一个最佳答案，并在答题卡上将相应题号的相应字母所属的刮涂卡刮开。

1. 平静及用力呼吸时，下列说法正确的是（　）
   A. 平静呼吸的吸气过程是被动过程
   B. 平静呼吸的呼气过程是被动过程
   C. 平静呼吸的呼气过程是主动过程
   D. 用力呼吸的呼气过程是被动过程
   E. 用力呼吸的吸气过程是被动过程
2. 女性患者，由于患肺血栓导致肺不张，其可能发病原因是（　）
   A. 气道阻塞
   B. 支气管痉挛
   C. 肺纤维增生
   D. 呼吸中枢发育不全
   E. 肺表面活性物质减少
3. 某人呼吸频率 14 次/分。今患肺炎，若潮气量减半，呼吸频率加倍，其肺泡通气量（L/min）应是（　）
   A. 1.2
   B. 1.6
   C. 2.0
   D. 2.4
   E. 2.8
4. 女性患者，62 岁，咳喘反复发作 8 年，昨晚一阵剧烈咳嗽后突感左侧胸痛，呼吸困难，则可能是由于（　）
   A. 肺气肿
   B. 胸膜炎
   C. 肺炎
   D. 自发性气胸
   E. 肺心病
5. 患者肺水肿，因肺顺应性降低，肺牵张感受器发放冲动增加而引起肺扩张反射，可引起（　）
   A. 气体交换增多
   B. 肺通气量增加
   C. 呼吸变浅、变快
   D. 呼吸加深、变慢
   E. 肺泡无效腔减少
6. 临床肺气肿患者下列哪项气体增加（　）
   A. 潮气量
   B. 肺活量
   C. 用力肺活量
   D. 功能余气量
   E. 补吸气量
7. 假设肺通气量为 7000 ml/min，呼吸频率为 20 次/分，无效腔容量为 150 ml，每分心输出量为 5000 ml 时，其通气/血流比值为（　）
   A. 0.7
   B. 0.8
   C. 0.9
   D. 1.0
   E. 1.1
8. 关于氧离曲线，正确的是（　）
   A. 氧分压从 100 下降至 80 mmHg 时，Hb 对氧的亲和力较低
   B. 氧分压从 100 下降至 80 mmHg 时，Hb 对氧的亲和力不变
   C. 氧分压从 100 下降至 80 mmHg 时，Hb 对氧的亲和力较高
   D. 氧分压从 40 下降至 15 mmHg 时，Hb 对氧的亲和力增强
   E. 氧分压从 40 下降至 15 mmHg，Hb 对氧的亲和力不变
9. 关于 P_{50} 的叙述正确的是（　）
   A. P_{50}↑，表示 Hb 对 O_2 的亲和力↓，曲

线发生右移

B. P_{50}↑，表示 Hb 对 O_2 的亲和力↓，曲线发生左移

C. P_{50}↑，表示 Hb 对 O_2 的亲和力↑，曲线发生右移

D. P_{50}↑，表示 Hb 对 O_2 的亲和力↑，曲线发生左移

E. P_{50}↑，表示 Hb 对 O_2 的亲和力不变，曲线发生右移

10. 关于动脉血中 PCO_2↑、[H^+]↑和 PO_2↓刺激呼吸的说法正确的是（　　）

A. PCO_2↑、[H^+]↑的作用较大

B. PO_2↓的作用较快、较弱

C. PCO_2↑的作用较小

D. [H^+]↑的作用较小

E. PO_2↓的作用较快、较强

小组测试答题卡

总分：**20**

题号	A	B	C	D	E	分数
1	■	◇	■	■	■	2
2	■	■	■	■	◇	2
3	■	■	■	■	◇	2
4	■	■	■	◇	■	2
5	■	■	◇	■	■	2
6	■	■	■	◇	■	2
7	■	■	■	◇	■	2
8	■	■	◇	■	■	2
9	◇	■	■	■	■	2
10	◇	■	■	■	■	2

备注：

1. 小组测试用时 30 min，每题 2 分，共计 20 分，在刮涂卡上作答。
2. 小组内部讨论后得出小组一致性答案，将对应选项上的涂层刮开。
3. 答案判定：涂层刮开后，如有“*”标志，表明该答案正确，可以进行下一题：如无“*”标志，表明该答案错误，须进一步讨论，重新得出答案，直至正确为止。
4. 答题结束后，由组长将分数和总分数填好，并在阅卷人处签名。
5. 评分标准：答一次答对计 2 分，第二次答对计 1.5 分，第三次答对计 1 分，第四次答对计 0.5 分，第五次答对计 0 分

阅卷人：记录员孟金

TBL 课堂讨论记录

小组测试：

1. 由平静呼吸时吸气过程是主动过程，呼气过程是被动过程。由 A、B 对比，A 错，选 B。

2. 肺血栓导致Ⅱ型肺泡细胞营养供应不足，使肺泡表面活性物质减少，选 E。

3. 潮气量 250，无效腔 150，呼气频率 28

$$(250-150)\times 28\text{ 次}=2.8\ \text{L/min}$$

4. 查资料得，根据患者症状，确定为自发性气胸。

5. 肺扩张⟶牵张感受器+⟶迷走神经⟶延髓⟶吸气转为呼气⟶呼吸频率增加。

6. 查书得，肺气肿患者因呼气困难，功能余气量增加

7. $\frac{7000-20\times 100}{5000}=1$

8. 对比氧离曲线可得。

9. P_{50}↑时，H^+ 对 O_2 亲和力下降，在氧解离曲线中可以看出，曲线会发生右移。

10. CO_2 对呼吸作用刺激最强，H^+ 次之，低 O_2 最弱。

应用性练习：

1. 老刘的主要临床表现是什么？

表情痛苦，面色发青，感到右胸痛，气短、头晕，出冷汗，心悸，有窒息感，呼吸窘迫，颈静脉轻度怒张，气管偏左，无淋巴结肿大，桶状胸。

桶状胸：胸廓前后径增加有时与左右径几乎相等，多圆桶状，肋骨斜度变小，其于脊柱夹角常大于45°，肋间隙增高饱满，肋上角增大，为桶状胸，见于严重肺气肿患者。

2. 在临床上，治疗慢性支气管炎的常用药物有哪些？

①抗感染药物：青霉素，阿莫西林，氧氟沙星

②气管扩张药：常用抗胆碱能药物：异丙托溴铵 β 受体激动药——沙丁胺醇

③祛痰剂：氨溴索（盐酸溴环己胺醇）

3. 医生根据检查结果会做出什么诊断？

①从病史中看到患者患有肺气肿。

②患者患慢性支气管炎，从血常规白细胞数量上看到近期炎症加重。

③曾诊断右肺肺大泡的存在，结合临床症状，桶状胸，气管偏左，X线征象，更加确定右侧肺部患有气胸。

4. 医生对老刘的临床治疗的理论依据是什么？

胸腔闭式引流能够排出气体或收集胸腔内的液体，使得肺组织重新张开而恢复功能。作为一种治疗手段广泛地应用于血胸，气胸，脓胸的引流及开胸术后，对疾病的治疗起着十分重要的作用。

记录人：孟金

TBL 教学评价表

姓名	学生评价				教师评价	成绩
	准备情况	参与、交流	思辨能力	团队精神		
赵祖东	8.1	8	6.28	5.85	27	45.1
于咏峻	8.28	6.85	5.43	7.28	26	40.1
王长杰	6	6.71	8	7.28	26	4.0
李峻杰	6.14	7.28	7.57	7.86	26	40.4
孟金	7.14	6.57	7.14	7.57	27	41.2
王亮	7	7.85	7.57	6.14	26	40.3
卢昕宇	5.7	6.57	8.42	7	26	40
小组评价	本组通过前期配合查找资料，上课积极回答问题顺利完成了本次 TBL 希望在下次 TBL 中配合更顺利 组长：赵祖东　　指导教师：李雪					

备注：

1. TBL 教学评价成绩满分为 50 分，分值分配：学生评价总分 20 分，教师评价 30 分；
2. 学生评价由组长负责填写，教师评价由指导负责填写。
3. 学生评价具体评分规则如下：
   （1）组长负责将本组同学的“TBL 教学评价表（学生用）”汇总；
   （2）组长负责计算各项学生评价的平均分，并计算总分：总分＝各项学生评价平均分之和×50％；
   （3）组长负责将各项分数填写在表格的相应位置

学生 TBL 成绩报告单

姓名	个人测试（20 分）	小组测试（20 分）	课堂记录（10 分）	教学评价（50 分）	总分（100 分）	折合后成绩
赵祖东	13	20	9.0	41.1	83.1	8.3
于咏峻	20	20	9.0	40.1	89.1	8.9
王长杰	15	20	9.0	40	84	8.4
李峻杰	20	20	9.0	40.4	89.4	8.9
孟金	20	20	9.0	41.2	90.2	9.0
王亮	13	20	9.0	40.3	82.3	8.2
卢昕宇	15	20	9.0	40	84	8.4

备注：

1. 本次 TBL 教学满分 100 分，折合成 10 分计入期末成绩；
2. 由记录员填写学生姓名、个人测试及小组测试成绩；由指导教师填写课堂记录及教学评价成绩，并计算出总分及折合后分数；
3. 折合后分数＝总分×10%

指导教师：李雪　　　　记录人：孟金

反馈问卷

调查内容	完全认同	基本认同	基本不认同	完全不认同
TBL 教学法能提高学习的积极性和主动性	√			
TBL 教学法能够提高出勤率	√			
TBL 教学法能够活跃课堂气氛，增加学习的趣味性	√			
TBL 教学法能使上课精力集中	√			
TBL 教学法有助于更好地理解教学内容	√			
TBL 教学法能够培养学生发现问题、解决问题的能力	√			
TBL 教学法能够促进临床思维能力的培养	√			
TBL 教学法可以提高语言表达式和沟通能力	√			
TBL 教学法促进利用课外学习资源	√			
TBL 教学法能提高自主学习能力	√			
TBL 教学法中的小组讨论有助于及时、全面、系统的解决学习中的问题	√			
TBL 教学法中的小组讨论助于促进团队意识和协作精神	√			

1. 您在 TBL 课程学习中还存在什么问题？您认为应该采取什么方法更好地提高学习效率和改善效果？

对病例的理解还不够充分、需要进一步加强合作多增加像 TBL 这类的课程。

2. 小组其他同学在学习上还存在什么问题？您认为应该采取什么方法予以改进？您对 TBL 课程有什么期望？

配合不够，改进方法是课下多交流。期望有更多病例。

3. 影响您学习效率和效果的问题，在 TBL 学习过程中得到解决了吗？您还期望在哪些方面得到帮助？

解决了，希望对学习流程方面有更多帮助。

备注：根据实际情况如实填写，每项调查内容不得复选。

望各位同学积极配合、多提宝贵意见，谢谢合作

附　　录

1. 个人测试试题　　　　（7 份）
2. 学生教学评价表　　　（7 份）
3. 教师教学评价表　　　（1 份）

（王　滨　齐晓娟　牛淑冬　赵红晔　赵　堃
王月飞　卢长柱　孟凡谋　王玉阁　文丽波
肖　宇　李　雷　王　洋）

主要参考文献

1. 朱大年，王庭槐. 生理学［M］. 北京：人民卫生出版社，第8版，2013.

2. 葛均波，徐永健. 内科学［M］. 北京：人民卫生出版社，第8版，2013.

3. 万学红，卢雪峰. 诊断学［M］. 北京：人民卫生出版社，第8版，2013.

4. 梁尚栋. 疾病的生理学机制：生理学案例分析［M］. 北京：人民卫生出版社，2009.

5. 宋国杰，梁强. 基础医学PBL教学案例［M］. 北京：人民卫生出版社，第1版，2012.

6. 李光伟，罗文忠，邱新文，等. 慢性低钙血症致心衰心室纤维颤动死亡一例. 中华内分泌代谢杂志［J］，2011，17（5）：326.

7. 胡兆华，艾文兵，简道林. TBL教学模式的实施过程及其在我国医学教育中的应用现状和前景［J］. 中国高等医学教育，2011，（8）：105，140.

8. Parmelee DX. Team-based learning：Moving forward in curriculum innovation：A commentary［J］. Medical Teacher，2010，32（2）：105-107.

9. 刘海梅，闫福曼，徐进文，等. TBL教学在生理学教学中的应用［J］. 四川生理科学杂志，2012，35（1）：43-45.

10. 姜冠潮，周庆环，陈红. 基于团队的学习模式（TBL）在医学教学方法改革中的应用与思考［J］. 中国高等医学教育. 2011，（2）：8-9.

11. 赵红晔，王滨，肖宇，等. TBL教学模式在生理学教学中应用的探索［J］. 基础医学教育，2014，16（10）：804-806.

12. 赵红晔，王滨，肖宇，等. 生理学教学中应用TBL的教学模式的思考和建议［J］. 科技创新导报，2015，4：137，139.